인생의 마라톤에서 밝게 빛날
_____ 님께 드립니다.

마라톤, 저 뛰어도 될까요?

부상 없이 완주하는 42.195km

마라톤, 저 뛰어도 될까요?

· 남혁우 지음 ·

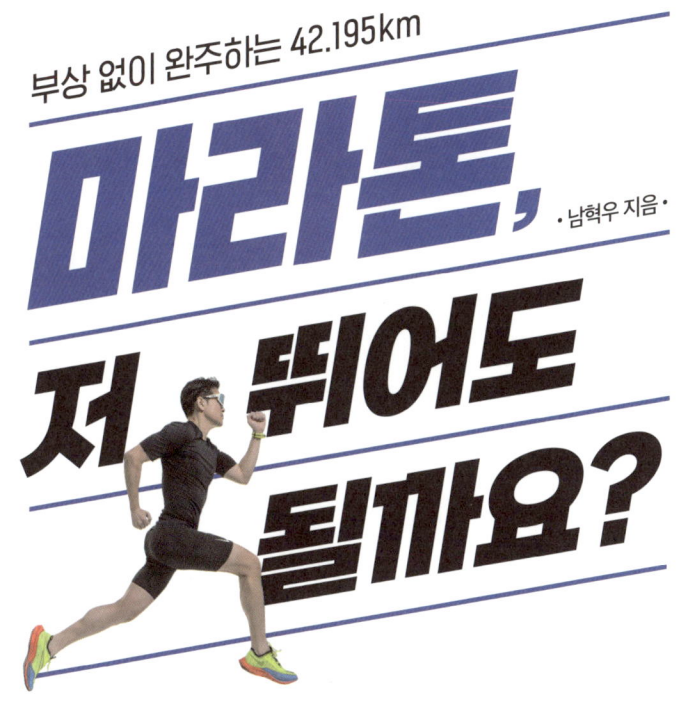

매일경제신문사

추천의 말

"마라톤, 저 뛰어도 될까요?"

아마도 누군가가 제게 이런 질문을 했다면, 저는 망설였을 겁니다. 마라톤은 쉽지 않다고, 고통스럽다고, 때론 잔인하다 할지도 모르겠습니다. 하지만, 이 책을 읽은 지금은 분명히 말할 수 있습니다.

"네, 뛰셔도 됩니다. 아니, 꼭 뛰어보시길 바랍니다."

저는 1980년대 대한민국 여자 마라톤 1세대로 뛰며, 수많은 트랙과 도로를 달려왔습니다. 1981년, 〈조선일보 마라톤대회〉에서 여자 선수 최초로 우승을 차지했고, 1983년 〈해밀턴 국제 마라톤〉에서는 2시간 39분 51초라는 한국 신기록을 세웠으며, 1988년 서울 올림픽에서는 국가대표로 출전해 세계 무대를 밟는 영광도 누렸습니다. 선수 생활 동안 풀코스 우승 7회, 개인 최고 기록 '2:37:06'을 기록했던 그 시절은 저의 한계를 넘고, 대한민국 여자 마라톤의 가능성을 개척해 나갔던 시간이었습니다.

하지만 은퇴 이후, 제가 다시 마라톤과 마주했을 때 그 모습은 조금 달랐습니다. 기록 경쟁이 아닌 '삶의 일부로서의 달리기', 그리고 함께 달리는 사람들과의 연결이 마라톤의 새로운 의미로 다가왔습니다. 2019년에는 JTBC 마라톤대회에서 개인적으로 다시 Sub-3를 달성하기도 했습니다.

달리기는 제 삶이었고, 동시에 제 한계를 끊임없이 마주하는 과정이었습니다. 기록을 좇고 경쟁을 이겨내야 했던 시절, 달리기는 늘 '승부'의 대상이었습니다. 하지만 은퇴 후 삶의 다른 국면에서 달리기를 다시 마주했을 때, 저는 그 속에서 '치유'와 '삶의 균형'을 찾을 수 있었습니다.

남혁우 작가님의 이 책은, 바로 그 지점을 정확히 짚어줍니다.

이 책은 단순한 마라톤 입문서가 아닙니다.

의사이자 러너인 남혁우 선생님은, '달리는 법'을 알려주는 것이 아니라 "왜 달려야 하는가?", "어떻게 달리면 건강할 수 있는가?"를 설득력 있게 전달합니다. 100회의 마라톤 완주 6,000명이 넘는 러너의 데이터를 바탕으로 한 깊이 있는 통찰, 그리고 무엇보다도 달리기를 향한 뜨거운 진심이 이 책 전반에 흐르고 있습니다.

저 역시 오랜 운동선수로서 부상을 두려워했고, 많은 러너가 잘못된 훈련으로 달리기를 중단하는 안타까운 현실을 보아왔습니다. 그러나 이 책은 부상 예방과 회복에 대한 실질적 조언은 물론, 훈련 계획과 정신적인 준비까지 촘촘히 짚어 줍니다. 체계적이면서도 따뜻한 시선으로 쓰인 이 책은, 마치 오랜 코치이자 친구가 옆에서 함께 달려주는 듯한 느낌을 줍니다.

특히 인상 깊었던 부분은 '달리기는 단순한 유행이 아니라, 삶을 변화시키는 힘'이라는 작가의 메시지입니다.

달리기를 통해 자존감을 되찾고, 일상의 활력을 얻으며, 더 나은 자신이 되어가는 경험은 저 역시 선수 생활 이후 직접 체험한 바 있습니다. 이 책은 그런 변화를 누구나 시작할 수 있도록 손을 내밀어 주는 안내서입니다.

남혁우 작가님의 글을 따라가다 보면, 어느 순간 두려움보다 기대가 커지고, 망설임보다 용기가 앞설 것입니다.

어쩌면 이 책을 다 읽기도 전에, 당신은 러닝화를 신게 될지 모릅니다.

"나는 못 해.", "마라톤하면 큰일 나."

이런 말로 시작했던 당신의 여정이,

"나는 해냈어.", "이제는 달리기가 없으면 허전해."

이런 말로 바뀌길 진심으로 바랍니다. 이 책을 마주한 당신이라면, 이미 그 여정을 시작할 자격이 충분합니다.

소파에서 일어나, 한 걸음 내디뎌 보세요.

그 길 위에, 새로운 당신이 기다리고 있습니다.

2025년 여름

前 여자 마라톤 국가대표 **임은주**

임은주 프로필
- 1981년 제35회 조선일보 마라톤에서 3시간 00분 16초 기록(한국 여성 최초 공식 마라톤 기록)
- 1982년 오사카 국제 여자마라톤 2시간 47분 03초
- 1983년 해밀턴 국제마라톤 2시간 39분 51초 (한국 신기록 경신)
- 1987년 개인 최고 2시간 37분 06초 수립
- 1988년 서울 올림픽 여자마라톤 국가대표 2시간 38분 21초(37위)로 완주

* 은퇴 후 수원 마라톤클럽 감독 역임. 생활체육 현장에서 후배와 동호인을 지도하며 지역 러닝 문화의 저변 확대에 힘쓰고 있다. 현재 60대 중반의 나이에 주 30~40㎞를 달리고 대회에 꾸준히 도전하며 '살아 있는 전설'로 존경받는다.

프롤로그

마라톤, 우리의 삶을 변화시키는 힘

《달리기의 모든 것》을 집필한 지 어느덧 3년이 흘렀다. 그동안 세상은 많이 변했다. 팬데믹이라는 거대한 변화를 겪으며 우리의 일상은 멈췄고, 그 멈춤 속에서 달리기는 새로운 의미로 재해석되었다. 과거에는 일부 마니아층만 즐기는 운동이었던 달리기가, 이제는 개인의 취미를 넘어 하나의 문화로 자리 잡고, 나아가 사회적 현상으로 확산했다. 마라톤 대회는 매진 사례를 기록하고 새로 출시된 러닝화는 품절 사태를 빚으며, 달리기에 대한 열기를 증명했다. 러닝 크루와 동호회는 전국 각지에서 생겨났고, 도로와 공원은 혼자 또는 그룹으로 달리기를 즐기는 사람들로 가득하다. 이런 열기를 보며 설렘과 기대가 밀려오는 동시에, 우려와 두려움도 함께 느껴진다.

과연 달리기의 본질은 무엇일까? 우리가 달리기를 통해 얻고자 하는 것은 무엇이어야 하는가? 이 질문에 대한 답을 찾기 위해 나는 다시 펜을 들게 되었다.

나에게 달리기는 단순한 운동은 아니었다. 그것은 나를 일으켜 세운 버팀목이었고, 건강의 회복을 넘어 삶의 방향성을 다시 찾게 해준 안내자였다. 그래서인지 달리기가 단순히 유행으로 소비되거나 흥미로만 여겨질 때 어딘가 무척 아쉽고 안타깝게 느껴졌다. 달리기의 진정한 매력과 가치는 형용할 수 없는 그 무엇이기 때문이다.

목 디스크로 인해 일상은 물론 의사로서의 삶까지 흔들렸던 시절, 큰형이 권유한 달리기는 내게 희망으로 다가왔다. 한 해에 부모님 두 분을 떠나보내며 우울과 상실에 빠져 있던 나에게 빛이 되어준 것도 달리기였다. 한강 변의 차가운 겨울바람 속에서 시작한 첫걸음은 마라톤 완주, 철인 3종 경기, 트레일 러닝, 울트라마라톤으로 이어졌고, 나는 마침내 100번째 마라톤 완주에 다다랐다.

하지만 그 여정은 결코 쉬운 길이 아니었다. 달리기는 내게 건강과 성취감을 가져다준 대신 장경인대증후군, 족저근막염, 햄스트링 손상, 정강이 부목, 대퇴근막장근염 등 크고 작은 부상을 반복적으로 겪으며 내가 가진 지식과 경험의 한계를 깨닫게 했다. 단순히 몸이 약하고 늦게 시작해서가 아니라, 달리기에 대한 잘못된 이해와 욕심이 부상의 주요 원인이었다. 그 부상들 속에서 나는 다시 스포츠 의학의 기본으로 돌아갔다. 정형외과 전문의로서의 지식을 넘어 달리기라는 특수한 영역을 깊이 탐구하기 위해 해외 논문을 구독하며 부상의 원인과 치료 방법을 연구했다.

부상의 주요 원인은 신체의 과사용과 오버트레이닝이지만, 반복되는 부상의 근본적인 원인은 잘못된 자세와 부상에 대한 이해 부족 때문이다. 부상을 유발하는 자세를 고치고 부상에 대한 인식을 바로잡아야 반복되는 부상을 예방하고, 더 나아가 의료비 지출까지 줄일 수 있다.

이번에 쓴 《마라톤, 저 뛰어도 될까요?》는 단순히 마라톤 완주를 위한 가이드북이 아니다. 많은 사람이 마라톤을 극한의 운동이라 여기며 "나는 못 해", "마라톤하면 큰일 나"라고 말하는 그 인식을 바로잡기 위한 책이다. 또한 짧은 시간 안에 무리하게 도전하다 부상을 입는 러너들에게 충분한 시간을 두고 몸이 자연스럽게 성장할 수 있도록 돕는 체계적인 프로그램을 만들고자 했다. 마지막으로 마라톤과 달리기를 하며 반드시 알아야 할 올바른 지식도 함께 담아내려 노력했다.

물론 이 책은 100회 마라톤 완주라는 나의 개인적인 달리기 경험에만 의존하지 않았다. 6,000명이 넘는 러너들의 데이터를 분석하며 얻은 통찰, 부상 러너를 치료하면서 쌓아온 임상적 노하우, 그리고 깊이 있는 연구와 해외 스포츠의학 자료를 바탕으로 내용을 구성하고자 했다. 객관적인 근거와 주관적인 경험을 균형 있게 결합하고자 했으며, 무엇보다 편견이나 아집을 걷어내고 실제로 도움이 되는 책이 될 수 있도록 노력했다.

달리기는 단순한 유행이 아니라 우리의 삶을 변화시키는 힘이다. 나는 그 힘을 믿고, 그 가치를 알리기 위해 이 글을 썼다. 이제 당신이 그 여정을 시작할 차례다. 한 걸음씩 내디디며 당신만의 이야기를 써 내려가길 바란다. 이제는 소파에서 일어나 걷고, 걷는 것이 쉬워지면 달리고, 달리기가 익숙해지면 마라톤까지 도전해 보자. 모든 이가 자신의 벽을 깨고 건강한 삶을 이루길 바라는 바이다.

2025년 8월

남혁우

CONTENTS

추천의 말   4
프롤로그   7

PART. 1   5km
대체 마라톤이 무엇이길래?

마라톤은 정말 위험한 운동일까?   14
인간에게 마라톤이 필요한 이유   18
달리기가 주는 좋은 점   24
마라톤, 심장에 부담인가 선물인가?   29
마라톤하면 무릎이 다 망가진다던데요?   34
마라톤하면 폭삭 늙어 보이던데요?   38

PART. 2   10km
그래, 나도 한번 마라톤에 도전해보자!

마라톤 전에 체크할 건강사항   46
러닝화 선택 가이드   52
평발 혹은 과회내 러너의 신발 선택법   65
카본화란 어떤 신발일까?   70
나는 어떤 러너일까?   77
부상 없는 달리기 자세   82
달리기 전에 어떤 스트레칭을 해야 할까?   122

Practice   본격적인 마라톤을 위한 트레이닝   20km

초보자를 위한 4주 연습 프로그램   132
5km를 부상 없이 달리기 위한 8주 프로그램   135
10km 단축마라톤 대회를 준비해보자   138
이제는 하프다! 하프 마라톤 20주 프로그램   143
도전, 풀코스 마라톤!   150

PART. 3　30km
이제 결전의 날

테이퍼링이란?	180
카보로딩이란?	183
대회 전날: 철저한 준비로 자신감을 채우자	190
대회 당일: 침착함과 자신감이 완주를 이끈다	199
마라톤 페이스 전략: 42.195km는 무작정 뛰는 것이 아니다	204
마라톤 대회 중 겪을 수 있는 문제와 대처법	210
마라톤 이후 얼마나 쉬어야 할까?	222

PART. 4　40km
부상 없이 달리기 위한 노하우

달리기는 유산소 운동이자 전신 근육 운동이다	230
근육 강화를 위한 보강 운동	235
대체 운동이란 무엇일까?	272
부상 러너의 마라톤 준비법	275
러너의 식단: 어떻게 먹을 것인가?	283
진료실 Q&A: 가장 많이 받은 질문들	288

PART. 5　42.195km
남은 2.195km, 러너로서의 마인드셋

당신의 성장률은 몇 퍼센트인가요?	304
RunBTI: 나의 달리기 성향 분석	309

에필로그	316
미주	319
참고문헌	321

부록　마라톤 실전 정보

마라톤 페이스 차트	332
기록 기반 VDOT 추정표	334
VDOT 기초 훈련 페이스	336

Part.1

5km

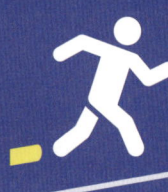

대체 마라톤이 무엇이길래?

PART 1

마라톤은 정말 위험한 운동일까?

많은 사람이 마라톤을 '죽음을 무릅쓴 도전'처럼 여기지만, 과학적 통계는 전혀 다른 그림을 보여준다.

> **전 세계 마라톤 경기 도중 사망자 발생률**
> - ☑ **MCM(Marine Corps Marathon)**: 10만 명당 1.94명
> - ☑ **보스턴 마라톤**: 10만 명당 0.60명
> - ☑ **일본 일부 대회**: 12년 동안 사망 사례 0건 보고

2018년까지 발표된 연구를 보면, 풀코스 마라톤 참가자의 사망률은 10만 명당 0.67명이다. 약 15만 명 중 1명꼴로 사망하는 수준인데, 이를 더 구체적으로 살펴보면 대회마다 차이가 있다. 예를 들어, 미국의 대규모 마라톤 협회인 MCM^{Marine Corps Marathon}에서는 10만 명당 1.94명이라는 비교적 높은 수치가 관찰되었지만, 일본의 일부 대회에서는

12년 동안 단 한 건의 사망 사례도 보고되지 않았다. 이 수치는 다른 위험 요소와 비교했을 때, 매우 낮은 수준이다. 예를 들어 대한민국의 교통사고 사망률은 10만 명당 5.3명으로 마라톤 사망률보다 8.8배나 높고, 돌연사 발생률은 10만 명당 21명으로 무려 35배 이상 높다. 전 세계 평균 연간 사망률인 10만 명당 582명에 비하면 마라톤 사망률은 미미한 수준이다.

> **국내외 사망 사고 발생률**
>
> ☑ **교통사고 사망률:** 대한민국 2018년 기준, 인구 10만 명당 5.3명
>   → 마라톤 사망률보다 약 8.8배
>
> ☑ **돌연사 발생률:** 대한민국 2017년 기준, 인구 10만 명당 21명
>   → 마라톤 사망률보다 약 35배
>
> ☑ **전 세계 연간 평균 사망률:** WHO 2015~2020년 기준, 인구 10만 명당 582명
>   → 마라톤 사망률보다 약 970배

다른 스포츠와 비교하면?

흔히 안전하다고 여겨지는 스포츠와 비교해도 마라톤은 위험도가 낮다. 예를 들어, 축구는 전 세계적으로 가장 인기 있는 스포츠지만, 경기 중 발생하는 급성 심장정지로 인해 사망률이 10만 명당 1~2명에 이른다. 이는 마라톤보다 약 1.53배 높은 수치다. 또 다른 인기 스포츠인 수영의 경우, 익사 사고를 포함한 사망률이 10만 명당 1.8명이다. 이 역시 마라톤보다 높다. 사이클링도 마찬가지다. 건강을 증진하는

스포츠로 알려졌지만, 도로 위의 차량과 충돌할 위험이 크다. 미국 교통안전청NHTSA의 통계에 따르면, 미국 내 사이클링 사고로 인한 사망률은 10만 명당 4명으로, 마라톤보다 6배가량 높다.

이와 비교하면 마라톤은 위험 요소가 낮은 편이다. 물론, 윙슈트, 행글라이딩, 모터사이클 레이싱 같은 익스트림 스포츠와 비교하는 것은 의미가 없을 정도다. 윙슈트를 즐기는 사람 중 70%가 사망 위험에 직면하고, 모터사이클 레이싱은 10만 명당 100명 수준의 사망률을 기록한다. 이런 스포츠와 비교하면, 마라톤은 오히려 안전한 운동이라 할 수 있다.

운동 종목별 사망 사고 발생률

- ☑ **축구**: 10만 명당 1~2명
- ☑ **사이클링**: 10만 명당 4명
- ☑ **수영**: 10만 명당 1.8명
- ☑ **마라톤**: 10만 명당 0.67명

마라톤을 안전하게 즐기려면?

그렇다면 마라톤은 전혀 위험하지 않은 운동일까? 꼭 그렇지만은 않다. 마라톤은 장시간 지속되는 유산소 운동으로, 신체에 큰 부담을 줄 수도 있다. 하지만 중요한 것은 사전에 충분히 준비하고 체계적으로 훈련한다면 위험성을 크게 낮출 수 있다는 점이다. 특히 다음과 같은 경우에는 사전에 정밀검사를 받는 것이 좋다.

1) 심혈관계 질환 이력이나 가족력이 있는 사람
2) 비만이거나 운동 부족 상태인 사람
3) 만성 질환을 보유한 경우
4) 과거에 큰 부상을 경험한 사람

이 경우 전문가의 조언을 듣고 건강 상태를 확인해야 한다. 고령자나 마라톤 경험이 부족한 사람이라면 더욱 신중할 필요가 있다.

마라톤을 준비하면서 가장 중요한 것은 자신의 신체 상태에 맞는 훈련 계획을 세우는 것이다. 기록을 내려고 서두르거나 무리하지 말고, 천천히 거리를 늘려가며 몸을 단련해야 한다. 대회를 앞두고는 정기적인 건강 검진을 통해 현재 상태를 점검하는 것도 필수다.

마라톤은 단순히 오래 참고 달리는 운동이 아니다. 3분의 2지점까지는 과학적으로 생각하고, 체계적으로 설계된 훈련을 통해 몸에 큰 무리가 없도록 준비해야 한다. 그리고 마지막 3분의 1지점부터는 정신력과 함께 자신의 한계를 시험하고 극복하는 과정이다. 마지막 구간에서 느끼는 성취감과 감동은 그 무엇과도 비교할 수 없지만, 그 이전의 준비 과정에는 많은 시간과 노력, 그리고 확실한 지식이 필요하다.

물론, 모든 스포츠에는 일정한 위험이 따른다. 하지만 적절한 준비와 체계적인 훈련이 뒷받침된다면, 마라톤은 오히려 건강을 증진하고 삶의 활력을 더해주는 운동이다. 중요한 것은 자신의 몸 상태에 맞춘 계획을 세우고, 필요한 지식을 습득하며, 단계적으로 도전하는 것이다. 준비를 철저히 했다면 마라톤은 단순히 위험한 운동을 넘어 삶에 깊은 울림과 변화를 선사하는 특별한 여정이 될 것이다.

인간에게 마라톤이 필요한 이유

 달리기만 해도 정신적·육체적으로 좋은 점이 많은데, 굳이 마라톤까지 뛸 필요가 있을까? 전 세계 수많은 사람들이 마라톤에 열광하는 이유는 대체 무엇일까?

 마라톤을 완주해 본 사람들이라면 공감하겠지만, 진정한 마라톤의 묘미는 30km 지점을 넘어서는 순간부터 시작된다.

 이 지점이 어려운 이유는 포도당이 모두 고갈되어 신체 에너지 대사가 일반적인 탄수화물에서 지방으로 바뀌는 시점이기 때문이다.

 흔히 '벽에 부딪힌다hit the wall'라고 표현되며, 신체는 그동안 느껴보지 못한 무기력함과 고통을 경험하게 된다.

 이 고비를 넘어서야 비로소 42.195km 풀코스 마라톤을 완주할 수 있다.

자극의 소용돌이에서 벗어나는 시간

 니콜라스 커의《생각하지 않는 사람들》에 따르면, 사람들은 스마트폰, TV, 컴퓨터 등의 수많은 정보와 자극으로 인해 스스로 생각할 시간 없이 외부 자극에 대응하며 살아간다고 한다. 특히 도파민을 자극하는 유튜브 쇼츠나 인스타그램에 빠져들다 보면 나 자신이 누구인지, 왜 지금을 살아가야 하는지 스스로 성찰해 볼 여유가 없다. 심지어 마음을 잡고 명상이나 독서를 하려고 해도 울려오는 전화, 스마트폰 알람, 스팸 문자들이 또다시 자극하기 십상이다. 반면, 마라톤을 달리는 과정은 이러한 외부의 자극으로부터 멀어지는 경이로운 경험을 제공한다.
 물론 5km 정도의 워밍업 구간까지는 핸드폰을 들여다보지 못해 불안하고 어색하며 초조할 수 있다. 하지만 달리는 시간이 점점 길어질수록 외부로부터 발생하는 도파민 자극과의 거리감이 익숙해지고, 심연의 나 자신과의 대화를 시작하게 된다. 무의식 속에 밀어두었던 갈등과 고민은 시간이 흐르면서 서서히 가라앉는다. 그렇게 마음의 침전물이 잔잔해질 즈음, 심연의 깊은 자신과 친숙해지고, 삶의 뒷주머니에 구겨 넣어두었던 고민의 실타래 역시 천천히 풀리기 시작한다. 결승점을 지나 완주할 때, 우리는 외부의 자극에서 벗어나 불안해하던 그때보다 더욱 변모하고 성숙된 자아를 만나게 된다.
 세상의 값싼 자극과 멀어지는 귀중한 수련의 시간을 겪게 되는 것이다.

120세 시대를 살아갈 체력

50세를 넘으면 사람들은 '이제 30년밖에 안 남았으니 즐기면서 살아야겠다'라는 생각을 한다. 그러나 이는 큰 오산이다. 평균 수명이 80세를 훌쩍 넘어 90세, 100세로 향하고 있으며, 의학 기술의 발전으로 120세까지도 고려해야 하는 시대다. 80세 이후의 삶이 더욱 길어진다는 의미다. 이 시점까지 체력과 젊음을 유지하지 않으면, 남은 삶이 고통스럽고 힘든 시간으로 변할 수 있다.

지역사회에서 무수한 노인 환자들을 치료하면서 깨달은 것은 젊었을 때 꾸준히 운동해왔던 환자들이, 나이가 들어서도 건강을 잘 유지한다는 점이다. 다른 유산소 운동도 건강에 도움이 되지만, 특히 한 살이라도 젊었을 때 마라톤과 같은 심폐 지구력과 체력, 정신력을 극대화하는 훈련을 지속해 온 사람이 80세 이후의 삶을 더욱 건강하고 활기차게 유지할 수 있다. 여기에 근력 운동까지 추가하면 더욱더 금상첨화일 것이다. 이제는 마라톤 레이스와 같은 기나긴 노년을 준비해야 할 시기다. 하루라도 일찍 튼튼한 체력을 키우는 데 노력을 기울인 사람이야말로 진정한 삶의 완주자임을 깨달았으면 한다.

팬데믹이 바꾼 운동의 패턴

코로나 시대를 지나면서 우리는 단체 운동의 시대가 점점 저물어가고 있음을 깨달았다. 개인 운동은 사회적 거리 두기와 같은 새로운 생활양식에 적응하기 위한 필수 요건이었다. 집에서 할 수 있는 운동이나 혼자서 할 수 있는 운동 프로그램이 인기를 끌었으며, 지속적인 트렌드로 자리 잡게 되었다. 팬데믹은 우리가 자신의 건강을 책임지고 꾸준히 관리하는 습관의 중요성을 일깨웠다. 따라서 개인의 건강과 웰빙을 지키기 위해서는 독립적인 운동 습관을 갖추는 것이 필수임을 깨달아야 했다.

이런 점에서 달리기는 새로운 운동 트렌드에 가장 적합한 운동이며, 시간이나 비용 측면에서도 탁월하다. 특별한 장비나 시설 없이도 실천할 수 있고, 언제 어디서나 쉽게 접근할 수 있는 운동이다. 또한, 다른 어떠한 운동보다도 건강 측면에서 효과가 좋다. 마라톤을 완주할 체력을 가진 사람이라면 또 다른 팬데믹이 찾아와도 거뜬하게 스스로를 지켜낼 수 있다.

달리기와 철학하기

인생은 고해의 바다라고 한다. 우리의 삶은 대부분 고통으로 가득 차 있으며, 행복은 스쳐 지나가는 짧은 순간에 불과하다. 마라톤 레이스에서 완주를 향해 달려가는 과정은 이러한 인생의 진리를 깊이 깨닫게 해주었다. 달리는 대부분의 순간은 힘들고 고통스러우며, 그 과정은 끊임없는 인내와 도전의 연속이다. 하지만 고통을 피하고 안주하기보다는, 스스로 선택한 고통과 마주하며 이를 이겨낼 때, 역설적인 안도감을 느낄 수 있다. 특히 마지막 피니시라인을 통과하고 달리기를 멈출 때 느끼는 만족감과 성취감은 그 어떤 행복보다도 깊고 의미 있다.

인생과 마라톤은 많은 면에서 닮았다. 완주를 향해 달려가는 과정은 삶의 무수한 고난의 파도 속에서 항로를 찾는 여정과도 같고, 고통과 어려움 속에서도 하루하루를 살아가는 과정은 내일을 위해 한 걸음씩 내딛는 우직한 발걸음과도 같다. 마라톤의 마지막 순간에서 느끼는 깊은 행복과 성취감은 도전하고 노력한 자만이 얻을 수 있는 인생의 진정한 의미와 가치의 상징이다. 이러한 경험은 인생의 고통과 시련을 새로운 시각으로 바라보게 한다. 마라톤은 단순한 육체적 도전을 넘어서, 인생의 깊이를 성찰하고 진정한 의미를 찾게 해주는 강력한 철학적 도구이다.

극한의 고통을 넘어서

유발 하라리가 예견한 바와 같이, 미래의 인류는 뛰어난 신인류와 그렇지 않은 다수의 잉여 인간으로 나뉠 가능성이 크다. 우리 본성에 내재된 무기력한 모습은 사라지게 되며, 이 변화에 따르지 않으면 도태되는 인간이 많아질 것이다. 이러한 변화 속에서 장거리 레이스를 완주하는 과정은 그야말로 인류의 의지를 시험하는 극한의 도전이다. 러너는 스스로 감당해야 할 고통을 감수하며 멈추고 싶은 유혹과 치열하게 싸운다. 이 벽이 20km에서 나타날지, 35km에서 찾아올지는 준비 상태에 따라 달라지지만, 확실한 점은 모든 러너가 비슷한 극한의 고난을 겪게 된다는 것이다.

  체내의 탄수화물이 고갈되고 지방을 에너지원으로 사용하는 대사 변화가 일어나면, 신체는 무거워지고 동작이 지체되고 정신이 흐려져 감정의 기복이 극단으로 치닫게 된다. 그러나 이 극한의 고통을 뚫고 목적지를 향해 달려갈 때, 인간의 내재된 의지를 되찾아 도태되지 않는 생명력을 극적으로 강화할 수 있다. 마라톤을 완주하고 난 뒤, 삶을 바라보는 자신감과 자존감은 상상할 수 없을 만큼 비약적으로 커진다는 것을 모든 러너들이 깊이 경험했을 것이다. 그것이야말로 우리가 타인이나 초자아의 지배에서 벗어나 완전히 독립적이고 자율적으로 살아갈 힘의 원천이 될 수 있음을 믿어 의심치 않는다.

달리기가 주는 좋은 점

달리기는 신체적, 정신적, 사회적 건강을 전반적으로 향상시키는 대표적인 유산소 운동이다. 꾸준히 달리면 체력이 강화되고 질병 예방에 도움이 될 뿐만 아니라, 정신적인 안정과 사회적 관계 형성에도 긍정적인 영향을 미친다. 마라톤은 이러한 달리기의 연장선으로, 완주하려면 꾸준한 연습과 체력 단련이 필수적이다. 그렇다면 달리기가 구체적으로 어떤 건강상의 이점을 제공하는지 살펴보자.

신체적 건강 증진

달리기는 심혈관 건강을 개선하는 데 큰 효과가 있다. 달리는 동안 심장은 전신에 혈액을 공급하기 위해 빠르게 박동하고, 폐는 더 많은 산소를 흡수하면서 호흡 기능이 강화된다. 처음에는 심장 박동수가 빠르게 상승하지만, 꾸준히 달리다 보면 심장의 혈액 방출량이 증가하여 심장 박동수가 점차 안정적으로 유지된다. 이 과정에서 혈액순환이 활발해지고, 혈관이 더욱 유연해져 심혈관 질환 위험이 낮아진다. 또한, 폐 조직의 용적이 증가하고 모세혈관이 확장되어 산소와 이산화탄소의 교환 효율이 높아지므로, 심장 기능이 강화되고 고혈압과 심장병, 뇌졸중 등의 질환 예방에도 도움을 준다.

달리기는 체중 감량에도 효과적이다. 1시간 정도 조깅하면 400~500kcal, 고강도 러닝은 800~900kcal를 소모할 수 있다. 특히, 유산소 운동은 지방을 주 에너지원으로 사용하기 때문에 체지방 감소에 효과적이며, 최대 심박수의 65% 정도에서 지방 연소율이 가장 높다. 또한 강도 높은 달리기는 무산소 운동 효과까지 포함되어 있어, 당분과 지방을 빠르게 태우고, 운동 후에도 칼로리를 지속적으로 소모하는 '애프터 번After-burn'을 유발한다. 장거리 달리기는 지방을 서서히 연소시키고, 단거리 전력 질주는 에너지 소모를 극대화하므로, 목적에 따라 다양한 방식으로 체중 감량을 시도할 수 있다.

달리기는 근육과 뼈를 강화하는 데도 중요한 역할을 한다. 다리 근육뿐만 아니라 복부와 허리 코어 근육을 단련시키며, 하체 근력을 증가시킨다. 또한, 체중을 지탱하는 중력 운동이기 때문에 골밀도를 높여, 골다공증 예방에도 효과적이다. 연구에 따르면, 꾸준한 달리기는 골격을 튼튼하게 유지하는 데 도움을 주며, 나이가 들어도 뼈가 약해지는 속도를 늦추는 데 기여한다.

노화 방지에도 달리기가 중요한 역할을 한다. 인간의 염색체 속 노화 유전자인 텔로미어는 지구력 운동을 통해 길이가 변경된다. 달리기는 텔로미어를 추가로 합성하거나 단축을 막아주는 텔로머레이스 효소를 활성화하여, 세포 노화를 방지하고 신체의 기능을 전반적으로 향상시켜 건강 수명을 연장하는 데 도움을 준다.

또한, 달리기는 면역력을 강화하는 효과가 있다. 규칙적인 달리기를 하면 혈액 순환이 활발해져 면역세포의 이동이 촉진되고, 폐 기능을 향상시켜 이물질이나 병원체가 체외로 배출되는 데 도움이 된다. 특히, 운동으로 체온이 상승하면 열충격 단백질이 생성되어 면역세포의 활성도를 높이고, 감기와 같은 질병에 대한 저항력이 증가한다. 또한, 적절한 운동 강도로 달리기를 하면 허리 인대와 디스크 조직이 강화되며, 허리 근육이 발달하여 허리 통증을 줄일 수 있다. 디스크 환자라도 통증이 조절되기 시작하면 걷기나 가벼운 조깅을 통해 허리 근육과 인대를 강화하는 것이 도움이 될 수 있으며, 올바른 자세로 달리면 허리 건강을 유지하고 개선할 수 있다.

정신적 안정을 통한 긍정적인 변화

달리기는 스트레스를 해소하는 데 탁월한 운동이다. 운동 중 엔도르핀이 분비되면서 기분이 좋아지고, 스트레스와 불안이 줄어든다. 특히 꾸준한 달리기는 심리적 안정감을 높이고, 정신적인 피로를 덜어주는 효과가 있다.

또한 두뇌 기능 향상에도 중요한 역할을 한다. 운동을 하면 신경세포 성장인자BDNF의 분비가 촉진되어 뉴런 연결이 강화되며, 학습 능력과 기억력이 향상된다. 특히 강도 높은 운동 후에는 창의적 사고가 활성화되며, 집중력과 문제 해결 능력이 증가한다.

우울증 치료에도 도움을 줄 수 있다. 신체 활동을 통해 뇌의 화학적 균형이 조절되며, 세로토닌과 도파민 분비가 활성화되어 활력이 증가하고 우울감을 감소시킨다. 특히, 약물 치료와 병행하면 우울증의 재발 가능성을 낮출 수 있다.

또한, 달리기는 뇌 건강을 유지하고 치매를 예방하는 데 효과적이다. 뇌세포가 노화되면 시냅스가 파괴되고 신경세포와 혈관의 기능이 저하되는데, 운동을 통해 뇌의 혈류량을 증가시켜 신경재생을 촉진한다. 연구에 따르면, 유산소 운동은 뇌세포 간 연결을 강화하여 치매 발병 위험을 크게 낮춘다.

정신적 변화뿐만 아니라 사회적 관계를 형성하는 데도 긍정적인 역할을 한다. 마라톤이나 단체 달리기 모임에 참여하면 새로운 사람들을 만나고, 공동의 목표를 공유하면서 유대감을 형성할 수 있다. 특히, 함께 훈련하고 경기를 준비하는 과정에서 서로를 격려하고 응원하면서 사회적 소속감을 높일 수 있다.

이처럼 달리기는 신체적, 정신적, 사회적 건강을 전반적으로 향상시키는 운동이다. 걷기와 달리기를 비교하며 어느 것이 더 우수한지 논의하는 경우가 있지만, 사실 이 두 운동은 서로 긴밀한 관계에 있다. 달리기는 두 발이 동시에 지면에서 떨어지는 반면, 걷기는 항상 한 발이 지면에 닿아 있는 방식으로 이루어지는데, 이러한 차이가 있음에도 불구하고, 두 운동은 본질적으로 거의 동일한 장점을 제공한다. 중요한 것은 자신의 신체적 조건과 능력에 맞는 올바른 운동을 선택하는 것이다. 만약 달리기의 충격을 견딜 수 있는 신체적 능력이 있다면 달리기를, 그렇지 않다면 걷기를 선택하는 것이 현명하다. 어느 운동이 더 뛰어난지를 따지기보다는 자신의 상황에 가장 알맞은 운동을 꾸준히 실천하는 것이 중요하다.

마라톤, 심장에 부담인가 선물인가?

마라톤이 심장에 미치는 영향에 대한 논의는 오랫동안 계속되어 왔다. 매년 수백만 명이 마라톤에 도전하지만 마라톤이 과연 심장을 강화하는 선물인지, 아니면 심장에 부담을 주는 도전인지에 대한 의견은 여전히 갈린다. 마라톤은 분명히 신체적으로 큰 도전이며, 그에 따른 결과도 사람마다 다르다. 중요한 점은 마라톤이 주는 긍정적인 효과와 잠재적인 위험성을 균형 있게 이해하고 대비하는 것이다.

마라톤이 심장에 미치는 긍정적 효과

마라톤 훈련은 심장 건강을 강화하는 데 매우 효과적인 운동이다. 꾸준한 달리기를 통해 심장과 혈관이 점차 강화되며, 안정 시 심박수가 낮아지고 혈액 순환이 더 원활해진다. 특히 중등도 강도의 달리기는 심혈관 건강을 향상시키고, 장기적인 사망률을 낮추는 데 밀접한 관련이 있는 것으로 알려져 있다.

지속적인 유산소 운동은 심혈관 질환의 위험을 줄이고 심장의 에너지 효율을 높이며, 외부 스트레스나 감염에 대한 저항력도 길러준다. 더불어 마라톤 훈련은 혈관의 탄성을 높이고 혈압을 안정시켜, 콜레스테롤 수치와 혈당 조절에도 긍정적인 영향을 미친다. 실제로 유럽심장저널European Heart Journal은 장거리 훈련이 심장 기능을 향상시키고, 혈류 공급의 효율을 높인다고 보고했다.

마라톤은 심장의 내구성과 회복력을 기르고 전반적인 건강 수준을 끌어올리는 강력한 도구이다. 장기간 훈련한 러너들은 일상적인 활동에서도 더 적은 에너지로 더 많은 일을 수행할 수 있으며, 이는 곧 오래도록 건강한 삶을 유지하는 기반이 된다.

마라톤이 심장에 미치는 잠재적 위험성

하지만 마라톤 훈련이 항상 긍정적인 결과만을 가져오는 것은 아니다. 준비가 부족하거나 훈련 강도가 지나치면, 오히려 심장에 큰 부담이 될 수 있다. 실제로 장거리 경주에서는 드물지만 급성 심장마비와 같은 심각한 심장 질환이 발생하는 경우도 보고되었다. 특히 심혈관 질환의 병력이 있거나 유전적으로 심장 건강이 취약한 사람들에게는 그 위험이 더 클 수 있다.

장기간 지속되는 고강도 훈련도 심장을 반복적으로 자극해 심장 근육에 비정상적인 변화를 유발할 수 있다. 일부 베테랑 마라토너들에게서 발견되는 '심장 근육 섬유화'는 심장 조직이 딱딱하게 변하는 현상으로, 장기적으로는 심장 기능 저하와 관련된다고 알려져 있다. 또한 유럽심장저널에 실린 연구에서는 마라톤 훈련이 우심실의 일시적인 기능 저하와 구조적 변화를 일으킬 수 있다는 점도 지적하고 있다.

이러한 위험성을 고려해 마라톤을 훈련할 때는 자신의 몸 상태를 면밀히 모니터링하고, 훈련 강도를 점진적으로 조절하는 것이 필수적이다.

마라톤 대회 전 건강검진, 받아야 할까?

결론부터 말하면, 되도록이면 한 번쯤은 검진을 받아보는 것이 좋다. 특히 40세 이상이거나, 규칙적인 훈련 없이 갑자기 마라톤에 도전하려는 경우, 또는 심장 질환·당뇨·돌연사와 관련한 가족력이 있다면 스마트 심장검진과 같은 사전 건강 점검은 선택이 아닌 필수 예방 조치다. 20대의 건강한 청년이라면 체계적인 훈련을 통해 마라톤에 도전할 수 있지만, 위험 요인이 있는 경우에는 병의원을 찾아 진찰과 병력 상담을 받아보는 것이 바람직하다. 특히 달리기를 이해하는 의사의 상담이라면 더욱 효과적이다. 실제로 한국 아마추어 마라톤 사망사고 분석 연구에 따르면, 6년 동안 보고된 28건의 사망사고 중 90% 이상이 남성이었고 40~50대가 42%를 차지했으며, 대부분이 심장마비로 인한 것이었다. 사고는 4월과 11월에 집중되었다.(미주1-1) 따라서 1년에 한 번 정도 건강검진을 받고, 담당 의사와 마라톤 참가 여부를 상의하는 것만으로도 예기치 못한 돌연사를 예방할 수 있다. 검진을 맡은 의사는 30세 이전 돌연사 가족력 여부, 심장 잡음murmur 유무, 환자의 현재 체력 대비 목표 거리 등을 고려해 심전도나 심초음파 같은 추가 검사를 시행하거나 걷기 운동부터 시작하자고 권유할 수도 있다.

심장을 위한 균형 잡힌 마라톤 훈련

마라톤 훈련이 심장에 선물이 되려면, 무엇보다 '균형'이 중요하다. 과도한 훈련을 피하고, 자신의 체력과 건강 상태를 고려한 맞춤형 훈련 계획이 필요하다. 미국심장학회저널Journal of the American College of Cardiology의 연구에서도 장거리 운동이 심혈관 건강에 긍정적인 영향을 미치지만, 지나치게 높은 강도로 지속될 경우 심장에 부담이 될 수 있다고 경고했다. 따라서 체계적인 훈련과 충분한 휴식, 그리고 회복을 병행한다면 마라톤은 심장에 긍정적인 영향을 미칠 것이다. 훈련 중에도 적절한 페이스를 유지하고 충분한 휴식을 취하며, 무리한 자극을 피하는 것이 핵심이다.

마라톤은 단순히 '기록을 향한 도전'이 아니라, '자기 자신과의 싸움'이다. 자신의 몸과 마음을 존중하며, 건강을 최우선으로 고려한 훈련이 필요하다. 무리하지 않고 꾸준히 과학적인 접근법을 통해 마라톤을 훈련하면, 단지 심혈관 건강을 향상시키는 것에 그치지 않고, 삶의 질을 높이는 과정으로 변모할 수 있다.

    마라톤을 통해 얻은 강해진 심장은 단순히 경기에서만 중요한 것이 아니라, 일상 속에서도 큰 변화를 만들어낸다. 올바른 훈련과 준비를 통해 마라톤은 심장에 선물이 될 수 있다.(미주1-2)

마라톤 하면 무릎이
다 망가진다던데요?

많은 사람이 달리기를 시작하면 무릎부터 아프기 시작하기 때문에, 달리기를 하면 무릎 건강이 나빠진다고 생각하기 쉽다. 더욱이 달리기 부상 중 가장 흔한 질환인 '러너스 니Runner's Knee'와 '장경인대증후군' 모두 무릎에서 발생하기 때문에 이러한 오해가 더욱 확산되었다.

실제로 2022년부터 2024년까지 남정형외과에 내원한 3,003명의 환자들 중 달리기 부상으로 내원한 환자들의 가장 흔한 부상 부위는 무릎이었고, 그 다음이 족부(발목, 발)와 정강이 순이였다. 가장 흔한 달리기 부상은 러너스 니로 19.2%를, 그리고 장경인대증후군이 18.6% 발생한 것으로 나타났다. 이는 주로 달리기를 처음 시작할 때 무릎 주변의 근육이 제대로 형성되지 않았거나, 골반과 하체 근육의 균형이 맞지 않을 때 쉽게 발생한다. 그러나 이 부상들은 대부분 과사용을 줄이고, 보강 운동과 근력 강화 운동을 통해 충분히 해결할 수 있는 가역적인 질환이다.

그렇다면 달리기나 마라톤을 하면 퇴행성관절염이 일반인보다 더 많이 발생할까?

그렇지 않다. 최신 연구에 따르면 달리기는 일정한 방향으로 움직이는 직선 운동이기 때문에, 급격한 방향 전환이나 비틀림이 거의 없어 관절에 가해지는 스트레스가 상대적으로 낮다. 실제로 종목별 관절염 발생률을 비교한 연구에서는 비틀림 동작이 많은 축구 선수의 관절염 발생률이 29%, 반복적인 고중량 부하를 받는 역도 선수는 31%에 이르는 반면, 장거리 엘리트 러너는 13.3%로 비교적 낮은 수치를 기록했다. 이는 60세 이상 일반 미국 남성의 유병률인 10%와 큰 차이가 없는 수준이다.

이러한 경향은 초장거리 달리기를 실천한 러너들의 사례에서도 확인된다. 고려대학교 구로병원 정형외과 서승우 교수의 연구에 따르면, 마라톤을 1,000회 이상 완주한 국내 러너 6명의 일반 방사선$^{X\text{-}ray}$ 검

마라톤을 하면 정말 퇴행성관절염이 자주 발생할까?

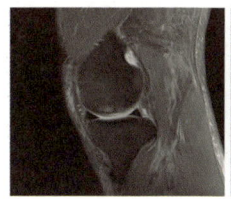
정상
MRI

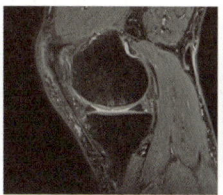
마라톤 1,000회
러너의 MRI

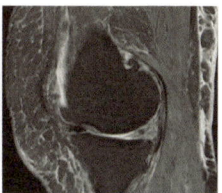
퇴행성관절염
환자의 MRI

사 결과 모두 퇴행성관절염이 없었으며, MRI 검사에서 발견된 연골 및 반월상연골판의 변화는 노화에 따른 자연스러운 수준에 불과했다. 이는 반복적인 장거리 달리기 자체가 무릎 관절에 치명적인 손상을 일으키지 않는다는 점을 뒷받침한다.

더불어 최근 발표된 체계적 문헌 리뷰에서는 달리기를 꾸준히 실천하는 사람들의 관절염 유병률이 약 3.5%에 불과한 것으로 나타났다. 이는 일반 성인의 평균 유병률인 10%보다 훨씬 낮은 수치로, 마라톤이 관절에 부담을 준다는 기존의 인식을 뒤집는 중요한 근거다.

무엇보다 주목할 점은 장거리 달리기, 특히 마라톤이 오히려 관절 건강에 긍정적인 영향을 줄 수 있다는 연구가 늘고 있다는 사실이다. 미국스포츠의학저널American Journal of Sports Medicine에 게재된 연구에 따르면, 마라톤 주자들은 일반인보다 관절 통증이 적고 퇴행성 변화도 덜한 것으로 나타났다. 연구팀은 달리기가 반복적이고 기계적인 자극

Dr. Nam의 무릎 관절 MRI

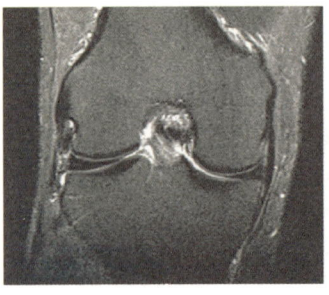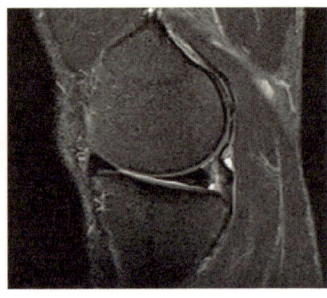

13년간 주 3~4회 달리기를 지속하며 마라톤 100회를 완주한 저자의 무릎 MRI 결과는, 판독의 소견상 '연령대에 비해 매우 정상적인 상태'로 확인되었다.

을 통해 연골을 보호하고, 관절 구조의 긍정적인 적응을 유도할 수 있다고 설명했다.(미주 1-3)

또한 MRI 기반 구조 분석 연구에서도, 장기간 꾸준히 달려온 러너들의 무릎 연골이 더 두껍고 그 부피가 증가하는 경향을 보였으며, 이는 관절이 기능적으로 적응하면서 건강을 유지하고 있다는 점을 가리킨다.

이 연구 결과들은 달리기가 퇴행성관절염의 주요 원인이 아니라는 점을 확인시켜 준다. 적절한 유산소 운동과 근력 강화운동은 무릎 건강을 유지하는 데 반드시 필요하며, 본인 능력에 맞는 달리기나 마라톤은 오히려 체중 감소와 무릎 주변의 근력 및 인대를 강화하여 무릎 건강을 지킬 수 있다.

다만 풀코스 마라톤을 3시간 이내에 완주하는 서브3 러너들이나, 매일 과도하게 달리기를 하는 사람의 경우에는 관절에 대한 부담이 커질 수 있으므로, 이를 인지하여 러닝 스케줄을 조절하는 것이 바람직하다. 또한, 관절염이 어느 정도 진행되었거나 연골판 파열, 연골 손상, 인대 수술 후의 경우에는 고충격 운동이 무릎에 부담을 줄 수 있으므로, 전문의 혹은 달리기를 하는 의사의 상담과 조언을 받아 운동의 종류와 스케줄을 조절하는 것이 좋다.

PART 1
6

마라톤하면
폭삭 늙어 보이던데요?

체중 감량이나 건강 증진을 위해 운동을 시작하려는 사람들에게 마라톤이나 장거리 달리기를 권유하면, 얼굴에 주름이 늘어나고 수척해 보일까 봐 걱정하는 경우가 많다. 이는 장시간의 달리기로 인해 피부가 자외선에 노출되고, 체지방 감소로 얼굴의 볼륨이 줄어들며, 과도한 운동이 활성산소 생성을 촉진하여 피부 노화를 가속화할 수 있다는 우려가 주된 원인이다. 이러한 걱정은 '러너스 페이스Runner's Face'라는 용어로도 알려져 있는데, 달리기와 같은 고강도 유산소 운동을 장기간 지속할 때 얼굴이 수척해지고 주름이 늘어나는 현상을 지칭하는 단어이다.

마라톤은 노화를 촉진하는 할까?

나이들어 보이는 가장 큰 이유는 피부 때문이다. 마라톤을 하다 보면 자외선에 장시간 노출될 가능성이 높은데, 자외선은 피부 속의 엘라스틴과 콜라겐을 손상시킨다. 이로 인해 주름, 기미, 주근깨 등의 피부 노화가 발생된다. 또한 급격하게 체중이 감소하면서 피하지방이 줄어들어, 얼굴이나 목 주변에 주름이 생기게 된다. 체내 수분이 부족하면 피부가 건조해지는데, 이는 주름을 더 깊게 만들어 피부 노화가 가속화된 것처럼 보이게 한다. 직사광선에 장시간 노출되면 정수리 부분의 탈모도 문제가 된다. 두피는 자외선 손상과 열로 인해 모발이 약해지고 빠질 수 있으며, 이로 인한 탈모는 노화된 인상을 주게 된다.

실제로는 노화와 어떤 관계일까?

마라톤은 신체의 노화를 앞당기기보다는 오히려 그 속도를 늦추는 데 효과적이다. 장시간 지속되는 고강도 유산소 운동은 심장과 혈관 기능을 강화해 심혈관 질환의 위험을 낮추고, 전신의 혈류를 개선해 각종 대사 질환으로부터 몸을 보호하는 데 도움이 된다. 특히 뇌로 가는 혈류를 증가시켜 인지 기능을 유지하고, 치매 예방에도 긍정적인 영향을 미친다. 꾸준한 달리기는 뼈의 밀도를 높여 골다공증을 예방하며, 체중 조절에도 탁월해 탄탄하고 균형 잡힌 몸매를 유지할 수 있도록 돕는다. 또한 면역력을 향상시키고, 체내 항산화 방어 시스템을 활성화해 노화된 세포의 제거를 촉진한다. 실제 연구에 따르면, 규칙적인 유산소 운동은 세포의 노화 지표인 텔로미어 길이를 유지하거나 늘려, 생물학적 노화의 속도를 늦추는 데 기여할 수 있다.

결론적으로, 마라톤과 같은 고강도 유산소 운동은 신체의 전반적인 건강을 향상시키고 노화 과정을 늦추는 데 매우 효과적이다. 다만 외적으로 노화된 인상을 예방하기 위해 다음과 같은 관리가 필요하다.

첫째, 자외선으로부터 신체를 보호해야 한다. 달리는 시간을 계절에 따라 직사광선이 적은 시간대에 맞추어 운동하는 것이 가장 좋다. 장시간 운동할 경우 자외선 차단제는 2~3시간마다 덧발라주어야 효과적이다. 또한 모자나 선글라스, 안면 마스크를 착용해 추가적인 자외선 차단을 고려하는 것이 피부 보호에 큰 도움이 된다. 특히 정수리 부분을 직사광선으로부터 보호할 수 있는 모자를 착용하면 탈모를 예방할 수 있다.

둘째, 피부와 모발 관리를 철저히 해야 한다. 운동 후에는 반드시 샤워를 하여 땀과 오염 물질을 제거하고, 보습제를 사용하여 피부의 수분을 보충하는 것이 중요하다. 피부는 땀과 환경 오염물질로 인해 쉽게 건조해지므로, 이를 방지하기 위해 영양이 풍부한 크림이나 오일을 사용하여 피부의 탄력을 유지하는 것이 필요하다. 모발 관리 또한 중요한데, 두피를 자극하지 않도록 부드러운 샴푸를 사용하는 것이 좋다. 필요하다면 탈모 치료제를 복용하거나 도포하는 것도 도움이 될 수 있으며, 이는 탈모를 예방하고 모발의 건강을 유지하는 데 효과적이다. 이러한 관리 방법은 장기간 운동을 하면서도 피부와 모발을 건강하게 유지하는 데 중요한 역할을 한다.

셋째, 적절한 수분 섭취는 탈수를 예방하고 피부의 수분을 유지하는 데 필수적이다. 운동 중에는 신체가 필요로 하는 만큼의 물을 적절하게 마시는 것이 중요하다. 장시간 운동 후에는 단순한 수분 보충뿐만 아니라 전해질 보충도 필요하다. 운동으로 인해 땀을 많이 흘리면 전해질이 소실될 수 있기 때문이다. 전해질이 부족하면 체내 수분 균형이 깨지고 피로감이나 근육 경련이 발생할 수 있다. 따라서 피부의 수분을 유지하고, 전반적인 신체 기능을 최적화하기 위해 전해질이 포함된 음료나 식품을 섭취하여 체내 전해질 균형을 맞추는 것이 필요하다.

달리면 늙어 보인다는 말은 반은 맞는 말이다. 달리기는 실질적인 건강과 젊음을 유지하는 데 도움이 되지만, 외견상으로는 나이 들어 보일 수 있다. 그러므로 자외선 차단을 철저히 하고, 적절하게 수분을 섭취하고 운동 전후에 피부와 두피 관리를 세심하게 한다면, 달리기의 모든 이점을 최대한 누리면서도 외적인 노화 걱정 없이 활기차게 활동할 수 있다.

활성산소

마라톤 할 때 나오는 활성산소, 몸에 해롭지 않나요?

활성산소는 마라톤에서만 나오는 것이 아니라 어떠한 고강도 운동에서도 발생한다. 활성산소의 생성 과정은 다음과 같다.

유산소 운동을 시작하면 근육의 에너지 요구가 증가하며 호흡 속도가 빨라지고, 공기 중 산소가 폐를 통해 흡입된다. 이 산소는 혈액을 통해 근육으로 운반되어 미토콘드리아에서 ATP(아데노신삼인산) 생성 과정에 사용된다. 그러나 이 과정이 매끄럽지 못하면 산소가 불완전하게 환원되어 활성산소(reactive oxygen species, ROS)가 형성되는 것이다. 쉽게 설명하자면, 활성산소는 운동 강도가 너무 셀 때 발생하는 산소의 불완전 연소 찌꺼기로, 스포츠카가 고속으로 질주할 때 생기는 흰색 배기가스 같은 존재라고 보면 된다.

예전에는 이러한 활성산소에 대해 부정적인 견해가 많았다. 과도한 운동 후 발생한 활성산소는 세포 내 단백질, 지질, DNA를 산화시키며 산화적 스트레스를 유발할 수 있고, 이는 세포 손상, 노화, 만성 질환과 같은 문제로 이어질 수 있다고 여겼다. 하지만 최근 연구들은 활성산소가 단순히 해로운 물질이 아니라는 점을 보여준다. 인체는 활성산소를 제거하기 위해 항산화 시스템을 가동시키며, 이 과정에서 신체의 노화된 세포나 암세포 등을 함께 제거하는 긍정적인 효과를 보여준다.

결론적으로, 운동을 너무 하지 않아 활성산소가 전혀 없는 것보다는 적절한 고강도의 운동으로 활성산소가 발생하는 것이 장기적으로 신체 건강에 더 유익하다고 볼 수 있다. 항산화 음식을 섭취하면 운동 후 활성산소를 관리하는 데 도움이 된다. 블루베리, 딸기와 같은 베리류, 아몬드, 호두 같은 견과류, 녹차, 시금치, 브로콜리 등은 활성산소를 중화하고 세포 손상을 줄이며 회복을 돕는 데 유익하다. 이렇게 적절한 운동과 영양 섭취는 신체 건강을 장기적으로 강화하는 데 중요한 역할을 한다.

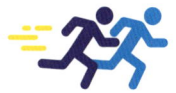

Part.2

10km

그래, 나도 한번 마라톤에 도전해보자!

마라톤 전에 체크할 건강사항

 마라톤을 한번 도전해 볼까 하는 마음이 들었다면, 가장 먼저 해야 할 일은 자신의 몸 상태를 점검하는 것이다. 평소 꾸준히 운동을 해왔고 특별한 이상이 없다면 무리 없이 달리기를 시작할 수 있다. 하지만 준비 없이 무작정 풀코스에 도전하는 것은 예상보다 큰 부담이 될 수 있다.

 마라톤은 신체 여러 부위에 걸쳐 균형 잡힌 움직임을 요구하는 운동이다. 심장은 강한 펌프 역할을 해야 하고, 근육과 관절은 반복적인 충격을 견뎌야 한다. 혈압과 혈당이 안정적으로 유지되어야 하며, 체내 수분과 전해질 균형도 중요하다. 대체로 건강한 사람이라면 특별한 검사 없이도 훈련을 시작할 수 있지만, 기존에 심혈관 질환이 있거나 관절이 약하다면 사전에 점검해보는 것이 좋다.

심장 건강 - 내 심장은 달릴 준비가 되었을까?

마라톤을 하면 몸에서 가장 큰 부담을 받는 장기가 바로 심장이다. 평소 별다른 이상이 없더라도, 장거리 달리기는 심장에 예상치 못한 부담을 줄 수 있다. 심장은 강한 근육으로 이루어진 펌프와 같아서 반복적인 훈련을 통해 더욱 강해질 수 있지만, 반대로 무리하면 부정맥이나 심장 비대, 심부전 같은 문제가 생길 수도 있다.

특히 과거에 심근경색이나 협심증 같은 심장 질환을 앓았던 적이 있다면, 반드시 전문가의 상담을 받아보는 것이 좋다. 심장은 우리 몸에서 매우 중요한 기관 중 하나이고, 한 번 문제가 생기면 쉽게 회복하기 어렵기 때문에 미리 점검하는 것이 중요하다. 가족 중에 50세 이전에 심혈관 질환으로 갑자기 사망한 사례가 있다면, 유전적인 위험 요소가 있을 가능성이 높기 때문에 더 신중할 필요가 있다.

또한, 운동을 할 때 가슴이 답답하거나 통증이 느껴진 적이 있거나, 숨이 가빠서 힘들었던 경험이 있다면 이를 단순한 피로로 넘기지 않는 것이 좋다. 특히 평소보다 심장이 불규칙하게 뛰거나 두근거리는 증상이 자주 나타난다면, 몸에서 보내는 경고 신호일 수 있다. 고혈압이나 당뇨병, 고지혈증 같은 심혈관 질환 위험 요인을 가지고 있다면, 마라톤을 시작하기 전에 심장 상태를 한 번쯤 확인해보는 것이 안전하다.

혈압 체크 - 혈압 괜찮을까?

운동을 시작하기 전에 혈압이 안정적인지 확인하는 것이 중요하다.

혈압이 너무 높은 상태에서 달리면 심장이 과부하에 걸릴 수 있기 때문에, 먼저 혈압을 측정하고 적절한 상태인지 점검하는 것이 좋다. 처음부터 빠르게 달리기보다는 걷기나 가벼운 조깅으로 시작해서 몸이 운동에 적응할 수 있도록 해야 한다. 몸이 준비되지 않은 상태에서 무리하게 속도를 내면 혈압이 갑자기 상승할 수 있고, 이에 따라 어지럼증이나 두통이 나타날 수도 있다. 만약 운동 중 가슴이 답답하거나 숨이 차는 느낌이 들면 즉시 속도를 줄이고 휴식을 취해야 한다.

만약 고혈압 약을 복용하고 있다면 운동 중 혈압이 어떻게 변하는지도 신경 써야 한다. 약의 종류에 따라 운동 중 혈압이 과하게 낮아질 수도 있고, 반대로 충분히 조절되지 않는 경우도 있을 수 있다. 따라서 운동을 하기 전에 의사와 상담하여 내 몸이 운동 중에 어떤 반응을 보일지 미리 점검하는 것이 안전하다.

당뇨병 - 혈당 조절을 신경 써야 하는 경우

운동을 하기 전에는 반드시 혈당 상태를 점검해야 한다. 혈당이 너무 낮은 상태에서 달리면 저혈당이 올 수 있고, 반대로 혈당이 너무 높다면 몸이 탈수 상태에 빠질 수도 있다. 일반적으로 혈당이 70mg/dL 이하로 낮다면 운동을 하기 전에 간단한 탄수화물을 섭취하는 것이 좋고, 250mg/dL 이상으로 높다면 운동을 미루는 것이 안전하다.

장거리 훈련 시 미리 저혈당을 대비하는 것도 필요하다. 특히 한 시간 이상 달릴 계획이라면 빠르게 흡수되는 탄수화물, 예를 들어 에너지 젤이나 바나나 같은 간식을 준비하는 것이 좋다. 운동 중 혈당이 급격히 떨어질 때 식은땀, 어지러움, 손 떨림, 두근거림 같은 증상이 나타날 수 있는데, 이때는 즉시 탄수화물을 섭취하고 휴식을 취하는 것이 중요하다.

인슐린을 사용하는 1형 당뇨병 환자라면 운동 전후 인슐린 용량을 조절하는 것이 필수적이다. 운동 중에는 혈당이 낮아질 가능성이 높으므로, 평소와 같은 용량을 투여하면 오히려 저혈당 위험이 커질 수 있다. 따라서 운동 전에는 인슐린 용량을 줄이자. 2형 당뇨병 환자의 경우, 식단과 약물 복용을 신경 쓰면서 운동 강도를 조절하는 것이 중요하다. 특히 약을 복용하는 사람이라면 운동 중 혈당 변화를 점검하며 몸 상태를 점검하는 것이 필요하다.

신장 건강 - 내 신장은 달리기를 감당할 수 있을까?

마라톤은 땀을 많이 흘리게 한다. 특히 장거리 달리기를 하면 몸속 수분과 전해질이 빠르게 소모되면서 체액 균형이 무너질 수 있다. 건강한 사람이라면 적절한 수분 보충만으로 큰 문제가 되지 않지만, 신장 기능이 약한 사람이라면 이야기가 다르다. 신장은 우리 몸에서 노폐물을 걸러내고 체내 수분을 조절하는 역할을 하는데, 운동 중 과도한 탈수 상태가 되면 신장에 부담이 갈 수 있다.

만성 신장 질환을 진단받은 적이 있거나, 고혈압이나 당뇨병을 오랫동안 앓고 있다면 신장 기능이 저하될 가능성이 크다. 이 경우 마라톤 같은 고강도 운동이 신장에 부담을 줄 수 있으므로, 미리 건강 상태를 점검하는 것이 필요하다. 또한 운동 후 다리나 발목이 붓거나, 소변량이 줄어드는 경험을 한 적이 있다면 신장이 평소보다 더 큰 부담을 받고 있을 가능성이 높다. 이런 증상이 반복된다면 단순한 피로로 넘기지 말고, 신장 기능 검사를 받아보는 것이 좋다.

근골격계 체크 - 관절과 근육은 괜찮을까?

달리기는 체중의 몇 배에 해당하는 충격을 몸에 가하는 운동이다. 그래서 준비 없이 달리기를 시작하면 관절과 근육이 그 부담을 고스란히 받게 된다. 특히 마라톤처럼 장거리 달리기를 하려면, 몸이 이를 감당할 준비가 되었는지를 먼저 확인하는 것이 중요하다.

예전에 발목이나 무릎을 다친 경험이 있다면, 그 부위가 달리기 충격을 견딜 수 있는 상태인지 점검해야 한다. 오래전에 다친 곳이라도 반복적인 충격이 가해지면 다시 통증이 생길 수 있기 때문이다. 허리 디스크나 척추 측만증 같은 문제가 있었던 경우도 마찬가지다. 장거리 훈련을 하다 보면 허리에 부담이 가중될 수 있으므로, 허리 근력을 충분히 키운 후에 훈련을 진행하는 것이 좋다.

걸을 때 무릎이나 발목이 시큰거리거나 아프다면 이미 관절에 약한 부분이 있다는 신호일 수 있다. 평소에는 괜찮다고 느낄 수 있지만, 지속적인 충격이 가해지면 통증이 심해질 수 있으므로 미리 확인하는 것이 좋다. 나이가 들수록 관절의 탄력이 떨어지고, 연골이 닳아가는 속도가 빨라지기 때문에 50세 이상이라면 더 신중하게 접근해야 한다. 빠른 걷기부터 시작해 관절이 적응할 시간을 주고, 점진적으로 속도를 높이는 것이 안전한 방법이다.

골다공증이 있는 경우에는 장거리 달리기가 골절 위험을 높일 수 있다. 뼈의 밀도가 낮아진 상태에서 무리하게 충격이 가해지면 피로 골절이 생길 가능성이 크다. 특히 폐경 이후 여성이나 나이가 많은 러너라면 골밀도 검사를 반드시 받아, 뼈 건강을 고려한 운동 계획을 세우는 것이 중요하다. 무리한 달리기보다는 충격이 적은 운동, 예를 들어 수영이나 실내 사이클 같은 운동을 병행하면서 점진적으로 몸을 단련하는 것이 좋다.

러닝화 선택 가이드

 달리기를 시작할 때 가장 고민되는 것은 어떤 신발을 신고 달려야 하느냐일 것이다. 요즘에는 발을 정밀하게 측정하여 적합한 신발을 추천해 주는 전문 매장이 많아졌지만, 기본적인 지식을 갖추고 있어야 현명한 선택이 가능하다. 기존 운동화가 특별히 불편하지 않다면 우선 그것으로 시작해보는 것도 좋은 방법이다. 주 2~3회 정도의 달리기를 꾸준히 3개월 정도 지속할 수 있다면 그때부터 러닝화 구매를 고려해도 늦지 않다.

 처음 달리기를 시작하는 동시에 마라톤을 준비한다면, 가장 최초에 선택한 쿠션화로 대회까지 준비하는 것을 권장한다. 만약 마라톤이 처음이 아니라면, 연습용 쿠션화와 대회용 레이싱화 두 가지를 따로 준비하는 것도 좋은 방법이다.

 러닝화를 선택하기로 마음먹었을 때, 다양한 신발 중에서 선택 장애가 생기기 쉽다. 신발의 가격이나 용도와 상관없이 가장 중요한 요소는 다음의 세 가지만 기억해 두자.

> **러닝화 선택 시 고려해야 할 주요 사항**
>
> ☑ 신었을 때 아픈 곳 없이 편안한가?
> ☑ 신발이 가볍게 느껴지는가?
> ☑ 쿠션감이 좋은가?

이 세 가지 조건을 충족한다면, 그 신발이 자신에게 가장 적합하다고 믿어도 좋다.

그밖에 러닝화를 선택할 때 고려해야 할 요소들

1. 구매 시점

발의 크기는 하루 동안 변동하므로, 특히 오후 5시 이후에 신발을 구매하는 것이 좋다. 이 시점에 발이 가장 부풀어 있어 편안한 착용감을 느낄 수 있다.

2. 발 사이즈

러닝화 선택 시 발의 길이, 발볼의 넓이, 두께, 발등 높이, 아치 형태, 발목의 불안정성을 모두 고려해야 한다. 큰 불편감이나 부상이 없다면 최소한 발의 길이와 발볼 사이즈를 정확히 측정한 후 신발을 선택하자. 연구에 따르면, 신발 사이즈는 발의 길이에 비해 최소 5mm의 여유가 있는 것이 이상적이라고 한다. 이는 발이 뛰거나 움직일 때 자연스럽게 발생하는 압력을 완화하고, 발가락에 충분한 공간을 제공하여 부상의 위험을 줄이는 데 도움이 된다.[미주2-1] 발볼 사이즈는 D(좁음), 2E(넓음), 4E(더 넓음)로 구분되며, 평균적으로 미국인은 D형, 한국인은 2E형에 가깝다. 발볼이 맞지 않으면 물집과 부상의 위험이 커지므로, 특히 동양인은 2E 또는 4E 사이즈인지 확인하는 것이 중요하다.

3. 러닝화의 분류
- 발의 구조와 움직임 패턴에 따른 분류

발의 생체역학적 움직임, 즉 러닝 중 발의 움직임과 안정성을 기준으로 신발은 쿠션화, 안정화, 움직임 제어화로 나눌 수 있다. 이 분류는 발의 아치 형태와 함께 발이 안쪽으로 기우는 회내pronation의 정도를 제어하거나 교정하는 기능을 중심으로 이루어진다.

• 쿠션화

대부분의 러닝화는 '쿠션화'다. 쿠션화는 러닝을 막 시작한 초보 러너부터 장거리 조깅을 즐기는 러너까지 모두에게 폭넓게 추천되는 러닝화의 '첫 번째 선택first choice'이다. 우수한 충격 흡수력과 편안한 착용감을 제공해 발에 가해지는 부담을 줄여주며, 특히 초보자에게는 보다 안정적인 러닝 경험을 선사한다. 부드러운 쿠셔닝 덕분에 관절과 근육에 가해지는 스트레스를 줄여 부상 위험도 효과적으로 낮출 수 있다.

예) 뉴발란스 Fresh Foam 1080, 나이키 ZoomX Invincible Run, 아디다스 Ultraboost 22

• **안정화**

안정화는 이름처럼 발의 모든 문제를 안정적으로 해결해 주는 신발은 아니다. 신발 안쪽에는 '신골'이라 불리는 단단한 구조물이 삽입되어 있어, 평발이나 과회내overpronation로 착지할 때 발이 안쪽으로 지나치게 무너지는 것을 방지하는 역할을 한다. 이러한 기능은 심한 평발이나 과회내가 양쪽 발에 똑같이 있는 러너에게는 도움이 될 수 있다. 그러나 대부분의 사람은 좌우 발의 아치 형태가 다르기 때문에, 안정화를 선택하기 전에는 자신의 발 형태를 정확히 분석하는 과정이 반드시 필요하다.

또한 신발을 착용한 후 불편함이 느껴지지는 않는지도 확인해야 한다. 만약 좌우 아치의 차이가 크다면, 발 형태에 맞춘 인솔을 사용하는 것이 러닝 중 발생할 수 있는 불균형을 줄이는 데 효과적이다.

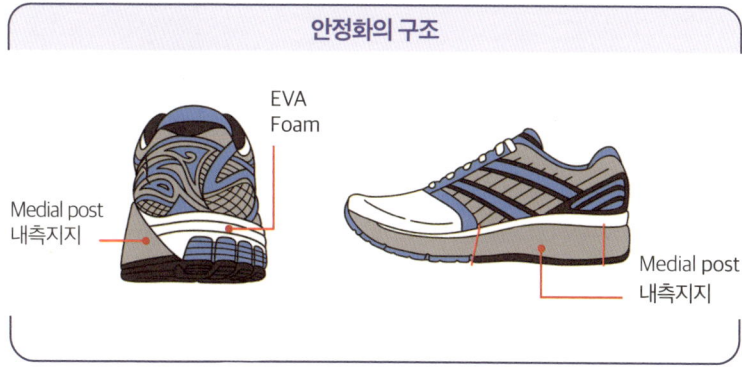

안정화의 구조

예) 아식스 Gel-Kayano, 브룩스 Adrenaline GTS

• **움직임 제어화**

움직임 제어화는 과도한 회내를 보완하고 발의 안정성을 유지하기 위해 설계되었다. 신발의 내측에 단단한 지지 구조를 넣어 발이 안쪽으로 무너지는 것을 억제하는 방식이다. 하지만 최근 연구들은 이러한 기능이 모든 러너에게 반드시 도움이 되지는 않는다는 점을 보여주었고 오히려 착용자의 불편감을 유발하거나 다른 부위에 스트레스를 줄 수 있다는 지적도 있다. 그 결과, 움직임 제어화는 점차 일반 러닝화 시장에서 사라지고 있으며, 현재는 일부 특수한 경우를 제외하고는 거의 찾아보기 어려워졌다.

예) 뉴발란스 1540, 브룩스 Beast

- 용도에 따른 분류

러닝화는 목적에 따라 레이싱용, 템포 러닝용, 훈련용(조깅화), 트레일용으로 나눌 수 있다.

• **레이싱용 러닝화**

대회와 기록 단축을 위해 설계된 신발로, 최근에는 카본 플레이트와 고반발 중창 소재가 핵심 특징으로 자리 잡고 있다. 특히 카본 플레이트는 추진력을 극대화하고 에너지 소모를 줄이며, 강한 반발력을 제공해 속도를 높이는 데 도움을 준다. 고성능 폼과 결합된 이 신발은 착지 시의 충격을 탄성 에너지로 변환해, 보다 효율적인 주행을 가능하게 한다. 다만 러닝 초보자나 하체 근력이 충분하지 않은 러너가 사용할 경우, 반발력을 제대로 활용하기 어려울 뿐만 아니라 부상 위험도 높아질 수 있다.

예) 나이키 Air Zoom Alphafly NEXT% 3, 아디다스 Adizero Adios Pro 3, 아식스 Metaspeed Sky Tokyo, 뉴발란스 FuelCell SuperComp Elite v4

• 템포 러닝화

훈련을 목적으로 설계된 신발로, 중간 속도의 지속적인 달리기에 적합하다. 이 신발은 적당한 쿠션과 안정성을 제공하여 장시간 훈련에서도 발의 피로를 줄이고, 유산소 지구력을 향상시키는 데 도움을 준다. 템포 러닝은 젖산 역치Lactate Threshold 근처에서 페이스를 유지하며 체력을 단련하는 훈련으로, 러너가 장거리와 고강도 페이스에 적응할 수 있도록 돕는다.

예) 나이키 Air Zoom Tempo NEXT%, 써코니 Endorphin Speed 3, 브룩스: Hyperion Max 3, 아식스: Magic Speed 3

• 훈련용 러닝화(조깅화)

이 신발은 일상적인 조깅, 이지러닝, 장거리 훈련에 적합하며, 쿠션과 안정성을 중점적으로 설계해 발을 편안하게 유지하고 부상을 예방한다. 내구성이 뛰어나 장시간 러닝에도 적합하다.

예) 나이키 Pegasus 40, 아식스 Gel-Nimbus 25, 호카 Clifton 10, 온러닝 Cloudswift 3

- **트레일용 러닝화**

  산길이나 비포장도로처럼 거친 지형에서 달리기 위한 신발로, 접지력과 내구성이 뛰어나며 발목 지지나 방수 기능이 포함된 경우가 많다.

  예) 살로몬 Speedcross 6, 호카 Speedgoat 5

4. 신발 드롭

신발 드롭은 뒤꿈치와 전족부 사이의 높이 차이를 나타내는 수치로, 러닝 시 착지 형태와 하체에 전달되는 충격 분산 양상에 큰 영향을 미친다. 이 수치는 밀리미터㎜ 단위로 표시되며, 러너의 주법과 부상 예방 전략에 따라 적절한 드롭 선택이 필요하다.

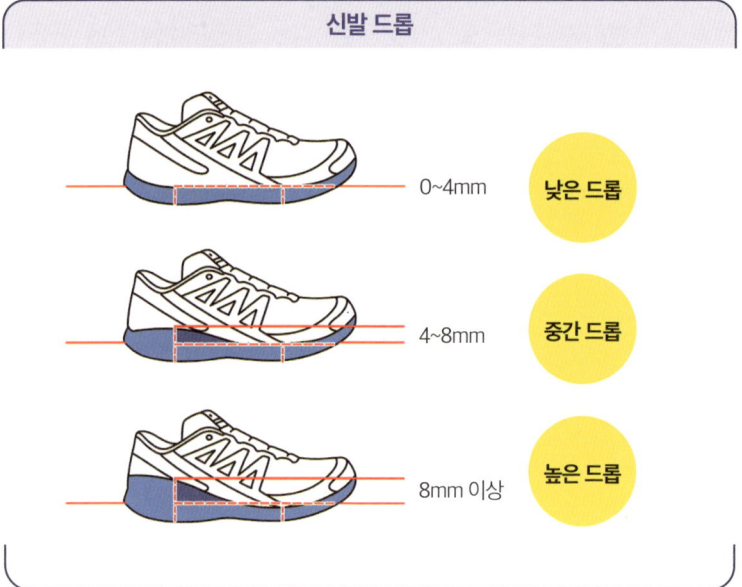

• 낮은 드롭(0~4mm)

　미드풋이나 포어풋 착지에 익숙한 러너에게 적합하다. 발의 자연스러운 움직임을 유도하고 근육을 활성화하며 안정성을 높일 수 있으나, 발의 구조와 강도에 따라 부상 위험이 증가할 수 있다.

• 중간 드롭(4~8mm)

　가장 일반적인 스타일로, 다양한 착지 형태를 커버할 수 있다. 발의 안정성을 유지하면서도 자연스러운 착지를 가능하게 하여 모든 러너들에게 적합하다.

• 높은 드롭(8mm 이상)

　뒤꿈치 착지를 선호하는 러너에게 적합하며, 뒤꿈치에 추가적인 쿠셔닝을 제공해 충격을 완화한다. 또한 초보자나 관절에 문제가 있는 러너에게 유리하다. 높은 드롭 신발은 충격을 효과적으로 흡수하고 관절 부담을 줄이는 데 도움이 될 수 있지만, 발의 자연스러운 움직임을 방해할 가능성도 있다.

5. 착용감

　신발을 신었을 때 어느 한 부분에서도 거슬림 없이 편안해야 한다. 발이나 발목이 과도하게 흔들리거나 발등이 조이면서 불편함을 느낀다면 다른 모델로 교체해야 한다.[미주2-2] 불편한 신발은 발에 가해지는 압력을 증가시켜 부상의 위험을 높일 수 있기 때문에 신발을 선택할 때는 발의 형태보다 본인이 느끼는 착용감이 더 중요하다는 점을 꼭

기억하자.^(미주2-3)

6. 신발의 재질

• 미드솔

미드솔은 신발의 중간 부분으로, 쿠셔닝과 반응성을 제공하여 발의 충격을 흡수하고 에너지를 반환하는 역할을 한다.

- **EVA(에틸렌-비닐 아세테이트)**: 경량성과 우수한 쿠셔닝 효과를 제공하며 내구성도 뛰어나다.
- **폴리우레탄**: 밀도가 높아 내구성이 우수하며, 쿠셔닝과 반응성을 동시에 제공한다.
- **카본 플레이트:** 추진력을 극대화하고 러닝 효율성을 향상시키지만, 발 구조와 스타일에 따라 효과가 달라질 수 있다.
- **PEBA(폴리에터 블록 아미드)**: 가벼우면서도 탄성이 뛰어나 강한 반발력을 제공하며, 기존 소재보다 에너지 반환력이 우수해 빠른 러닝을 지원한다.

• 아웃솔

아웃솔은 신발의 바닥 부분으로, 접지력과 내구성을 제공한다.

- **고무**: 내구성이 뛰어나며 미끄럼 방지 기능을 제공한다.
- **EVA**: 가볍지만 내구성은 떨어질 수 있다.

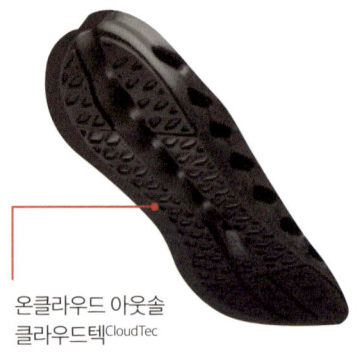

온클라우드 아웃솔
클라우드텍^{CloudTec}

- **특수 고무**: 특정 환경에 최적화된 마모에 강한 고무다.
- **온클라우드**ON Cloud **아웃솔**: 일반적인 아웃솔과 달리 쿠셔닝과 반응성을 동시에 제공하는 기술이 적용되어 있다. 클라우드텍CloudTec 기술을 활용해 충격을 흡수하면서도 강한 반발력을 제공하며, 발의 자연스러운 움직임을 도와준다.

- **가피**

  가피는 신발의 상단 부분으로 발을 감싸며, 통기성과 내구성을 제공한다.
  - **메쉬**: 통기성과 경량성이 뛰어나다.
  - **합성 가죽**: 내구성이 뛰어나며 물에 강하다.
  - **천연 가죽**: 고급스럽지만 가격이 비싸고 통기성은 제한적이다.

7. 신발 리뷰

선택할 수 있는 리뷰가 너무 다양해 혼란스러울 수 있다. 리뷰어의 성향이 판매자, 일반 러너, 수익형 리뷰어, 혹은 개인 관심사에 따라 내용이 달라지기 때문이다. 성능, 내구성, 가격 비교에 대한 정보는 참고하되, 절대적인 기준으로 삼지 않아야 한다. 개인마다 다르므로 최종 선택은 자신의 체험과 편안함을 기준으로 삼는 것이 중요하다.

8. 예산 및 브랜드

적절한 가격대의 제품을 선택하는 것도 중요하지만, 신뢰할 수 있는 브랜드의 신발을 구매하는 것이 더욱 바람직하다. 브랜드의 품질과 사

후 서비스는 신발 선택에서 간과할 수 없는 요소이다. 특히 처음 러닝화를 구매할 때는 고가의 신발과 디자인에 대한 유혹이 있지만, 초보자에게는 기본적인 기능과 편안함을 갖춘 합리적인 가격대의 신발이 더 적합하다. 이렇게 시작하면 점차 자신의 러닝 스타일과 경험에 맞는 고급 모델로 나아갈 수 있다. 중요한 점은 아무리 좋은 신발이라도 많이 뛰고 닳아 없어지면, 1~2년 이내에 새 신발을 구매해야 한다는 것이다.

러닝화 선택 가이드라인

지난 40년간 이어져 온 전통적인 신발 처방은 최근 연구 결과에 따라 그 효과에 의문이 제기되며 변화의 시기를 맞이하고 있다. 이러한 변화는 러너의 퍼포먼스와 부상 예방에 대한 접근 방식을 더욱 다양화하며 앞으로도 계속해서 진행될 것이다.

러닝화 처방의 주요 유형

1. 전통적인 신발 처방

발의 아치 모양과 회내 정도에 맞춰 쿠션화, 안정화, 움직임 제어화를 사용하는 방식이다. 그러나 최근 연구는 이러한 방식의 효과에 대해 회의적인 시각을 제기하고 있다. 특히, 한때 각광받던 움직임 제어화는 점차 사용되지 않고 사라진 상태이다.

2. 최소주의 신발

맨발과 유사한 착지를 유도해 발의 감각을 회복시키고 근력을 강화한다는 주장을 기반으로 한다. 자연스러운 움직임을 강조하지만, 잘못 사용할 경우 부상의 위험도 있다.

3. 제로 드롭 신발

힐과 포어풋의 높이가 동일하도록 설계된 신발로, 발을 보호하면서도 맨발의 느낌과 미드-포어풋 착지를 유도한다. 이는 자연스러운 움직임과 발의 안정성을 동시에 추구한다.

4. 초 극대화 신발

쿠션을 극대화해 부드러운 착지와 충격 흡수를 목표로 한다. 특히 장거리 러닝에서 무릎과 관절에 가해지는 부담을 줄이는 데 효과적이다.

5. 카본플레이트 신발

추진력을 극대화하며 러닝 효율성을 크게 향상시킨다. 이 신발은 새로운 기록을 세우는 데 기여했으며 러닝화 시장에 새로운 시대를 열어주었다.

러닝화 선택은 단순한 소비 행위가 아니다. 이는 부상을 예방하고 러닝 퍼포먼스를 향상하기 위한 과학적이고 전략적인 결정 과정이다.

화려한 광고나 최신 트렌드만을 따르기보다는, 자신의 발 형태, 체중, 러닝스타일, 달리는 목적, 지형 등을 종합적으로 고려해 신중하게 선택해야 한다. 러닝화는 곧 러닝의 연장선이며, 그 첫걸음이 올바른 방향을 향할 때 비로소 건강하고 지속적인 러닝이 가능하다.

평발 혹은 과회내 러너의 신발 선택법

외래 진료 중 자주 듣게 되는 질문이 있다.

"저는 평발이라서 반드시 안정화만 신어야 한다고 하던데, 정말 그런가요?"

결론부터 말하자면, 반은 맞고 반은 틀린 이야기이다. 그 이유를 한번 알아보도록 하자.

발의 형태를 정확히 이해하고 측정해야 한다

발의 내측 아치는 체중 부하 시 내려앉는 정도에 따라 요족(높은 아치)과 정상 아치, 낮은 아치, 그리고 평발로 나뉜다. 또한 발의 정렬 상태에 따라 다음과 같은 개념으로 정의할 수 있다.

발의 형태

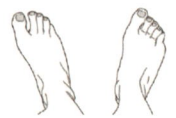 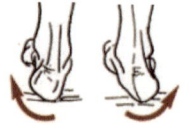 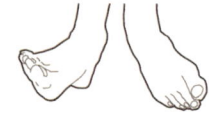

- **전족부(앞발):** 안쪽으로 모이면 → 내전(adduction)
  바깥쪽으로 벌어지면 → 외전(abduction)
- **후족부(뒷발):** 종골(뒤꿈치 뼈)이 안쪽으로 기울면 → 내번(inversion)
  바깥쪽으로 기울면 → 외번(eversion)
- **발 전체:** 체중 부하 시 안쪽으로 회전하면 → 회내(pronation)
  체중 부하 시 바깥쪽으로 회전하면 → 회외(supination)

심한 평발의 경우, 착지 시 발이 내측으로 무너지면서 과도하게 안쪽으로 회전하는 경우가 많다. 그래서 흔히 '평발=과회내'라고 인식하는 경향이 있다. 하지만 반드시 그런 것은 아니다.

본인이 평발이라고 생각하는 환자들 중 실제로는 정상 아치인 경우가 많다. 육안으로는 평발처럼 보이지만, X-ray나 족저 압력 측정을 해보면 아치가 유지되며 과도한 회내가 없는 경우도 있다. 따라서 발 구조를 정확하게 평가하려면 다음과 같은 검사를 진행하는 것이 좋다.

발 구조를 알기 위해 해야 할 검사

- ☑ X-ray 검사 (체중부하, 비체중부하)
- ☑ (발바닥 모양) 검사
- ☑ 이학적 검사 (체중부하, 비체중부하)
- ☑ 동적 체중 부하 시 압력 그래프 분석

반드시 숙련된 전문가의 정확한 판단이 필수적이며, 단순한 시각적 판단으로 평발 여부를 결정하는 것은 오류를 범하기 쉽다.

평발이라고 해서 반드시 안정화가 필요한 것은 아니다

과거에는 발아치 형태에 따라 신발을 처방해야 한다고 믿었지만, 최근 연구들은 이러한 접근이 큰 효과가 없음을 보여주고 있다. 발의 아치 형태에 따라 신발을 처방하는 것이 부상 예방에 미치는 영향이 크지 않다고 보았고,^(미주2-4) 또 회내 변형이 있는 러너에게 움직임 제어화가 오히려 통증을 유발한다고 보고했다. 특히, 움직임 제어화를 신은 그룹에서 무릎과 발목의 불편감을 호소하는 사례가 많았다.^(미주2-5) 이러한 연구 결과는 평발이나 과회내가 있더라도 증상이 없다면 일반 쿠션화를 먼저 신어보는 것이 좋다는 점을 나타낸다. 또한, 안정화나 인솔은 아치를 보조하여 무너지는 것을 막는 역할을 하지만, 장기간 사용하면 발의 고유근육, 특히 후경골건의 불용성 위축이 발생하여 오히려 평발이 심해지는 역효과를 초래할 수도 있다. 따라서 심하지 않은 평발의 경우에는 보강 운동과 쿠션화를 병행하여 발의 기능을 유지하는 것이 더욱 효과적이다.

평발이나 과회내라고 해서 느릴 것이라는 법은 없다

진료 현장에서 보면, 심한 평발 러너가 카본화를 신고도 풀코스 마라톤을 3시간 이내에 완주하는 사례가 적지 않다. 특히 마라톤의 전설 하일레 게브르셀라시에Haile Gebrselassie의 착지 영상을 보면, 심한 과회내에도 불구하고 부드럽고 효율적인 주법으로 세계신기록을 수차례 경신했다. 이는 '평발이나 과회내 러너는 안정화를 신어야 한다'는 고정관념이 반드시 맞는 것은 아님을 말한다.

결국 중요한 것은 적절한 보강 운동과 근력 강화이다. 발과 발목 주변의 근육을 강화하면 평발이나 과회내가 있더라도 빠른 러닝이 가능하다. 러너마다 최적의 착지 방식이 다르며, 단순히 신발 선택이 아니라 발의 기능을 향상시키는 것이 장기적으로 도움이 된다.

맞춤형 접근이 필요하다

평발 러너에게 신발을 처방할 때, '평발이면 안정화'라는 획일적인 접근은 적절하지 않다. 개별적인 발 상태에 맞춘 접근이 필요하다.

안정화나 인솔 착용 후, 불편감이나 통증이 있다면 적절하지 않은 선택일 가능성이 크므로 다시 평가해야 한다. 추가로 발목의 불안정성은 신발만으로 해결되기는 어렵다. 안정화는 발의 모든 불안요소를 커버해주는 만능 신발은 아니다. 발목이 불안정한 경우, 뒤축이 높은 쿠션을 피하고 뒤꿈치가 흔들리지 않는 구조를 가진 신발을 선택하는 것

> ### 평발 종류에 따른 신발 처방
>
> ☑ **경도의 평발 혹은(과회내) 러너** → 우선 가볍고 편안한 쿠션화를 시도해본다
> ☑ **심한 평발이나 과회내가 있으나 증상이 없는 경우** → 쿠션화나 안정화를 번갈아 사용해본다
> ☑ **심한 평발이나 과회내가 있으며 증상이 있는 경우**
>   - 좌우 발 형태가 대칭적인 경우 → 안정화를 착용해본다
>   - 좌우 발 형태가 비대칭적인 경우 → 발 형태에 맞는 맞춤형 인솔을 제작하여 사용해본다

이 좋다. 필요시 발목 테이핑도 효과적인 보조방법이 될 수 있다.

이처럼 평발(혹은 과회내) 러너도 자신의 발 상태를 잘 인지하고 적절한 신발을 선택하면 부상 없이 건강한 달리기를 즐길 수 있다. 또한, 단순히 신발만 바꾸기보다 근력 강화와 보강 운동을 병행하는 것이 더욱 중요하다는 점을 기억하자.

카본화란 어떤 신발일까?

 카본화는 러닝 신발 시장의 대세로 자리 잡았으며, 품귀 현상을 일으킬 정도로 높은 인기를 얻고 있다. '나이키 베이퍼플라이 넥스트 4%'는 마라톤 속도를 향상하는 데 큰 기여를 했고, 엘리우드 킵초게는 특수 제작된 카본화를 신고 비공식 대회에서 인간의 한계로 여겨졌던 2시간의 벽을 넘었다.

 2020년 연구에 따르면 카본화는 러닝 이코노미를 평균 4% 향상시키는 것으로 나타났으며, 이러한 혁신은 러닝계에 지대한 변화를 가져오는 동시에 기술 도핑에 대한 논쟁을 촉발시켰다. 카본화는 마치 바람이 가득 찬 농구공처럼 탄성을 제공하고, 러너의 기술과 퍼포먼스 등 여러 요소와 함께 작용하여 러닝 이코노미를 끌어올린다. 그렇다면 카본화는 과연 어떤 특징을 가지고 있는 것일까?

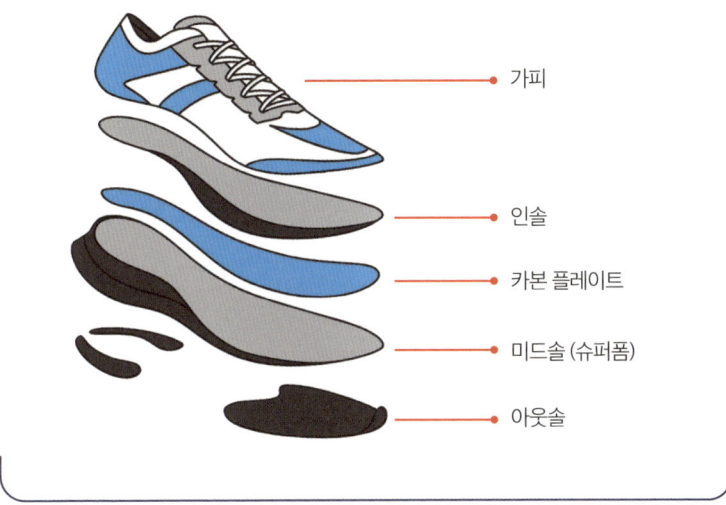

카본화의 주요 특징

- **탄소 섬유 플레이트**

　중창에 삽입된 탄소 섬유 플레이트는 착지시 충격 에너지를 효과적으로 전환하여 앞으로 나아가는 탄성으로 전환시킨다.

- **충격 흡수 및 에너지 반환**

　뛰어난 쿠셔닝 기술과 슈퍼폼, 특히 PEBA 기반 소재인 ZoomX와 같은 재질은 충격을 효과적으로 흡수하고 에너지로 반환하는 능력이 있다.

- **경량화**

　가벼운 소재로 제작되어 장거리 주행 시 피로도를 줄인다. 하지만 카본화의 디자인이나 슈퍼폼의 배합 비율은 천차만별이다. 브랜드나 모델마다 플레이트의 두께, 곡선 형태, 재질 등이 달라 신발 성능에 큰 영향을 미친다.

카본 플레이트와 슈퍼폼

1. 카본플레이트 디자인의 다양성

　카본플레이트는 발의 자연스러운 움직임을 지원하기 위해 다양한 형태로 설계되며, 포어풋, 미드풋, 리어풋 착지 방식에 따라 하중을 받는 부위와 카본의 휨새가 달라진다. 특정 착지 패턴에 유리하도록 설계된 경우는 있으나, 모든 착지 패턴에 완벽히 지원하는 카본화는 없다. 미드·포어풋이나 리어풋 중 하나에 치중했을 가능성이 높으며, 곡선의 각도, 두께 배치, 그리고 플레이트의 소재 조합이 이러한 차이를 만든다. 두꺼운 플레이트는 강한 반발력을 제공하며, 얇고 유연한 플레이트는 자연스러운 착지를 강조한다.

2. 슈퍼폼의 배합 비율

　ZoomX와 같은 PEBA 기반의 고성능 재질은 브랜드마다 배합 비율이 다르다. 이로 인해 쿠셔닝과 에너지 반환 정도가 달라져, 동일한 카본화라도 성능에 차이가 생긴다.

3. 성능의 일관성 부족

고가의 카본화도 달리기 속도나 효율에 큰 차이가 없었다는 보고가 있다. 일부 카본화는 설계와 소재 차이로 인해 성능이 일반 쿠션화와 큰 차이가 없을 수도 있다. 모든 카본화가 뛰어난 성능을 보이지 않기 때문에, 디자인이나 소재 차이에 따라 각 러너에게 적합한 신발이 다를 수 있다.

4. 개별적인 조정 필요성

러너의 체중, 주행 스타일, 속도에 따라 카본화 선택이 달라질 수 있다. 숙련되고 빠른 러너에게는 카본화의 반발력이 큰 효과를 발휘하지만, 초보 러너에게는 그 효과가 상대적으로 미미할 수 있다. 따라서 개인적인 조정과 선택이 필수적이다.

카본화와 관련된 부상

카본화 러닝화가 출시된 이후, 이전에는 드물었던 특정 부상들이 증가하고 있다는 점에 주목할 필요가 있다. 특히 발목 안쪽에 후경골건염, 발목 염좌, 아킬레스건염, 종아리 염좌와 같은 발목 및 종아리 주변 부상이 늘어나는 경향이 보고되고 있다. 실제로 외래 진료 현장에서도 카본화를 착용한 이후 발목 안쪽 통증을 호소하는 사례가 많아지면서, 후경골건염의 유병률이 증가했다.

2021년에 발표된 연구에서도, 카본화가 발목 주변의 스트레스를 증가시켜 후경골건염 발생 위험을 높일 수 있다는 결과가 보고되었다. 이러한 부상은 특히 발목 지지력이 약하거나 충분한 적응 기간 없이 고반발성 카본화를 사용하는 러너에게서 두드러지며, 개인의 신체 조건과 주행 스타일에 따라 카본화가 부상 위험 요소로 작용할 수 있음을 시사한다.

부상의 기전

카본화는 착지 시 충격을 흡수하고 에너지로 반환하는 구조를 가지고 있지만, 모든 러너에게 동일하게 작용하지 않는다. 착지 시 충격을 카본 플레이트로 돌려보내는 과정에서 신체의 리듬과 맞지 않을 수 있고, 또 발이나 발목 주변의 근력이 약한 경우, 고에너지를 완충하지 못해 부상이 발생할 수 있다.

또 다른 가설로는 카본화의 탄성에만 의존하여 달리다 보면 하지의 근육 사용이 줄어들어 점진적으로 약화할 가능성이 있다는 점이다. 이는 특히 장기간 카본화를 사용하며 근육 강화 훈련을 병행하지 않을 경우 부상으로 이어질 가능성도 있다는 것이다.

디자인과 부상의 연관성

2022년 연구에서는 카본화 사용 후 다양한 부상이 발생했음을 보고하며, 카본화의 디자인이 모든 러너에게 적합하지 않을 수 있음을 강조했다. 예를 들어, 카본화의 높은 힐 드롭이나 강한 반발력은 체중이 가벼운 러너에게 유리할 수 있지만, 체중이 무겁거나 발아치가 낮은 러너에게는 부상의 위험을 증가시킬 수 있다. 또한 특정 착지 패턴을 가진 러너에게는 카본화가 오히려 러너 특유의 자연스러운 움직임을 방해할 수도 있다.

카본화를 사용할 것인가, 말 것인가?

카본화는 러닝화 기술의 비약적인 진보를 상징하는 대표적인 사례이지만, 한편으로는 기술 도핑의 한 형태로 논란이 되기도 한다. 그러나 이를 무조건 거부하는 것은 올바른 선택이 아니다. 중요한 것은 카본화의 장단점을 충분히 이해하고, 주의할 점을 고려하여 신중하게 선택하는 것이다.

달리기를 처음 시작하는 러너라면 일반적인 쿠션화를 사용해 기본기를 충분히 다지고, 기량이 어느 정도 향상된 후 템포 러닝이나 대회에서 활용할 목적으로 카본화를 구입하는 것이 더 적절하다. 숙련된 러너라도 대부분의 이지 러닝이나 조깅 페이스에서는 일반 쿠션화를 사용하고, 인터벌 훈련이나 대회 때 카본화를 사용하는 것을 권장한다.

처음 카본화를 신을 때는 1~2km 정도의 짧은 거리에서 테스트 러닝을 진행하여 반발력과 충격 흡수 특성을 미리 체험하는 것이 좋다.

이 과정을 통해 몸이 신발의 특성에 적응할 수 있는 시간을 충분히 가져야 한다.

카본화에 지나치게 의존하면 하지 근력이 약화될 수 있기 때문에, 이를 보완하기 위한 보강 운동도 반드시 병행해야 한다. 또한 러너마다 체형이나 러닝스타일, 착지 방식이 다르므로, 카본화의 효과는 개인별로 차이가 클 수 있다. 따라서 무조건적인 수용이나 거부보다는 자신의 특성과 목표에 맞게 신중하게 활용하는 것이 중요하다. 적절히 사용한다면 성능 향상의 도구가 될 수 있지만, 절제와 균형을 잃지 않는 태도가 가장 중요하다.

나는 어떤 러너일까?

 제프 갤러웨이의 저서 《마라톤: 5Km에서 42.195Km까지》에서는 초보자부터 최고 경지에 이른 러너까지를 총 다섯 단계로 구분한다. 이는 각 단계마다 달리기에 대한 목표와 심리적 태도가 어떻게 변화하는지를 설명하는데, 최종 단계인 '러너Runner'는 단순한 운동을 넘어 삶 속에서 깊은 만족과 조화를 이루는 경지의 단계로 정의된다.

• 초보자Beginner: 막 달리기를 시작한 단계로, 기본적인 달리기 습관을 익히고 기초를 배우는 상태.
• 조거Jogger: 매일 달리는 습관이 자리 잡고, 달리기의 즐거움을 깨닫는 단계.
• 경쟁자Competitor: 기록 향상에 대한 열망이 강해지며, 대회 성과를 목표로 훈련하는 단계.

- 선수Athlete: 자신의 한계를 뛰어넘어 최고 수준을 목표로 하며, 체계적인 훈련을 수행하는 단계.
- 러너Runner: 달리기를 단순한 운동이 아닌 삶의 일부로 받아들이고, 이를 통해 내면적인 균형과 행복을 찾는 단계.

대부분의 연구 문헌에서는 러너를 '초심자Novice Runner', '취미 러너Recreational Runner', '선수Athlete'로 간단히 구분하기도 한다. 초심자와 취미 러너의 경계는 다소 모호하지만, 대개 주 2~3회, 6개월 이상 꾸준히 달리기를 지속하면 취미 러너로 간주한다. 또한 마라톤 완주 횟수나 기록에 따라 더 세분화할 수도 있다.

모션 매트릭스의 러너 타입 분석

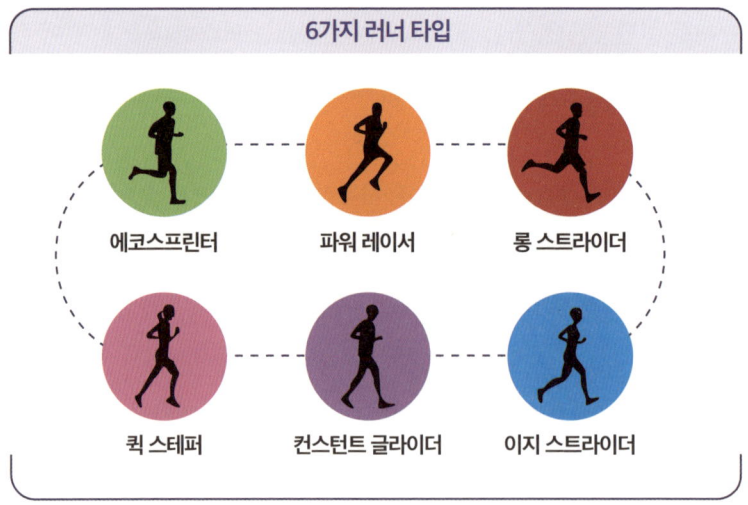

6가지 러너 타입

에코스프린터 · 파워 레이서 · 롱 스트라이더
퀵 스테퍼 · 컨스턴트 글라이더 · 이지 스트라이더

모션 매트릭스Motion Metrix는 스웨덴에서 개발된 동작 분석 시스템으로, 고속 카메라와 센서를 활용해 러너의 움직임을 실시간으로 측정한다. 이를 통해 달리기 효율과 탄성, 케이던스, 지면 접촉 시간, 수직 진폭, 관절 운동 범위, 척추 자세, 착지 타입, 골반 균형 등을 분석하여, 여섯 가지 타입의 러너로 분류한다. 각각의 특성과 부상 위험도는 다음과 같다.

에코스프린터 Ecosprinter

- ☑ **특징:** 이상적인 보폭과 탄력으로 매우 효율적인 스타일. 주로 엘리트 러너들에게서 관찰됨.
- ☑ **부상 위험:** 낮으나 초심자에게는 과도한 수직 진폭이 부상 위험을 증가시킬 수 있음.
- ☑ **참고 사항:** 5~42km에서 가장 효율적인 달리기 유형이다.

퀵 스테퍼 Quick Stepper

- ☑ **특징:** 빠른 케이던스와 탄성 있는 착지로 안정적인 자세를 유지함.
- ☑ **부상 위험:** 낮으며, 취미 러너에게 가장 적합한 형태.
- ☑ **참고 사항:** 부상이 가장 적은 형태이며, 특히 여성 마라토너와 상위권 울트라 마라토너에게서 흔히 관찰된다.

컨스턴트 글라이더 Constant Glider

- ☑ **특징:** 탄성과 근력이 부족해 걷듯이 뛰는 스타일. 초심자나 여성에게 흔함.
- ☑ **부상 위험:** 낮지만, 속도를 높이면 오버스트라이드 가능성이 있음.
- ☑ **참고 사항:** 속도 향상에 어려움을 겪을 수 있다.

이지 스트라이더 Easy Strider

- ☑ **특징**: 고관절 가동이 적으며 발만 앞으로 뻗는 형태.
- ☑ **부상 위험**: 오버스트라이드가 발생하기 쉬워 부상 위험이 높음.
- ☑ **참고 사항**: 효율성이 낮은 유형으로 평가함.

롱 스트라이더 Long Strider

- ☑ **특징**: 큰 근육을 활용한 강력한 도약이 특징이나, 오버스트라이드가 빈번하게 발생.
- ☑ **부상 위험**: 무릎에 충격이 많아 부상 위험이 높음.
- ☑ **참고 사항**: 과도한 보폭과 지면 접촉 시간 증가로 인해 부상 가능성이 높다.

파워 레이서 Power Racer

- ☑ **특징**: 중장거리 엘리트 러너에게 흔하며, 빠른 속도와 큰 보폭이 특징.
- ☑ **부상 위험**: 매우 높음 (84%의 재발 우려).
- ☑ **참고 사항**: 강한 수직 압력으로 인해 관절에 지속적인 부담을 줄 수 있다.

나만의 러닝스타일 찾기

에코스프린터는 이상적인 주법이며 효율성이 가장 높지만, 퀵 스테퍼가 부상 위험이 낮아 러너에게는 가장 적합한 형태로 권장된다. 그러나 러너의 달리기 스타일은 고정된 것이 아니다. 초심자 시절에는 컨스턴트 글라이더였다가 훈련을 통해 퀵 스테퍼로 발전할 수도 있고, 마라톤 훈련을 거치며 에코스프린터로 변화할 수도 있다. 중요한 것은 자신의 현재 스타일을 이해하고 부상을 방지하며, 지속적인 연습을 통해 자신만의 부드럽고 이상적인 러닝을 실현하는 것이다.

6,000명의 러너를 분석하면서 달리기 자세는 사람의 지문이나 목소리처럼 각기 다르다는 것을 알게 되었다. 자세는 신체적 특징, 관절의 운동 범위, 골격 구조, 운동 능력, 근력, 기술 등 다양한 요소에 의해 결정된다. 자신만의 스타일을 이해하고, 적절한 자세를 익혀 부상을 방지하며, 꾸준한 연습을 통해 자신에게 가장 적합한 러닝 스타일을 만들어가는 것이 중요하다. 이상적인 러닝이란 특정한 형태로 고정된 것이 아니라, 각자의 몸과 목표에 맞춰 자연스럽게 완성되는 과정이다.

부상 없는 달리기 자세

달리기를 시작하기 전에 신체적으로 큰 문제가 없고, 신발도 적절히 선택했다면 이제 첫걸음을 내디뎌 보자. 모든 운동과 마찬가지로, 완벽한 자세라는 것은 실상 존재하지 않는다. 이는 마치 플라톤의 이데아 세계와 실존주의의 현실적 관점이 대립하는 것과도 같다. 우리는 늘 이상적이고 완벽한 자세를 꿈꾸지만, 실제로 사람마다 근육량, 유연성, 관절 각도, 골격의 형태가 모두 다르기 때문에 모든 러너에게 적용되는 완벽한 자세란 존재하지 않는다.

그렇다고 해서 부상 없이 안전하고 효율적인 자세가 불가능한 것은 아니다. 과학 연구와 분석을 통해 '부상이 적고 효율적인 달리기 자세의 범위'는 분명히 존재한다는 점이 밝혀지고 있다. 이 책에서는 완벽한 달리기 자세를 강요하기보다, 부상 없이 안전하고 효율적인 달리기 자세의 원칙과 방법을 설명할 것이다.

척추 자세

달리기를 할 때 가장 먼저 신경 써야 할 부분은 척추 자세이다. 신체의 중심이 되는 척추 정렬에 따라 시선이 달라지고, 골반의 포지션(후만, 전만)도 변할 수 있다. 또한, 척추 자세는 고관절의 운동 범위와 무릎의 움직임, 착지 시 발의 위치(포어풋, 미드풋, 리어풋)에도 직접적인 영향을 준다.

척추가 지나치게 앞으로 기울어지면 움직임이 몸 뒤쪽 근육에 편중된다. 이로 인해 달리기 동작은 허벅지를 들어 올리는 힘보다는 지면을 뒤로 강하게 밀어내는 추진력에 더 의존하게 되고, 전체적인 자세는 '뒤로 미는 힘' 중심으로 변화하게 된다. 이러한 자세는 고관절 신전 범위를 과도하게 확장시키며, 발을 뒤로 차는 '아크arc'가 지나치게 커지는 결과로 이어진다. 그 과정에서 둔근, 햄스트링, 종아리 근육이 과사용되며, 지면을 뒤로만 밀어내는 '반쪽 달리기' 형태로 바뀌게 된다. 처음에는 추진력이 좋아 보일 수 있으나, 하체 후면 근육의 피로가 빠르게 누적되고, 결국 햄스트링이나 종아리 부상으로 이어질 가능성이 높아진다.

또한 고관절 굴곡근이 제대로 사용되지 않으면, 허벅지가 20도 미만으로 들려 착지할 때 무릎이 거의 펴진 상태로 지면에 닿게 된다. 이처럼 무릎이 신전된 채로 착지하면 충격을 흡수하기 어렵고, 하중이 관절에 직접 전달된다. 그 결과 발목, 무릎, 고관절을 지나 척추까지 충격이 누적되며, 부상의 위험이 크게 높아진다.

게다가 상체를 장시간 숙인 채 달리게 되면 허리의 기립근과 목 주변 근육이 지속적인 긴장 상태를 유지하게 되고, 이로 인해 근육의 피로가 빠르게 누적된다. 척추를 지지하는 기능이 약화되면, 허리 디스크나 인대 조직이 직접적인 충격을 받을 가능성도 커진다. 실제로 한 연구에서는 트레일 러닝 중 허리 통증을 호소하는 사례가 예상보다 많이 보고되었는데, 이는 오르막 지형에서 상체를 숙인 자세가 지속되며 허리에 가해지는 부담이 증가했기 때문으로 해석된다. 트레일 러닝뿐 아니라 평지에서의 일반 러닝도 마찬가지이다. 상체의 과도한 기울기는 허리에 지속적인 스트레스를 주며, 피로가 누적될수록 통증과 부상의 주요 원인으로 작용할 수 있다.

반대로, 척추가 과도하게 뒤로 젖혀지면 무게 중심이 후방으로 쏠리면서 엉덩이 근육과 햄스트링보다 장요근, 대퇴사두근 같은 고관절 굴곡근과 정강이 전면 근육이 과도하게 사용된다. 그 결과, 발이 몸보다 앞에서 착지하는 오버스트라이드 패턴이나 신체의 전진을 방해하는 브레이킹 동작이 나타나기 쉽다. 이러한 자세는 고관절 주변의 피로골절, 대퇴근막장근염, 무릎 주변의 부상으로 이어질 수 있다.

또한 무게 중심이 뒤로 쏠리면 몸을 앞으로 전진시키기 위해 더 많은 에너지가 필요해진다. 그 과정에서 상체의 반동을 과하게 이용하려는 움직임이 커지고, 상체와 하체의 리드미컬한 협응이 깨지게 된다. 결국 달리기 동작에서 상체와 하체가 자연스럽게 조화를 이루지 못하게 되며, 이는 불필요한 에너지 소비 증가로 이어진다.

모든 일에는 중심이 있듯이, 달리기 자세에도 척추가 먼저 중심을 지켜야 한다. 척추가 안정적으로 정렬되어 있어야 나머지 움직임들이 자연스럽게 이어질 수 있다. 척추가 과도하게 앞으로 기울어지거나,

반대로 너무 뒤로 젖혀지면 균형이 깨지고 효율적인 러닝 동작을 유지하기 어려워지는 것이다. 모션 매트릭스 분석 데이터를 기반으로 볼 때, 일반적으로 권장되는 척추 기울기는 평균 속도 15km/h(4분 페이스)까지 약 2~4도 정도 전방 기울기를 유지하는 것이 가장 바람직하다. 이는 평소 서 있는 척추 정렬을 유지한 채, 상체를 발목 축을 중심으로 자연스럽게 앞쪽으로 이동시키는 느낌과 유사하다.

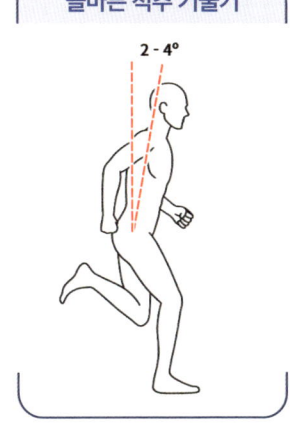

올바른 척추 기울기

2 - 4°

취미 러너부터 서브3를 목표로 하는 러너들까지도 2~4도의 전방 기울기만으로 충분히 안정적인 자세를 유지할 수 있다.

3분 페이스로 달릴 때는 공기 저항을 줄이고 오버스트라이드를 방지하기 위해 6~8도까지 상체를 기울이는 것이 유리하다. 속도가 빨라질수록 척추 기울기는 자연스럽게 증가할 수 있지만, 과도한 기울기는 오히려 추진력을 손실시킬 수 있다.(미주2-6) 따라서, 척추의 각도는 반드시 적절한 범위 내에서 조절해야 한다.

시선

시선이 적절하게 조정되지 않으면 척추 정렬에 영향을 준다. 시선이 너무 아래를 향하면 상체가 과도하게 숙여지고, 반대로 너무 위를 보면 허리가 과도하게 펴지면서 불필요한 긴장이 발생할 수 있다. 이러한 자세 불균형은 달리기의 효율성을 떨어뜨릴 뿐만 아니라, 목과 어깨의 피로를 증가시키고 장기적으로 부상 위험을 높인다. 따라서 시선을 적절히 유지하는 것이 척추의 안정적인 정렬과 올바른 달리기 자세를 유지하는 데 필수적이다.

시선도 척추 기울기에 따라 전방을 주시하되, 살짝 아래를 바라보는 것이 좋다. 시선 거리는 약 10~15미터 전방이 적절하며, 주변 환경을 인식하기 위해 시야를 넓게 유지해야 한다. 특히 앞서 달리는 러너의 등을 보는 것은 자연스럽지만, 지나치게 집중하면 눈의 피로가 커지면서 달리기가 힘들어질 수 있다. 따라서 시선을 전방에 두되, 주변 환경을 빠르게 인식하며 장애물을 회피하는 능력을 기르는 것이 중요하다.

골반 균형

척추의 정렬 상태가 잘 설정되었다면 그다음으로 중요한 요소는 골반의 균형이다. 골반의 균형은 일상에서 놓치기 쉬운 부분이지만, 달리기에서는 매우 중요한 역할을 한다. 신체의 질량중심은 배꼽 주변, 즉 골반 근처에 있다. 그러므로 달리는 동작에서 골반의 회전, 수직 이동, 좌우 이동이 너무 과도하거나 비대칭적이면 질량의 중심이 흔들리게 된다.

수영에서 스트림라인이 중요한 것처럼, 달리기에서도 골반의 안정성과 균형은 효율적인 움직임과 부상 예방에 핵심 요소이다. 골반의 움직임에 불균형이 나타나면, 달리기의 효율Running Economy이 저하될 뿐만 아니라 부상의 위험이 커질 수 있다. 이를 자동차에 비유하자면, 얼라인먼트가 틀어진 차량이 장거리 운행을 할 때 나사가 풀리고 타이어가 편마모되는 것과 같은 원리다. 골반의 균형이 무너지면, 달리기 중 발생하는 힘이 비대칭적으로 전달되어 하체 부상의 위험을 높이게 된다. 이 비대칭의 힘이 바로 달리기 부상의 주요 원인이 된다.

특히 골반의 기울기나 회전에서 나타나는 불균형은 지면 반력의 비대칭을 초래하고, 이로 인해 무릎, 고관절, 발목 등 하체 관절에 반복적

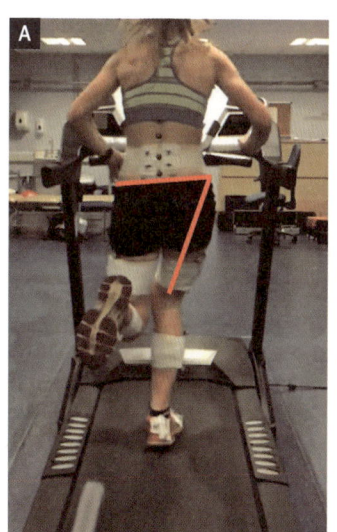 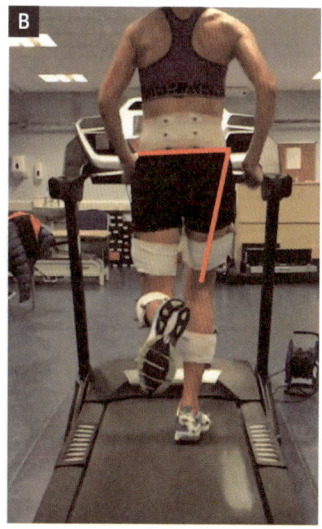

A. **골반 불균형 러너** : 골반의 균형을 유지하는 근육, 특히 중둔근의 약화로 인해 착지 시 반대편 골반이 아래로 떨어지는 Hip Drop 현상이 나타난다.
B. **정상 러너** : 착지 시에도 골반이 수평을 유지하며 안정적인 착지 자세를 보여 준다. (미주2-7)

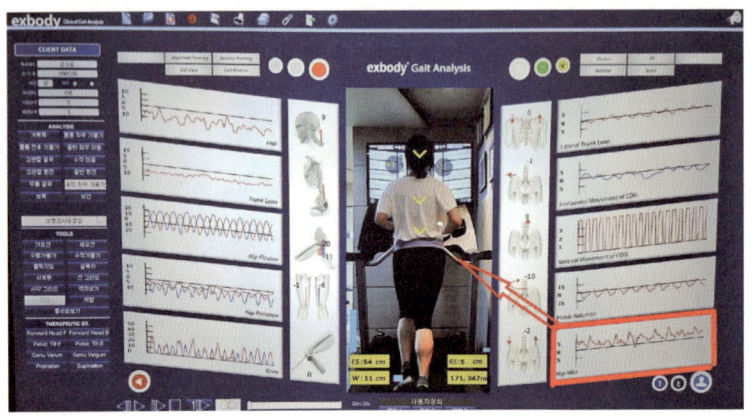

우측 중둔근의 약화로 인해 몸이 한쪽으로 기울어지며, Hip Hike 동작의 파장이 상하로 불균형하게 형성되는 모습이 관찰된다.(자료: 남정형외과)^(미주2-8)

이고 편향된 스트레스가 누적되는 구조를 만들어낸다고 설명했다.

또한 부상 러너에게서 골반의 비대칭적 움직임과 상체 자세의 불균형이 더 자주 관찰됐는데, 이는 러닝 중 반복적으로 축적되는 비정상적인 하중 분포와 깊은 관련이 있었다.

이러한 연구들은 골반의 정렬과 균형 유지가 달리기 부상을 예방하는 데 매우 중요하며, 동시에 균형 잡힌 자세가 러닝 효율을 극대화한다는 점을 강하게 시사한다. 따라서 러너는 단순히 거리 훈련에만 집중하는 것이 아니라, 골반의 안정성과 좌우 균형을 위한 보강 운동, 그리고 자세 교정 훈련도 병행하는 것이 필수적이다. 이러한 접근은 단지 부상을 줄이는 데 그치지 않고 장기적으로 보다 효율적이고 지속 가능한 러닝을 가능하게 만든다.

골반 균형을 위한 훈련 방법

골반 균형을 강화하려면 코어 근육, 중둔근, 고관절 주변 근육을 균형 있게 발달시키는 것이 중요하다. 이를 위한 몇 가지 효과적인 운동 방법은 다음과 같다.

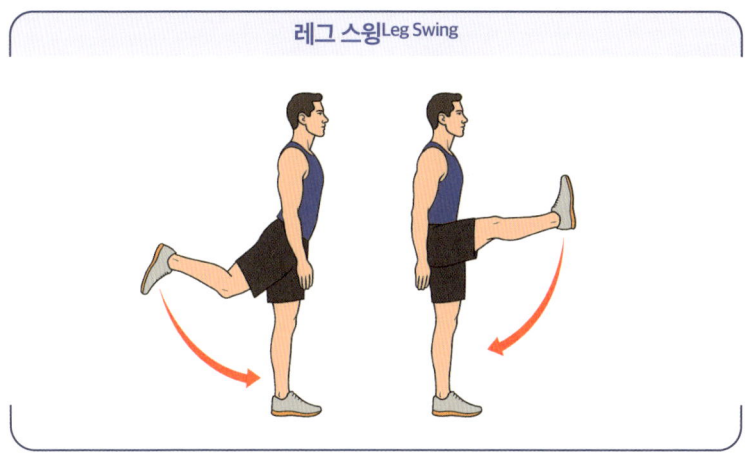
레그 스윙 Leg Swing

- **레그 스윙**: 고관절의 가동 범위를 늘려 자연스러운 골반과 다리의 움직임을 만들어 준다.
- **런지**: 고관절의 안정성을 높이고 하체 근력을 강화한다.
- **힙 사이드 레이즈**: 고관절 외전근인 중둔근을 강화한다.
- **플랭크**: 복근과 척추 기립근을 강화해 골반과 척추의 안정성을 높인다.

이와 함께 고관절의 굴곡근과 신전근을 보강하고, 코어 근육을 지속적으로 강화하는 훈련이 필요하다. 이 과정은 하루아침에 효과를 보기는 어렵지만, 꾸준히 실행한다면 달리기 효율과 부상 예방에 큰 도움이 된다. 특히 골반 보강 운동은 양치질처럼 매일 습관화하는 것이 가장 효과적이다.

고관절

　달리기는 전신 운동이지만, 하체의 움직임이 전체 동작의 70% 이상을 차지한다. 하체 관절은 고관절, 슬관절(무릎관절), 발목관절, 족근골관절, 족지관절로 이루어져 있으며, 다수의 러너들이 발과 무릎의 역할에만 집중하는 경향이 있다. 하지만 고관절의 움직임은 전반적인 러닝 자세, 추진력, 착지 방식에 큰 영향을 미치며, 한 단계 레벨업 된 러너가 되기 위해서는 반드시 고관절을 효과적으로 활용해야 한다.

　마라톤에서 요구되는 고관절의 굴곡 범위는 약 26~35도, 신전 범위는 약 20~23도다. 일반적으로 굴곡 각도가 신전 각도보다 조금 더 크며, 이는 신체의 질량 중심이 앞으로 이동하는 과정에서 다리의 회전 궤적이 앞쪽으로 형성되기 때문이다. 즉, 자연스럽게 추진력을 확보하기 위해서는 고관절의 굴곡 각도가 신전 각도보다 클 수밖에 없다.

　또한 고관절의 움직임 패턴에 따라 러닝 스타일도 크게 달라진다. 고관절의 굴곡이 제한되고 신전이 과도한 경우, 다리의 회전 아크가 신체의 뒤쪽에서 형성되며 자연스럽게 뒤로 차는 주법이 나타난다.

이때 착지 패턴은 힐스트라이크에서 미드풋까지 다양하게 나타날 수 있으며, 무릎이 펴진 상태로 착지하면 충격이 커질 수 있어 주의가 필요하다.

반대로, 고관절 굴곡이 과도하고 신전이 부족하면 다리의 회전 아크가 앞쪽으로 이동하게 된다. 이 경우 무릎이 쉽게 굴곡 되며, 미드풋이나 포어풋 착지가 자연스럽게 나타날 수 있다. 그러나 착지 지점이 지나치게 앞쪽으로 벗어나면 오버스트라이드가 발생할 수 있으므로 주의해야 한다.

고관절의 굴곡과 신전 범위가 모두 20도 이하로 제한되면, 발과 종아리에 과도한 부담이 실리면서 비효율적인 러닝 자세가 되기 쉽다. 따라서 고관절을 효과적으로 활용하면 하체의 모든 관절과 근육을 골고루 사용할 수 있고, 보다 강한 추진력을 확보할 수 있으며, 올바른 척추 자세와 안정적인 착지도 자연스럽게 형성된다.

초보 러너들은 고관절의 굴곡 기능을 충분히 활용하지 못하기 때문에 운동 범위를 개선하고 이를 지지하는 근력을 강화하는 것이 필수적이다. 고관절에 가동성이 증가하면 추진력이 극대화될 뿐만 아니라, 에너지를 보다 효율적으로 사용할 수 있게 된다. 또한 굴곡과 신전 범위를 적절하게 활용하는 것은 부상 예방과 성능 향상에도 중요한 역할을 한다. 운동 범위와 근력은 상호 보완적인 관계에 있기 때문에, 두 요소를 동시에 개선하는 것이 필요하다. 연구에 따르면, 고관절의 운동 범위와 근력 강화는 부상 위험을 줄이고, 러닝 퍼포먼스를 향상시키는 핵심 요소라고 말한다.

고관절 운동법 세 가지

1. 스탠딩 레그 레이즈 (Standing Leg Raise)

스탠딩 레그 레이즈는 고관절의 굴곡과 외전근 강화를 목적으로 하며, 똑바로 서서 발을 평소 달리기 보간 너비만큼 벌린다. 코어근육을 사용하여 신체가 좌우로 많이 흔들리지 않도록 집중하며, 한쪽 다리를 30도 정도 구부린 상태로 천천히 들어 올린다. 다리를 천천히 원위치로 되돌리고, 반대편 다리로 같은 동작을 반복한다.

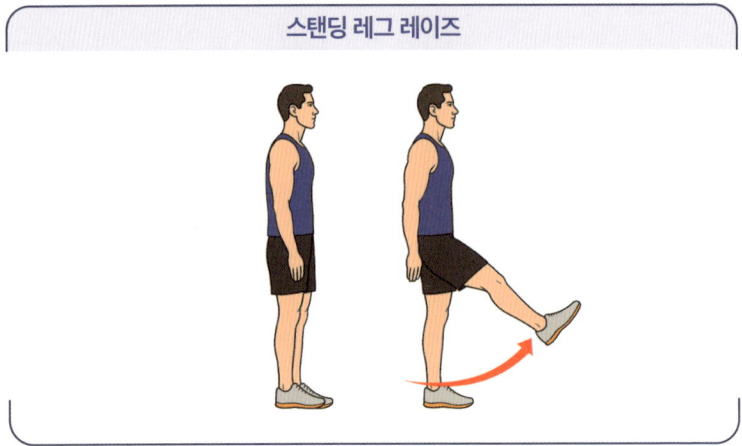

스탠딩 레그 레이즈

2. 스킵 (Skip)

스킵 운동은 고관절의 굴곡과 신전 범위를 강화하며, 달리기의 리드미컬한 동작을 학습하는 데 효과적이다. 가볍게 제자리에서 뛰며 무릎을 번갈아 들어 올린다. 상체는 곧게 유지하고, 팔과 다리의 리드미컬한 움직임을 일치시킨다. 움직임의 폭과 속도를 조절하며 고관절의

스킵

가동 범위를 점진적으로 늘린다.

3. 백 피치 (Back Pitch)

백 피치는 고관절의 신전과 뒤쪽 근육군의 협응력을 강화하는 운동으로, 달리기 추진력을 높이는 데 매우 효과적이다. 서서 발을 어깨

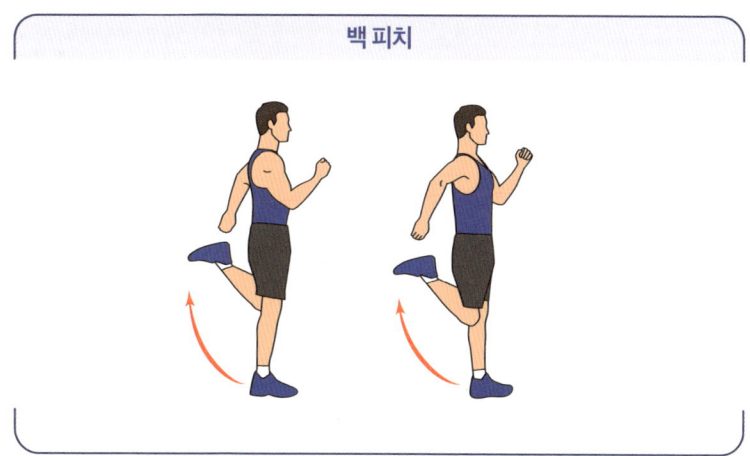

백 피치

너비로 벌린 상태에서 시작하며, 한쪽 다리를 뒤로 차올리듯이 움직인다. 이때 허리가 과도하게 꺾이지 않도록 상체를 곧게 유지하고, 다리를 뒤로 뻗을 때 반대쪽 다리와 엉덩이로 균형을 잡는다. 움직임은 천천히 시작해 점차 속도를 올리며 반복 횟수를 늘린다. 이 운동은 고관절의 신전 범위를 개선하고, 엉덩이와 햄스트링의 근력을 강화하는 데 효과적이다.

무릎과 발목

무릎의 움직임 범위는 러너의 달리기 스타일에 따라 달라진다. 예를 들어, 빠르고 짧은 보폭을 사용하는 러너는 착지 시 무릎 굴곡 각도가 약 15~20도이며, 최대 굴곡 각도는 70~90도의 범위를 보인다. 반면, 하체의 유연한 롤링을 강조하는 러너는 착지 시 굴곡 각도는 비슷한 15~25도 수준이지만, 최대 굴곡 각도는 90~130도까지 이른다. 즉, 착지 시 무릎 각도는 비슷하더라도, 하체 롤링이 많은 스타일일수록 무릎의 가동 범위가 더 크다는 특징이 있다.

착지 시 무릎 각도는 일반적으로 15~30도의 굴곡이 이상적이다. 이 정도의 굴곡은 착지 충격을 효과적으로 흡수하고 체중을 안정적으로 분산시킨다. 반면, 무릎이 과도하게 펴진 상태로 착지하게 되면, 지면 충격이 관절과 척추에 직접 전달되어 부상 위험이 커지고 제동력이 발생해 달리기 효율성이 저하될 수 있다.

발목의 운동 범위는 착지 형태와 추진력 생성 방식에 따라 달라진다. 크게 두 가지 움직임이 있다. 첫째, 발을 위로 당기는 족배굴곡 dorsiflexion은 정적 검사에서 대개 10~20도 정도이며, 달리기 중에는 착지 안정성과 원활한 체중 이동을 위해 최소 15도 내외의 가동 범위가 권장된다. 둘째, 발을 아래로 누르는 족저굴곡plantarflexion은 일반적으로 40~55도의 범위를 가지며, 토오프toe-off 단계에서 약 20도가 실제로 사용된다. 따라서 정적 검사에서 30°도 이상의 가동성을 확보하면 효율적인 추진력을 만들어낼 수 있다.

미드풋midfoot 착지를 사용하는 러너는 발목을 비교적 고정된 상태로 유지하며, 지면 접촉 시간을 줄이고 탄성을 활용하는 데 집중한다. 반면, 백 피치back pitch 또는 힐 킥heel kick 스타일은 지면에서 발이 떨어진 뒤 엉덩이 방향으로 발뒤꿈치를 크게 끌어올리는 특징이 있어, 발목의 족저굴곡이 더욱 강조된다. 특히 빠른 속도와 폭발적인 추진력을 위해 무릎과 발목을 뒤로 깊게 접는 과정에서 족저굴곡 각도가 50도 이상까지 확대되기도 한다.

무릎과 발목의 운동 범위는 전반적인 러닝 패턴(보폭 중심 또는 보속 중심), 척추의 정렬 상태, 고관절의 가동성과 유기적으로 연결되어 있다. 이 요소들이 조화를 이룰 때 관절에 가해지는 부담을 줄이고, 달리기의 에너지 효율성과 부상 예방 효과를 동시에 높일 수 있다.

착지

착지는 지면에 닿는 부위에 따라 크게 세 가지로 나뉜다. 포어풋 착지는 발끝에서 발볼로 이어지는 앞부분이 먼저 지면에 닿는 방식이고, 미드풋 착지는 발볼 중심이 지면에 동시에 닿는 형태다. 리어풋 착지는 발뒤꿈치가 먼저 닿는 형태로, 흔히 '힐착지'라고도 불린다. 여기에 두 가지 극단적인 착지 패턴을 더해, 총 다섯 가지로 착지 유형을 구분한다.

하나는 발끝으로만 착지하려는 '극심한 포어풋 착지'이며, 다른 하나는 무릎이 과도하게 신전된 상태에서 발뒤꿈치의 끝부분으로 지면을 찍듯 디디는 '극심한 리어풋 착지'다. 후자는 흔히 "리어풋 착지는 부상이 많다"고 말할 때 언급되는 힐스트라이크와 유사하다. 이 두 가지 극단적인 패턴은 신체에 가해지는 충격을 효과적으로 분산시키지 못해, 부상의 위험을 높일 수 있다.

실제로 포어풋, 미드풋, 리어풋 같은 기본 착지 유형 간에는 부상 유병률에서 큰 차이를 보이지 않는다. 그러나 극단적인 착지는 예외다. 발끝만으로 지면을 딛는 착지는 종아리 근육과 아킬레스건에 과부하

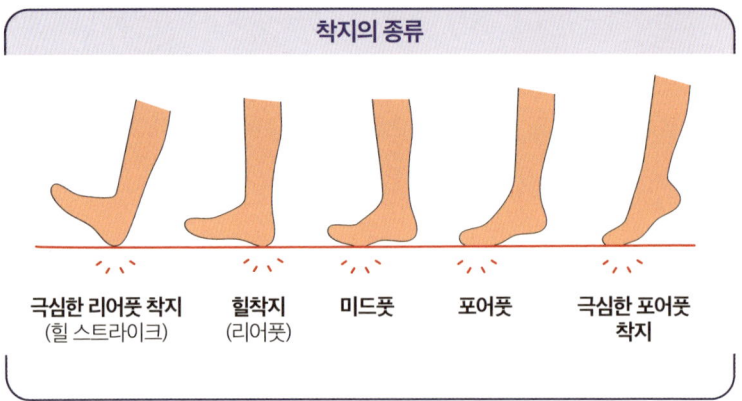

착지의 종류

| 극심한 리어풋 착지 (힐 스트라이크) | 힐착지 (리어풋) | 미드풋 | 포어풋 | 극심한 포어풋 착지 |

를 주며, 과도한 리어풋 착지는 무릎과 허리에 충격을 전달해 부상의 원인이 될 수 있다.

이러한 착지 패턴은 단순히 발의 문제만은 아니다. 척추의 정렬 상태, 골반의 균형, 고관절의 운동 범위, 착지 시 무릎의 각도 등 다양한 신체 조건에 의해 결정된다. 특히 러너의 체형과 달리기 능력에 따라 각자의 착지 패턴이 자연스럽게 형성되는 것이 바람직하다. 특정 착지만을 고집하면 오히려 전체적인 자세가 틀어지기 쉽다. 그럴 때 발이 신체의 질량 중심보다 앞서 나가면서 착지 타이밍이 어긋나고, 이로 인해 발이 과도한 긴장 상태에 놓이거나 민감하게 반응하는 문제도 생길 수 있다.

결국 가장 중요한 건 자연스러운 착지다. 자연스러운 착지란 자신의 체형, 척추 기울기, 고관절 운동 범위, 착지 시 무릎 각도, 발목의 움직임, 하체 근육 사용 패턴 등 고유의 신체 조건에 따라 형성된 착지 방식이다. 이러한 착지는 본인의 근육 사용 습관과도 잘 맞아떨어지기 때문에, 달리기 중 발생하는 부하를 효과적으로 흡수하고 분산시킬 수 있다.

따라서 초보 러너라면 특정 착지법을 맹목적으로 따르기보다는 먼저 자신의 자연스러운 착지 방식을 파악하는 것이 중요하다. 착지 시, 발의 한 부위에 과도한 압력이 집중되지 않도록 하고, 체중이 균형 있게 분산되며, 지면을 탄력적으로 밀어낼 수 있는 상태가 되어야 한다.

이를 위해선 달리기 속도에 변화를 주며 자신의 착지 패턴을 관찰하는 연습을 해보자. 발이 신체 질량 중심 바로 아래에 부드럽게 닿는 느낌, 지면과의 접촉이 짧고 가볍게 이뤄지는 느낌, 그리고 몸이 자연스럽게 앞으로 이동하는 흐름을 체득하는 것이다. 이러한 감각은 러너로 하여금 부상 위험을 줄이고, 효율적인 주법을 형성하는 데 큰 도움이 된다.

미드풋 vs 리어풋 착지

부상이나 속도에서 절대 반지는 없다

미드풋과 포어풋은 하체 관절 움직임, 압력, 근육 사용 패턴이 비슷하여 종종 같은 카테고리로 분류된다. 리어풋 착지에 대한 부상 위험과 속도 저하에 대한 인식이 널리 퍼져 있지만, 착지는 신체 정렬 상태와 관절 움직임의 결과물로 이해할 수 있다. 극단적인 리어풋이나 포어풋 착지를 피한다면, 러너는 자신에게 가장 적합하고 익숙한 착지법을 그대로 활용하는 것이 바람직하다.

▶ **1 달리기 부상 측면**

종류만 다를 뿐, 부상이 없는 착지는 없다!

2017년 독일의 연구 결과에 따르면, MPF(최대 피크 힘)는 미드·포어풋 착지에서 더 높은 압력을 보였고, LR(부하율)은 리어풋 착지에서 높았다. 이러한 결과는 특정 착지법이 충격을 줄이거나 부상을 예방한다고 단정할 수 없으며, 충격이 전혀 없는 착지법은 존재하지 않음을 보여준다. 2014년 스탠포드대학교에서 리어풋 착지와 미드·포어풋 착지 시 주로 사용되는 근육을 비교했다. 리어풋 착지에서는 전경골근, 대퇴사두근(내측광), 외측 햄스트링이 주로 활성화되었고, 미드·포어풋 착지에서는 내측 비복근과 외측 비복근이 활성화되었다. 이는 두 착지 간 근육 사용의 차이를 의미하며, 특정 착지가 더 안전하다고 단정할 수 없음을 시사한다. 또 다른 메타분석에 따르면, 포어풋 착지는 더 작은 충격 부하율과 낮은 무릎 스트레스를 보였지만, 발목과 아킬레스건에 더 큰 부하가 걸리게 된다. 반면, 리어풋 착지는 무릎과 슬개골 부위의 스트레스가 증가하여 과사용 부상의 위험이 커질 수 있음을 나타냈다. 이 연구는 특정 착지 방식이 일반적으로 더 좋다고 할 수 없으며, 각 착지 방식이 특정 부위에 더 많은 스트레스를 유발함을 시사한다. 2022년 남정형외과를 내원하고 달리기 동작 분석을 통해 착지가 확인된 155명을 대상으로 착지별 달리기 부상 발생률을 조사하였다. 분석 결과, 리어풋 착지는 104명(67%), 미드풋 및 포어풋 착지는 32명(23.9%)으로 나타났다. 달리기 부상의 발생률은 전체 155명 중 105명(67%)으로, 리어풋 착지에서 70%, 미드풋 및 포어풋 착지에서 62%의 빈도로 발생했다. Chi-square test 교차 분석 결과, 두 군 간에는 통계적으로 유의한 차이가 없었다. 러너의 대부분은 리어풋 착지로 착지했으며(67%), 리어풋 착지 러너와 미드풋/포어풋 러너 간의 달리기 부상 발생률은 각 70%와 62%로 유사했다. 이는 리어풋 착지를 하는 러너가 많기 때문에 달리기 부상의 발생이 리어풋 착지 러너에서 많이 보이는 착시 현상이 발생한다는 것을 의미하였고, 실제로 안전한 착지는 없다는 것을 다시 한번 입증해주었다. 러너들은 각자의 신체 특성과 주법에 따라 자신에게 가장 친숙한 착지법을 유지하는 것이 바람직하다. 중요한 것은 부상을 예방하기 위해 과도한 리어풋 착지나 과도한 포어풋 착지를 피하고, 신체의 정렬과 움직임을 최적화하는 것이다. 지속적인 훈련과 함께 관절 움직임과 근력 균형을 개선하는 것이 부상을 줄이고 성능을 높이는 핵심이다.

▶2 달리기 부상 측면

아직도 입증된 것은 없지만, 문제는 피로 저항성!

2007년 일본 교토대학교 하세가와 교수의 연구에 따르면, 엘리트 하프 마라톤 선수 중 75%가 리어풋 착지, 24%가 미드풋 착지, 1%가 포어풋 착지를 사용했다. 특히 상위 50명의 선수 대부분은 포어풋 또는 미드풋 착지를 선호했으며, 이는 속도를 높이는 데 기여한 것으로 보고되었다[미주 2-9]. 이 결과는 빠르게 달리는 선수일수록 포어풋이나 미드풋 착지를 더 자주 사용하는 경향이 있다는 점을 뜻한다. 이는 100미터 전력질주에서 러너들이 포어풋이나 미드풋으로 착지하며 폭발적인 스타트를 끊는 모습과도 닮아 있다. 속도가 빠를수록 자연스럽게 발의 앞쪽으로 착지하는 경향이 강해지기 때문이다. 하지만 마라톤처럼 42.195km를 지속적으로 달리는 장거리 경기에서는, 이러한 스프린트 착지 형태를 끝까지 유지하기 어렵다. 처음에는 미드풋이나 포어풋으로 시작하더라도, 피로가 누적되면 리어풋 착지로 바뀌는 것은 매우 자연스러운 현상이다. 게다가 모든 연구가 미드풋·포어풋 착지의 우수성을 지지하는 것도 아니다. 2017년 발표된 연구에 따르면, 리어풋 착지자와 미드풋·포어풋 착지자 간의 달리기 속도, 보폭, 보행 빈도에서 유의미한 차이가 없었다고 보고되었다. 이는 착지 방식이 마라톤 성과에 미치는 영향이 생각만큼 결정적이지 않다는 점을 보여준다. 결국, 100미터 스타트 자세로 마라톤 전 구간을 버텨낼 수 없다는 것과 같은 맥락이다.(미주 2-10) 또한 리어풋 착지가 장거리 달리기에서 에너지 소비를 줄이고 피로를 늦추는 데 유리할 수 있다는 점을 밝혀냈다. 다시 말해 리어풋 착지는 단순히 느리거나 비효율적인 형태가 아니라, 장거리에서의 생리학적 효율성을 고려한 전략적 착지 방식이 될 수 있다는 것이다.

착지 방식에 대한 통념도 점검이 필요하다. 흔히 미드풋 착지가 에너지를 덜 소모하고 탄성 에너지를 잘 활용한다고 알려졌지만, 이는 상황과 개별 조건에 따라 달라질 수 있으며, 명확히 입증된 바는 없다. 반대로 리어풋 착지를 무조건 비효율적이거나 부상의 주요 원인으로 단정하는 것 역시 적절하지 않다. 오히려 많은 러너에게 리어풋 착지는 가장 자연스럽고 안정적인 달리기 형태일 수 있다. 무엇보다 마라톤에서 성과를 좌우하는 가장 중요한 요소는 '착지 방식'이 아니라 '피로 저항성'이다. 실제로 여러 연구에 따르면, 남성 러너들은 마라톤 후반으로 갈수록 피로로 인해 속도와 보폭이 현저히 줄어드는 경향을 보이며, 이 변화는 착지 방식과 관계없이 나타난다. 즉 리어풋이든 미드풋이든, 피로가 누적되면 누구든 속도가 떨어진다는 것이다. 결론적으로, 착지 방식을 억지로 고치기보다는 피로 저항성을 키우는 것이 마라톤 성과 향상에 더 효과적이다. 착지는 척추의 기울기, 골반의 정렬, 고관절과 무릎의 굴곡, 발목의 유연성 등 전신의 협응으로 형성된 결과물이며, 이는 속도와 거리, 피로도, 지형에 따라 자연스럽게 변하는 유동적인 특성을 가진다는 점을 이해해야 한다.

팔치기

달리기에서 팔치기는 마치 음악의 리듬을 타듯, 신체가 직진하는 데 필요한 균형과 리듬을 유지하며 하체의 움직임을 돕는 중요한 역할을 한다. 팔치기가 올바르게 이루어질 경우, 이는 에너지 소비를 줄이고 달리기 속도를 증가시킬 수 있다.

연구에 따르면, 효율적인 팔치기는 상체의 불필요한 회전을 줄이고 하체가 더 많은 추진력을 낼 수 있도록 돕는 방식으로 에너지 소비를 최대 13%까지 감소시킨다고 한다. 이는 마라톤처럼 긴 거리의 달리기에서 결정적인 이점을 제공한다.(미주2-11)

팔치기는 단순히 보조적인 동작에 그치지 않고, 하체와 밀접하게 연결된 리드 역할도 한다. 하체의 힘이 충분히 날 때는 마치 고양이의 꼬리처럼 얌전히 쫓아가며 균형을 유지하지만, 체력이 떨어질 때는 오케스트라의 지휘자처럼 리드하며 상체와 하체의 리듬을 조율해준다. 이처럼 팔치기는 단순한 움직임이 아니라, 달리기의 리듬과 효율성을 유지하는 핵심적인 동작이다.

하지만, 팔치기 동작에 대한 정답은 아직 밝혀진 바가 없다. 2023년 시카고 마라톤에서 2시간 00분 35초로 세계 신기록을 경신한 켈빈 킵툼은 팔을 좌우로 심하게 흔들며 날갯짓하듯 달렸다. 반면, 2024년 나고야 마라톤 여성 우승자 안도 유카는 팔을 거의 다 편 채로 허리 근처에서 작고 빠르게 움직이며 또 다른 독특한 모습을 보였다. 이처럼 일류급 러너들은 각자의 개성과 주법에 맞는 기술적 팔치기를 갖고 있으며, 표준화된 동작을 넘어서 자신만의 독창성을 보이기도 한다.

1. 일반적으로 권장하는 팔치기 자세

팔치기 방식에는 개인차가 존재하지만, 러너들이 기본적으로 참고할 수 있는 권장 자세는 다음과 같다.

- **팔꿈치 각도**

달릴 때 팔꿈치는 약 90도 또는 작은 V자 형태를 유지하는 것이 좋다. 이 각도는 팔의 움직임을 효율적으로 만들고, 달릴 동안 몸의 균형과 리듬을 유지하는 데 중요한 역할을 한다.

- **앞뒤로 흔들기**

팔은 가슴부터 허리까지 자연스럽게 앞뒤로 흔들어야 한다. 어깨 중앙부에 추의 고정점이 있다고 상상하고, 시계추처럼 진자운동을 한다고 생각하면 도움이 된다. 어깨를 중심축으로 삼아 상체의 긴장을 최소화하고, 대흉근과 등 근육을 활용해 팔을 가볍게 움직이는 것이 이상적이다.

위에서 보았을 때 팔이 몸 안쪽으로 약 30도 정도 회전한 상태가 바람직하며, 이때 팔이 몸의 중심선을 넘지 않도록 주의해야 한다.

- **손의 힘 조절과 방향**

손은 감자칩을 부서지지 않게 살짝 쥐듯이, 힘을 빼고 자연스럽게 움직이는 것이 좋다. 손에 긴장이 생기면 팔 전체의 긴장으로 이어질 수 있으므로 손의 힘은 최대한 최소화해야 한다. 또한 손바닥의 방향은 몸통을 향하도록 유지하는 것이 바람직하다.

2. 팔치기의 개성과 효율성

팔치기는 단순히 흉내 내는 것이 아닌, 자신에게 적합한 움직임을 찾아가는 과정이다. 기본적인 원칙을 이해하고 이를 바탕으로 자신만의 스타일을 개발하는 것이 중요하다. 꾸준히 연습하면서

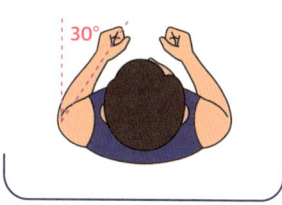

올바른 습관을 들인다면, 팔치기는 달리기의 리듬과 에너지 효율성을 향상하는 데 큰 도움이 될 것이다.

호흡

마라톤에서 호흡은 매우 중요한 요소이지만, 반드시 정해진 방식이 있는 것은 아니다. 중요한 것은 가능한 많은 산소를 받아들이고, 효율

적으로 이산화탄소를 내보내는 것이다. 이를 위해서는 얕은 흉곽 호흡보다는 복부를 이용한 '복식 호흡'이 유리하다고 알려져 있다. 복식 호흡은 더 깊고 넓은 숨을 가능하게 해 피로를 줄이고, 체력 소모를 늦추는데 도움이 된다. 특히 마라톤처럼 장시간 지속되는 유산소 운동에서 매우 효과적인 방법이다.

호흡 방식에 있어 '코로만 해야 한다'는 식의 절대적인 기준도 없다. 실제로 코호흡이 체온 조절과 산소 효율에 유리하다는 연구도 있지만, 비염이나 축농증 등의 이유로 어려운 경우도 많다. 이럴 때는 코와 입을 동시에 활용해 호흡하는 것이 더 효과적일 수 있다. 입을 열면 더 많은 공기를 들이마시고 이산화탄소를 빠르게 배출할 수 있어 고강도 구간에서는 유리하다. 결국 중요한 것은 자신의 상태에 맞게 유연하게 조절하는 능력이다.

인간은 두 발로 달리기 때문에 호흡 타이밍을 다양하게 조절할 수 있다. 이는 네발로 달리는 동물과 다른 점이며, 우리에게는 호흡 리듬을 발걸음과 연계해 패턴화할 수 있는 여유가 있다. 대표적인 호흡 패턴으로는 다음과 같은 형태가 있다. 1:1은 한걸음에 들이쉬고 한걸음에 내쉬는 매우 빠른 호흡, 2:2는 두 걸음 동안 들이쉬고 두 걸음 동안 내쉬는 균형 잡힌 호흡, 3:3은 느린 페이스에서 나타나는 깊은 호흡, 4:4는 매우 낮은 강도에서만 가능한 아주 느린 호흡이다.

이 중 2:2 패턴이 가장 일반적이며, 산소 공급과 이산화탄소 배출의 균형을 유지하는 데 효과적이라고 한다. 특히 마라톤처럼 일정한 페이스를 오랫동안 유지해야 하는 종목에서 자주 권장된다. 반면 3:3이나 4:4는 낮은 강도에서 사용되며, 강도가 높아질수록 산소 요구량을 따라가지 못해 피로가 빨리 누적될 수 있다. 고강도 인터벌, 언덕 주, 경기 후반 스퍼트 구간에서는 1:1 패턴이 자연스럽게 나타나며, 짧고 강한 호흡으로 빠른 산소 공급과 이산화탄소 배출을 가능하게 한다.

호흡 패턴에는 여러 종류가 있지만, 가장 중요한 것은 자신에게 자연스럽고 편안한 방식이어야 한다. 실제로 모든 러너가 호흡 패턴을 인지하거나 의식적으로 사용하는 것은 아니다. 우리가 일상 대화를 나눌 때 언제 숨을 쉬었는지 기억하지 못하는 것처럼, 달리기 중에도 일부 러너는 자연스러운 흐름에 따라 무의식적으로 호흡한다.

따라서 호흡은 신체적 기능뿐만 아니라 심리적 안정에도 깊이 연결되어 있다. 긴장이나 불안은 호흡을 얕고 빠르게 만들며, 이는 페이스 유지에 악영향을 줄 수 있다. 이럴 때 복식 호흡을 활용한 심호흡은 마음을 진정시키고, 리듬을 회복하는 데 효과적이다.

보속

1. 달리기의 속도는 보폭과 보속으로 결정된다

걷기는 두 발이 번갈아 지면에 닿은 상태로 이동하지만, 달리기에는 두 발이 모두 지면에서 떨어져 공중에 떠 있는 시간, 즉 공중 구간(에어타임, 플라이트 타임, 에어리얼 페이즈, 플로팅 페이즈)이 존재한다. 이러한 차이로 인해 걷기와 달리기 모두 보폭에 신장과 다리 길이 같은 신체 구조가 영향을 미치지만, 달리기에서는 공중 구간이 추가되므로 보폭에 영향을 주는 요소가 더 많다. 특히 하체의 탄성과 몸이 수

> ### 읽기 전 용어 정리
>
> - ☑ **스텝**step: 발이 지면에 닿는 동작, 즉 하나의 '걸음'을 의미한다. 한쪽 발이 지면에 닿은 후, 반대쪽 발이 닿을 때까지의 거리를 '스텝 길이step length'라고 한다.
> - ☑ **보폭**stride: 두 발이 번갈아 가며 지면에 닿을 때의 한 사이클을 의미한다. 즉, 한 발이 지면에 닿고, 다른 발이 닿을 때까지의 움직임을 말하며, 보폭 길이stride length는 한 사이클 동안의 전체 이동 거리다. 보폭은 스텝 길이의 두 배에 해당된다. 예를 들면, 왼발 착지 → 오른발 착지 → 왼발 착지까지의 거리가 1 스트라이드(보폭)가 되는 것이다.
>
>   그러므로 스텝 프리퀀시step frequency는 1분 동안 양발이 지면에 닿는 총횟수를 의미하며, 스트라이드 프리퀀시stride frequency는 그 절반이다. 예를 들어, 1분 동안 왼발과 오른발이 총 180번 지면에 닿았다면, 스텝 프리퀀시(분당 스텝 수)는 180, 스트라이드 프리퀀시는 90이다.
> - ☑ **보속**: 분당스텝 수를 의미하며, 일반적으로 양발 기준으로 측정된다. 즉, 1분 동안 왼발과 오른발이 지면에 닿는 총횟수로 나타낸다.
> - ☑ **케이던스**cadence: 원래 스트라이드 프리퀀시를 의미했으나, 최근에는 스텝 프리퀀시와 동일한 개념으로도 자주 사용되며, 두 용어가 혼용되는 경우가 많다. 이 책에서는 혼란을 줄이기 위해 '분당스텝 수'로 통일해 사용했다.

직으로 솟아오르는 높이는 보폭을 결정짓는 핵심 요인이다. 이때 지면 반발력, 하체 근력, 수직·수평 이동량, 관절 유연성 등은 후천적인 훈련과 노력에 따라 충분히 개선될 수 있으며, 이를 통해 보폭을 효율적으로 확장할 수 있다.

일반적인 러너의 보속은 150~170스텝/분 정도이며, 숙련된 러너는 170~180스텝/분, 엘리트 선수들은 180~200스텝/분 이상의 높은 보속을 유지한다. 달리기의 속도도 '보폭×보속'이라는 간단한 수식으로 표현된다. 즉 보폭이 커지고, 보속이 빨라지면 속도도 빨라지는 것이다.

누구나 아는 간단한 수식이지만 사실 말처럼 쉽지는 않다. 보폭과 보속은 각 러너의 신체 조건과 러닝 습관에 따라 크게 달라지기 때문이다.

2. 보속이 먼저일까? 보폭이 먼저일까?

달리기를 처음 시작하는 사람이나 일반적인 취미 러너에게는 보폭을 늘리기보다 보속을 먼저 높이는 것을 권장한다. 일부 러너들이 속도를 높이기 위해 보폭을 먼저 넓히려 하지만, 이는 오히려 몸에 부담을 주고 부상의 위험을 키우는 선택일 수 있다. 보폭이 커지게 되면 착지 시 수직 낙하의 충격이 커지고, 오버스트라이드overstride가 발생할 가

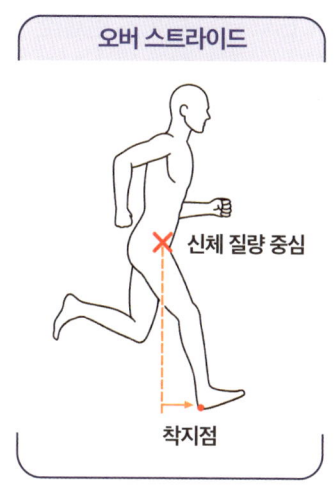

능성이 높아지기 때문이다. 오버스트라이드란, 착지 지점이 신체의 질량 중심보다 지나치게 앞에 위치하는 경우를 말하는 데, 달리기부상의 주된 원인 중의 하나이다. 일반적으로 질량 중심과 착지점 간의 거리가 약 8~10cm 이상이면 그 위험성이 크다.

단, 이 수치는 절대적인 기준이라기보다는 키, 다리 길이, 유연성 등 개인의 체형에 따라 달라질 수 있는 상대적 지표로 이해해야 한다.

3. 왜 분당 175~180스텝을 권장할까?

달리기를 하면 175~180스텝/분으로 뛰어야 한다고 말한다. 일반

적으로 대다수의 러너들이 이보다 느린 175~180스텝/분으로 달리는 경향이 많은데, 이렇게 스텝수를 늘리라고 하는 이유는 무엇일까?

4. 너무 낮은 보속의 문제점

• **수직 진폭 증가**

보속이 낮아질수록 신체 질량 중심의 수직 진폭, 즉 위 아래로 흔들리는 움직임이 커지는 경향이 있다. 이로 인해 착지 시 압력이 증가하고, 불필요한 에너지 소모와 함께 충격도 커질 수 있다.

• **오버스트라이드 위험 증가**

보속이 낮아지면 자연스럽게 보폭이 커지는 경향이 있다. 보폭이 커진다고 해서 반드시 오버스트라이드가 발생하는 것은 아니지만, 오버스트라이드가 나타날 가능성은 확실히 높아진다. 이로 인해 착지 충격이 무릎이나 고관절에 그대로 전달되어 부상의 위험도 함께 증가할 수 있다.

• **지면 접촉 시간 증가**

보속이 낮아지면 발이 지면에 머무는 시간도 늘어난다. 접촉 시간이 길어진다고 해서 무조건 추진력이 떨어지는 것은 아니지만, 과도하면 지면 반력 활용이 떨어지고 러닝 리듬이 깨지기 쉽다. 이에 따라 피로와 에너지 소모가 커지며, 부상의 위험도 증가할 수 있다.

5. 너무 높은 보속의 문제점

• 에너지 과소비와 피로

필요 이상의 빠른 보속은 산소 소비량을 증가시키고, 근육이 쉬지 못한 채 계속해서 수축과 이완을 반복하게 만든다. 이로 인해 전체적인 에너지 소모가 커지고, 피로감이 빠르게 쌓이게 된다.

• 근육 과사용과 부상 위험

지나치게 빠른 회전수를 유지하려 하면 근육과 관절에 과도한 부하가 걸리게 된다. 특히 하체의 작은 근육들이 계속해서 반복 자극을 받게 되면, 부상의 위험도 자연스럽게 커진다.

• 리듬과 균형의 붕괴

보속이 너무 빨라지면 몸의 자연스러운 리듬과 균형이 깨질 수 있다. 각 관절의 움직임이 조화롭지 못하고, 전반적인 러닝 동작이 과도하고 불안정하게 변화할 수 있다. 그 결과 불필요한 긴장이 생기고, 신체에 불필요한 부하가 누적되며, 효율적인 러닝이 어려워진다.

이처럼 보속이 너무 낮거나 너무 높을 때, 각각의 문제점이 분명하게 나타난다. 그러므로 다수의 러닝 코치와 연구자들은 175~180스텝/분을 러닝 리듬의 기준점이자, 에너지 효율과 부상 방지 사이의 균형점으로 제시하는 것이다. 실제로 많은 러닝 전문가가 초보자든 숙련자든 러닝 리듬을 훈련할 때 먼저 175~180스텝/분을 기준점으로 삼을 것을 권장하고 있다. 이 범위는 몸에 무리를 주지 않으면서도 리듬감, 안정성, 효율성이라는 세 가지 축을 모두 잡을 수 있는 현실적인 기준값이다.

6. 권장 보속 범위는 어떻게 연습해야 할까?

달리기를 효율적으로 배우기 위해서는 먼저 적정 보속을 몸에 익히는 것이 중요하다. 특히 이지 러닝, 즉 편안하게 달릴 수 있는 속도를 인지한 뒤, 그 속도에 맞춰 175~180스텝/분으로 달리는 연습을 하는 것이 좋다.

이지 러닝은 최대 심박수의 약 65~79% 강도에 해당하는 운동으로, 흔히 Zone2에서 Zone3 사이의 심박 영역에 해당한다. 조깅 또는 조깅보다 약간 빠른 페이스이며, 러너가 가장 편안하고 오래 달릴 수 있는 러닝 강도라고 할 수 있다. 이 구간에서의 달리기는 근지구력을 높이고, 회복 능력을 향상하며, 러닝 동작의 기초를 안정적으로 다지는 데 매우 효과적이다.

먼저 자신이 편안하게 달릴 수 있는 속도를 설정하고, 그 속도에 보속을 175~180스텝/분으로 맞춰 달리는 연습방식이 좋다. 처음에는 빠르지 않은 페이스에서 보속을 180스텝/분 끌어올리는 것이 다소 종종걸음처럼 느껴질 수 있다. 그러나 이러한 이지 러닝 구간에서의 180스텝/분은 단순히 빠르게 걷거나 뛰는 느낌이 아니라, 보폭, 수직 진폭, 지면 접촉 시간, 리듬감, 관절의 운동 범위 등 러닝 동작의 핵심 요소들을 신체에 안정적으로 각인시키는 습관을 만드는 훈련이 된다.

연습을 보다 체계적으로 하기 위해서는 메트로놈 앱이나 175~180

비트의 음악을 활용하는 것도 좋다. 일정한 리듬에 맞춰 스텝을 밟는 이 훈련은, 러너가 자기 몸의 움직임을 섬세하게 인식하고 균형 잡힌 자세로 오래 달릴 수 있는 감각을 기르는 데 필수적인 과정이다.

7. 속도를 올리려면?

시속 10km, 즉 6분/km페이스에서 180스텝/분으로 달리는 것이 편안하게 느껴지고, 그 속도와 리듬을 기반으로 장거리 훈련을 지속하는 데 무리가 없다면, 이제 다음 단계로 속도 향상을 고려할 수 있다. 이때 속도를 시속 12km(5분/km 페이스)로 높이고자 한다면, 자세나 보폭을 억지로 바꾸기보다는 보속을 185~190스텝/분으로 조절하는 방식을 추천한다. 이 접근은 자신의 고유한 자세와 러닝 퍼포먼스를 유지한 채, 리듬의 속도만 조절해 보다 빠른 페이스로 전환할 수 있도록 돕는 방법이다. 다시 말해, 보폭은 가능한 한 현재 수준에서 유지하고, 보속만 조절하는 방식이 몸의 균형을 깨뜨리지 않고 속도 향상을 이끌어낼 수 있는 가장 안전하고 효율적인 전략이다. 이러한 접근은 불필요한 보폭 확장으로 인한 오버스트라이드나 착지 충격의 위험을 줄여주고, 동시에 러닝 동작의 에너지 효율도 높여준다.

꾸준한 연습으로 보속 중심의 페이스 조절에 익숙해졌고, 점차 보속의 상한선인 190~200스텝/분 수준에 도달했다면, 이제는 보폭을 확장하는 단계로 넘어가는 것이 좋다. 러너에 따라 다를 수는 있지만 사실상 보속 190~200스텝/분은 일반 러너에게는 상당히 높은 수의 회전수이고 그 이상은 쉽지 않은 영역이기 때문이다.

보폭 확장을 위해서는 하체 근력과 탄성, 스피드, 유연성을 함께 끌어울리는 것이 좋다. 먼저 웨이트 트레이닝을 통해 하체 근력을 강화하고, 이어서 인터벌 훈련이나 R 훈련(고강도 러닝)을 통해 지면을 강하게 밀어내는 추진력을 키운다. 여기에 더해 고관절, 햄스트링, 발목 등 주요 관절의 유연성을 향상시켜 관절의 운동 범위를 확장하는 스트레칭과 모빌리티 훈련도 병행하면 좋다.

8. 리듬감과 보속의 중요성

달리기는 리듬이 만들어내는 운동이다. 러너는 마치 양발로 드럼을 연주하듯, 일정한 박자와 비트에 맞춰 지면을 리듬감 있게 터치해야 한다. 이 리듬은 보속과 보폭을 조화롭게 연결해주며, 달리기의 전체 구조를 안정감 있게 만들어주는 핵심이다.

이러한 리듬 훈련은 '박자를 맞추는 감각'을 넘어서, 보속의 안정화, 보폭의 효율적 조절, 지면 접촉 시간의 최적화, 근육의 수축-이완 타이밍 조율 등 러닝 전반의 메커니즘을 정돈하는 데 결정적인 역할을 한다. 신체 리듬이 안정되면 부상 위험이 줄고, 에너지 낭비 없이 효율적인 움직임이 가능해지며, 러너는 자신의 페이스를 더 오래, 더 부드럽게 유지할 수 있게 된다. 리듬감은 타고나는 것이기도 하지만, 몸에 새겨 넣을 수도 있다. 자신의 체형과 체력에 맞는 적정한 보속과 보폭을 설정하고, 그에 맞춰 지속적으로 훈련을 통해 신체는 조금씩 리듬을 기억하게 된다. 일정한 리듬이 몸에 익숙해지면, 러닝은 더 이상 신경 써서 조절하는 동작이 아니다. 그때부터 달리기는 자연스럽게 흐르는 물처럼, 생각보다 몸이 먼저 반응하는 흐름의 운동으로 전환된다.

잭 다니엘스의 훈련 페이스

잭 다니엘스Jack Daniels의 훈련 페이스 분류

세계 최고의 러닝 코치 잭 다니엘스는 러너의 목표와 수준에 맞는 5가지 훈련 페이스를 제안했는데, 이 각각의 페이스는 효율적인 달리기 훈련을 위해 매우 체계적으로 설계되어 있다. 각 페이스는 달리기의 목적과 훈련 강도에 따라 나뉘며, 이를 조화롭게 활용하면 러너는 성과를 높이고 부상 위험을 줄일 수 있다.

▶ 1 E러닝

이지 러닝

- **운동강도**: 최대심박수의 65~79% (Zone 2~3영역)
- **보속**: 175~180스텝/분
- **목표**: 회복과 기초 체력 향상, 러닝 기본 베이스 구축
- **설명**: 이지 러닝은 가장 부담 없이 달릴 수 있는 페이스이다. 부상 위험이 거의 없으며, 러너의 기초 체력을 강화하는 데 중요한 역할을 한다. 편안한 리듬을 유지하며 장시간 달릴 수 있는 속도로, 회복 훈련과 함께 러닝 습관을 기르는 데 적합하다. 초보자부터 엘리트 러너까지 매일의 훈련에 포함할 수 있는 기본 훈련으로, 최소 30분 이상 달리는 것을 권장한다. 대회 페이스보다 1km당 1분 15초~1분 52초 느린 페이스로 설정하되, 항상 올바른 달리기 자세를 유지해야 한다. 주간 주행거리의 70~80% 정도에서는 이 페이스에서 훈련하는 것을 추천한다.

▶ 2 M러닝

마라톤 러닝

- **운동강도**: 최대심박수의 80~89% (Zone 3~4영역)

- **보속**: 180~185스텝/분
- **목표**: 근지구력 향상 및 페이스 조절 능력 강화
- **설명**: 마라톤 러닝은 목표 마라톤 페이스로 꾸준히 달리는 훈련이다. 이 훈련은 신체가 오랜 시간 일정한 강도를 유지할 수 있도록 적응시키며, 근지구력을 강화하고 에너지 관리 및 페이스 조절 능력을 높이는 데 도움을 준다. 보통 40분에서 110분정도 달리는 것이 추천되며, 주간 주행거리의 15~20% 범위에서 이루어지는 것이 좋다.

▶ 3 T러닝

역치 러닝 (템포 러닝)

- **운동강도**: 최대심박수의 88~92% (Zone 4 영역)
- **보속**: 180~185스텝/분 이상
- **목표**: 유산소 능력 강화 및 피로 지연
- **설명**: 역치 러닝은 달리기 성능을 한 단계 끌어올릴 수 있는 핵심 훈련이다. 러너는 젖산 축적이 급격히 늘어나기 전의 속도로 보통 20~40분, 주간 주행거리의 10%를 넘지 않는 범위에서 연습한다. 이 훈련은 유산소와 무산소 에너지 시스템 간의 효율적인 전환을 촉진하며, 피로를 늦추는 데 도움을 준다. 꾸준한 역치 러닝을 통해 장거리에서 고강도로 달릴 수 있는 능력이 크게 향상되며, 특히 젖산 제거 능력이 강화되어 장거리 동안 더 높은 속도를 유지할 수 있다.

▶ 4 I러닝

인터벌 러닝

- **운동강도**: 최대심박수의 92~100% (Zone 5 영역)
- **보속**: 180~190 스텝/분
- **목표**: 심폐 지구력 극대화 및 최대 산소 섭취량 증가
- **설명**: 인터벌 러닝은 짧은 거리(보통 800m)를 반복적으로 달리는 훈련이다.

초보자는 200~400m, 800m 등 짧은 구간으로 시작할 수 있으며, 상위 러너는 1km 또는 1,200m 이상의 반복 훈련도 가능하다. 최대 산소 섭취량에 도달할 수 있는 강도로 달린 후, 짧은 휴식(조깅 또는 워킹)을 포함해 이를 반복한다. 이 훈련은 심장과 폐에 강한 자극을 주어 체력 한계를 확장시키며, 심폐 지구력을 강화하고 장거리 레이스에서 효율적인 산소 활용 능력을 기르는 데 적합하다. 한 번의 인터벌은 5분 이내, 총연습 거리는 10km 이내, 주간 주행거리의 8% 이내에서 시행하는 것이 바람직하다.

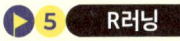

반복 러닝

- **운동강도**: 최대심박수의 100% 이상
- **보속**: 매우 빠른 보속
- **목표**: 스피드와 근력 향상 및 고강도 러닝 능력 강화
- **설명**: 반복 러닝은 짧고 강렬하게 수행되는 훈련이다. 보통 200~2,400m의 구간을 최대 속도에 가깝게 달리며, 한 세트의 지속 시간은 최대 2분으로 제한된다. 구간 사이에는 충분한 회복 시간을 두어 체력을 회복시켜야 한다. 이 훈련은 근육의 최대 힘을 끌어올리고, 고강도 러닝 능력을 강화하는 데 중점을 둔다. 스프린트 능력과 빠른 회복력을 동시에 기를 수 있으며, 속도 향상과 리듬 감각을 기르는 데 유용하다.

보폭

1. 보폭은 어떻게 해야 할까?

엘리트 러너나 서브3 이내의 주자들, 그리고 이미 보속이 한계치까지 올라간 러너나 신장이 작은 러너가 더 빠르게 달리기 위해서는 결국 보폭을 늘릴 수밖에 없다. 보폭이 커지면 같은 시간 동안 더 많은 거리를 적은 스텝으로 커버할 수 있기 때문에, 자연스럽게 속도도 향상된다.

보폭은 러너에게 주어진 다리 길이와 공중 구간의 합으로 구성된다. 즉, 한 발이 땅을 박차고 나가 다음 발이 다시 닿기까지의 거리이며, 그 안에 포함된 공중 구간(에어타임, 플라이트 타임, 에어리얼 페이즈, 플로팅 페이즈)을 얼마나 확보하느냐가 핵심이다. 그런데 다리 길이는 타고나는 요소이기에, 실질적으로 보폭을 키우기 위해선 공중 구간을 늘리는 데 집중해야 한다. 이를 위해 단순한 도약 동작만으로는 부족하다. 하체의 근력과 탄성, 지면을 박차는 반발력, 수직·수평 이동 능력, 그리고 관절의 유연성과 가동 범위까지 복합적으로 향상되어야 한다.

특히 보폭을 확장하려면 고관절과 함께 무릎, 발목의 가동성과 유연성이 충분히 확보되어야 한다. 무릎이 충분히 접히지 않거나 펴지지 않으면 추진력을 내는 데 방해가 되고, 발목의 유연성이 떨어지면 지면에서 힘을 효과적으로 전달하거나 반발력을 얻기 어렵다. 보폭은 단순히 다리를 멀리 뻗는 문제가 아니라, 다리를 얼마나 효율적으로 차고 펴내며, 동시에 착지 후 빠르게 회수해 다음 스텝으로 전환하느냐에 달려 있다.

하지만 보폭을 늘릴 때 반드시 주의해야 할 것이 있다. 바로 오버스트라이드다. 오버스트라이드는 발이 신체의 질량 중심보다 앞에서 착지하는 현상으로, 무릎과 발목, 고관절에 과도한 충격을 주며 대부분의 달리기 부상의 원인으로 작용한다. 연구에 따르면, 오버스트라이드가 착지 시 충격을 증가시켜 부상을 유발할 수 있고[미주2-12], 또한 오버스트라이드가 발생하면 하체 관절에 가해지는 압력이 높아져 부상 위험이 커진다.(미주2-13) 보폭을 늘리더라도 착지 시 발이 신체의 질량 중심 바로 아래에 위치하도록 주의해야 한다. 이를 위해 고관절과 무릎의 위치, 상체의 기울기, 착지 타이밍을 정교하게 조율하는 것이 중요하다.

2. 오버스트라이드를 피하는 적정 보폭 유지 방법

보폭을 늘리는 것은 속도를 높이는 효과적인 방법이지만, 동시에 오버스트라이드를 유발할 수 있다는 점에서 신중한 조절이 필요하다. 보폭을 효율적으로 유지하면서 오버스트라이드를 방지하려면 아래의 다섯 가지 원칙을 기억해야 한다.

• 신체 질량 중심 아래에서의 착지

가장 기본이 되는 원칙은 발이 신체의 질량 중심 바로 아래에 닿도록 노력하는 것이다. 이렇게 착지하면 충격이 무릎이나 발목에 집중되지 않고 전신으로 분산되어 부상 위험을 줄일 수 있다. 오버스트라이드는 착지 지점이 질량 중심보다 지나치게 앞에 위치하는 상태를 말하며, 대표적인 달리기 부상 원인 중 하나다. 일반적으로 질량 중심과 착지점 사이의 거리가 약 8~10cm 이상이면 위험성이 커지며, 이는 키, 다리 길이, 유연성 등 개인의 신체 조건에 따라 달라질 수 있는 상대적 기준이다. 이를 실현하려면 고관절과 무릎의 적절한 움직임을 유지하고, 착지 각도를 세심하게 조절해야 한다.

- **고관절과 무릎의 이상적인 각도**

착지 시 고관절을 약 25도 이상 굴곡시키고 무릎을 15도 정도 구부린 자세를 유지하면, 신체의 질량 중심 아래에서 착지할 가능성이 높아진다. 이러한 관절 각도는 몸의 균형을 유지하면서 발이 과도하게 앞으로 나가지 않도록 돕고, 착지 충격을 효과적으로 분산시키는 데 유리하다 이러한 자세는 충격을 흡수하고, 몸의 균형을 유지하며, 효율적인 러닝 자세를 만들어낸다.

- **정강이뼈와 지면 수직선이 이루는 각도**Shank Angle

정강이뼈(무릎 아래 하지)와 지면 수직선이 이루는 각도는 착지 자세를 정밀하게 판단하는 중요한 지표이다. 착지 순간, 정강이뼈가 수직선보다 앞쪽으로 기울어져 있다면—즉, 발이 무릎보다 앞으로 뻗은 상태에서 착지했다면 각도는 양수가 된다. 이때는 발이 신체의 질량 중심보다 멀리 떨어진 위치에 닿기 때문에 오버스트라이드가 발생할 가능성이 높다.

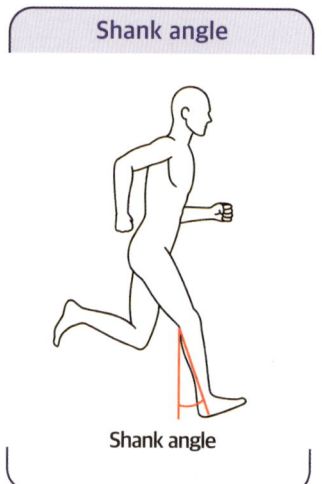

반대로, 발이 무릎보다 뒤쪽에 있는 상태에서 착지하면, 즉 정강이뼈가 수직선보다 뒤로 기울어진 경우, 음수가 된다. 이는 발이 질량 중심에 더욱 가까운 위치에서 착지했음을 의미하며, 착지 충격이 발바닥, 무릎, 고관절 전반에 걸쳐 고르게

분산되어 관절 부담을 줄이고 부상 위험을 낮추는 데 효과적이다.
(미주2-14)

• 척추 각도 유지

상체의 기울기는 착지 위치에 직접적인 영향을 준다. 척추가 지나치게 수직으로 세워져 있거나, 뒤로 젖혀진 자세는 발이 질량 중심보다 앞쪽에 떨어지기 쉬운 조건을 만들어, 오버스트라이드를 유발할 가능성이 크다. 반대로, 척추를 약 2~4도 정도 앞으로 기울이면, 발이 자연스럽게 질량 중심 바로 아래에 착지하게 되어 이상적인 러닝 자세를 만들 수 있다. 이 기울기 범위는 평균 시속 15km 이하에서 적절하며, 16km 이상의 빠른 속도에서는 상체 기울기를 6~8도 정도로 더 기울여주는 것이 바람직하다. 이러한 속도에 따른 척추 전방 기울기의 변화는 질량 중심과 착지 지점 사이의 거리를 줄이고, 안정적인 보폭 유지에 도움을 준다.

• 주행 속도에 따른 보폭 조절

속도가 빨라지면 보폭도 자연스럽게 넓어진다. 따라서 보폭을 억지로 늘리기보다는 보속을 높이는 방식으로 보폭이 점진적으로 확장되도록 유도하는 것이 바람직하다. 연구에 따르면, 주행 속도의 증가에 따라 보폭이 자연스럽게 커지는 과정이 가장 이상적인 러닝 메커니즘이라고 설명한다.(미주2-15) 반면, 보폭을 인위적으로 갑자기 늘리면 하체에 가해지는 충격 부하가 증가하여, 오히려 부상의 위험이 커질 수 있다고 경고하고 있다.

보간과 11자 달리기

보간은 달리기 중 발이 지면에 닿는 순간, 양발 사이의 좌우 간격을 의미한다. 이는 러닝 시 균형과 안정성을 유지하는 데 중요한 요소이며, 효율적인 자세 유지에도 영향을 미친다. 지나치게 넓으면 상체가 좌우로 흔들리며 불필요한 에너지가 소모되고, 반대로 보간이 너무 좁으면 착지 시 충격 흡수가 어려워져 부상의 위험이 커질 수 있다.

일반적으로는 엉덩이 너비와 같거나 약간 좁은 보간이 권장되지만, 이는 어디까지나 평균적인 기준일 뿐이다. 실제로는 개인의 체형, 골반 구조, 보행 습관에 따라 자연스럽게 형성되는 보간을 유지하는 것이 가장 바람직하다.

11자 달리기란 양발과 하체의 정렬을 마치 숫자 '11'처럼 일직선으로 유지하며 달리는 자세를 의미한다. 하체 축을 곧게 정렬하면 에너지 손실이 줄고, 무릎과 고관절에 불필요한 비틀림이 적어져 장거리 달리기에서는 러닝 이코노미를 개선하고 속도 유지에 도움이 되는 자세로 평가된다. 그러나 모든 러너에게 11자 정렬이 이상적이라고 말할 수는 없다. 무릎이 휘었거나 정강이에 회전이 있는 경우, 슬개골이 정면을 향하고 있어도 발끝이 자연스럽게 바깥쪽(팔자 형태)이나 안쪽(안짱다리 형태)으로 향할 수 있다. 이는 개인의 해부학적 특성에 따른 자연스러운 보행 및 러닝 패턴으로, 억지로 발끝을 정면으로 맞추려 할 경우 고관절, 무릎 관절, 그리고 주변 인대에 과도한 부담이 가해져 오히려 부상의 원인이 될 수 있다.

결론적으로 보간과 하체 정렬은 정답이 정해진 것이 아니라, 자신의 해부학적 구조와 러닝 스타일에 맞게 유연하게 조정되어야 한다. 가장 중요한 것은 억지로 교정된 '이상적인 자세'가 아니라, 자신에게 자연스럽고 효율적인 정렬을 찾는 것이다.

"속도가 빨라지는 마법의 자세는 꾸준한 노력만이 알려준다."
– Running Dr. nam

달리기 전에 어떤 스트레칭을 해야 할까?

　스트레칭은 관절의 운동 범위를 확보하고 근육을 활성화해 달리기를 위한 몸을 준비시키는 데 필수적이다.

　스트레칭을 통해 달리기 부상을 예방할 수 있으며, 퍼포먼스 또한 개선될 수 있다. 특히, 동적 스트레칭은 달리기에 적합한 방식으로 근육과 관절을 준비시키며, 운동 중에 발생할 수 있는 부상 위험을 줄인다.

　또한, 스트레칭은 혈액순환을 촉진하고 체온을 높여 근육이 최적의 상태로 작동하도록 돕는다. 이는 더 안정적이고 효율적인 달리기를 가능하게 한다.

동적 스트레칭 (달리기 전 스트레칭)

　예전에는 운동 전 준비 운동으로 정적 스트레칭이 많이 권장되었지만, 최근 연구와 경험을 통해 동적 스트레칭이 운동 전 준비 운동으로 더 효과적이고 안전하다는 사실이 밝혀지며 점차 동적 스트레칭이 주목받고 있다.

　정적 스트레칭은 특정 근육을 일정 시간 동안 늘리는 방식이다. 하지만 운동 전 과도한 정적 스트레칭은 근육섬유나 근육과 인대 접합부에 미세한 손상을 일으켜, 본격적인 움직임을 시작하기도 전에 부상을 초래할 수도 있다. 특히 근육을 지나치게 늘릴 경우, 근력과 순발력이 일시적으로 감소하며, 이는 근육의 신경 반응 속도를 둔화시켜 운동 시작 시 필요한 빠른 반응을 방해할 수 있다.

　실제 진료실에서도 과도한 햄스트링 스트레칭 이후, 근위부 부착 부위에 스트레칭 타입의 손상을 입고 절뚝이면서 달려 보지도 못 하고 내원하는 경우가 종종 있다. 이렇듯 달리기 전 무리한 정적 스트레칭은 오히려 부상의 위험성을 높이고, 근육의 탄력성을 떨어뜨려 퍼포먼스에도 부정적인 영향을 줄 수 있는 것이다.

　반면, 동적 스트레칭은 근육과 관절을 움직이면서 풀어주는 방식이다. 이 방법은 단순히 근육을 늘리는 데 그치지 않고, 근육과 관절을 활성화하며, 운동에 필요한 혈액순환과 체온 상승을 돕는다. 동적 스트레칭을 통해 근육은 부드럽게 늘어나며 동시에 유연성과 가동 범위가 향상되어 운동에 적합한 상태로 준비된다. 이는 달리기와 같은 반복적인 움직임이 필요한 운동에서 특히 유용하며, 부상을 예방하고 퍼포먼스를 높이는 데 효과적이다.

동적 스트레칭의 예

아래에 소개하는 동적 스트레칭 동작들을 각 20~40회씩 반복하고, 전체를 1세트로 구성해 5~7분 내에 여유있게 마무리하는 것이 좋다.

1. 팔 돌리기

양팔을 옆으로 뻗고 팔꿈치를 곧게 편 상태에서 작은 원부터 점차 큰 원을 그리며 팔을 돌린다. 이 동작은 어깨와 팔 근육을 풀어주는 데 효과적이다.

팔 돌리기

2. 팔치기

양팔을 앞뒤로 크게 흔들며 가슴과 어깨 근육을 활성화시킨다. 몸을 좌우로 가볍게 흔들며 동작을 진행하면 효과가 더욱 높아진다.

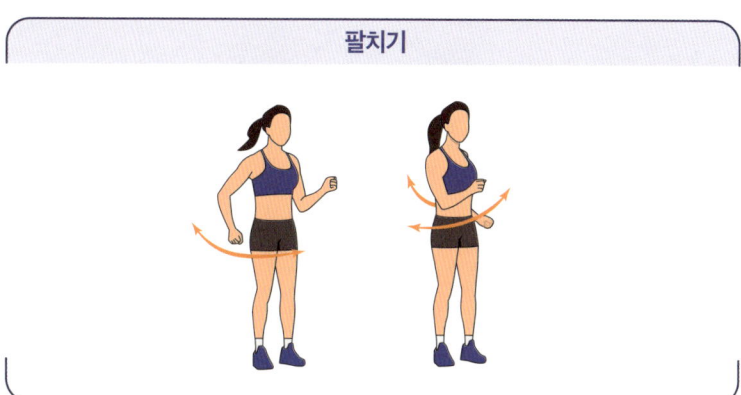

팔치기

3. 레그 스윙

한쪽 다리를 앞뒤로 부드럽게 흔들어 허벅지, 골반, 다리 근육을 풀어준다. 다른 쪽 다리도 번갈아 진행하며 균형을 유지한다.

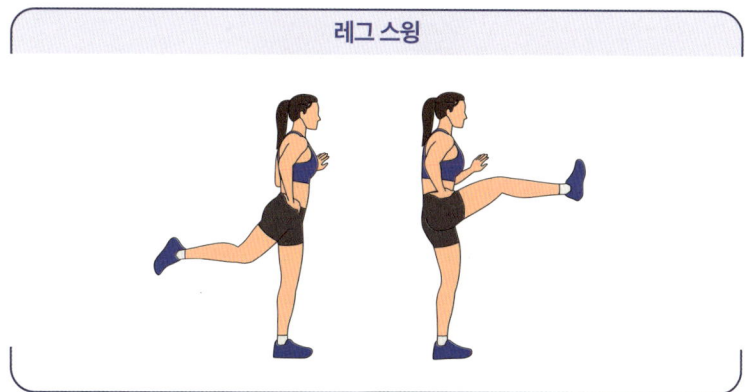

레그 스윙

4. 사이드 스윙

한 다리를 옆으로 들어올리고 다시 내리며 반복한다. 허리, 골반, 옆구리 근육을 풀어주고 하체의 가동 범위를 넓힌다.

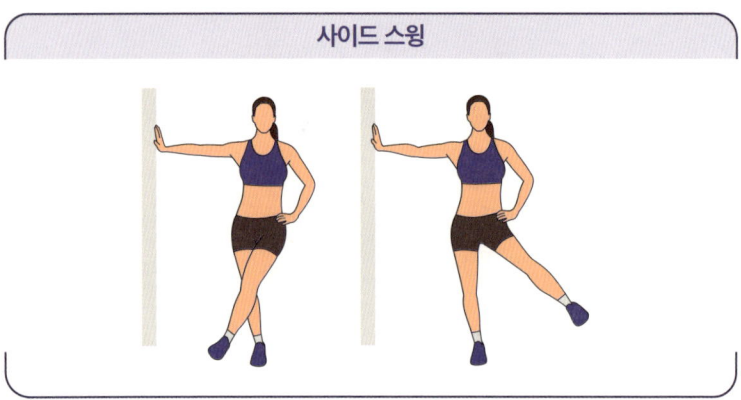

사이드 스윙

5. 스탠딩 레그 레이즈

한쪽 다리를 곧게 편 채 앞으로 들어 올린다. 다리를 번갈아 가며 반복하며 허벅지 앞쪽과 고관절을 활성화한다.

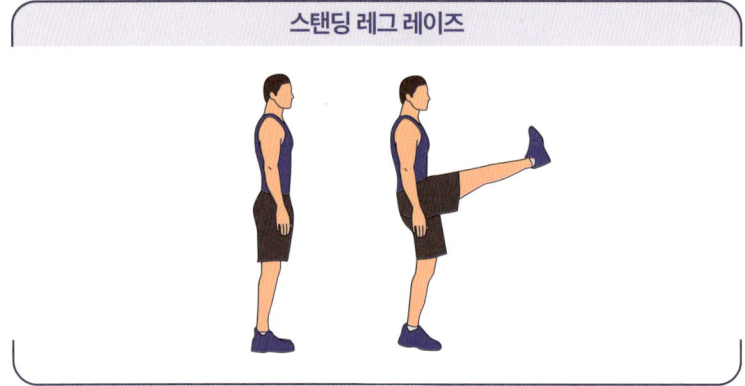

스탠딩 레그 레이즈

6. 버트 킥

제자리에서 한쪽 발의 뒤꿈치를 엉덩이에 닿도록 차올리며 번갈아 반복한다. 허벅지 뒤쪽과 종아리를 풀어주고 근육을 활성화한다.

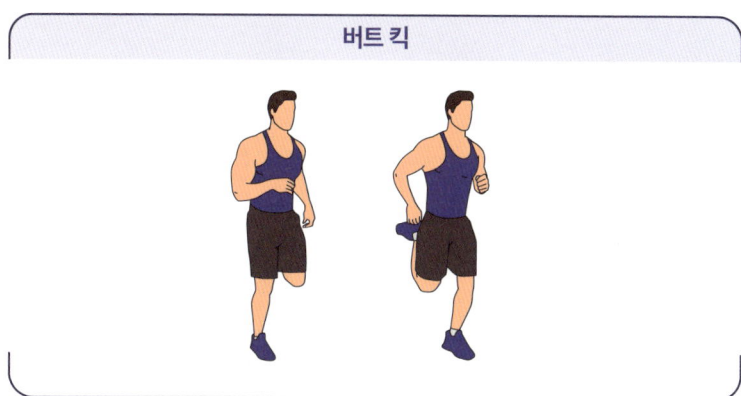

버트 킥

7. 스킵 운동

제자리에서 무릎을 가슴 높이까지 들어 올리며 가볍게 뛰는 동작이다. 몸 전체를 활성화시키고 심박수를 높이는 데 효과적이다.

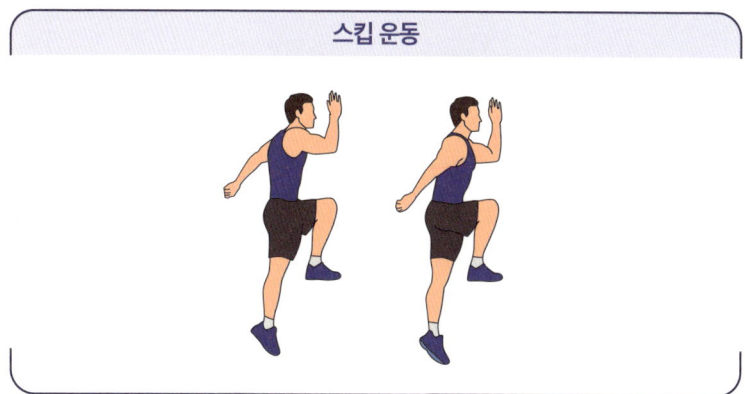

스킵 운동

8. 워킹 런지

한 발을 앞으로 내딛고 무릎을 굽혀 런지 자세를 취한다. 반대쪽 다리도 동일하게 반복하며 앞으로 걷는다. 이 동작은 허벅지, 엉덩이, 그리고 고관절을 효과적으로 활성화하며 다리의 균형과 힘을 키우는 데 좋다.

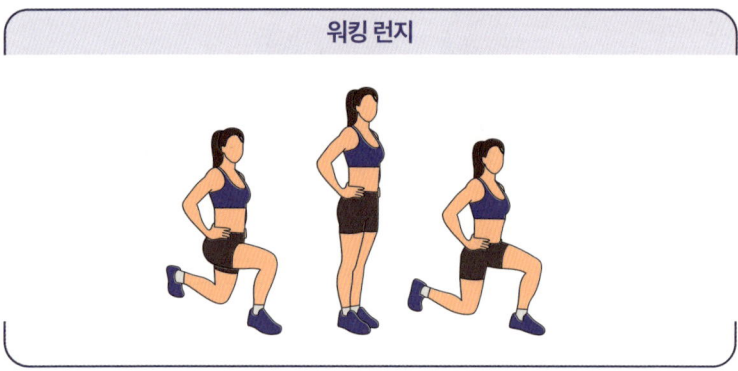

워킹 런지

동적 스트레칭을 마친 후, 100m를 빠르게 3회 정도 질주한다. 근육의 반응성을 끌어올리고, 신경계를 자극해 달리기 퍼포먼스를 극대화하는 데 효과적이다.

정적 스트레칭 (달리기 후 스트레칭)

달리기 후에는 정적 스트레칭을 통해 근육을 풀어주고 회복을 돕는다. 정적 스트레칭은 근육을 늘리고 긴장을 완화시켜 부상 예방과 유연성 유지에 도움을 준다. 운동을 마친 후에는 가볍게 조깅하거나 걷기로 몸의 열을 천천히 내리는 쿨다운을 한 후 정적 스트레칭을 진행하는 것이 좋다. 이는 유연성을 유지하고 피로를 완화하는 데 도움이 된다.

달리기 직후의 정적 스트레칭은 최대한 천천히, 부드럽게 해야 한다. 아직 근육이 덜 풀려있거나 경직되어 있을 수 있기 때문에 급하게 하지 않고 근육을 자연스럽게 늘려주어야 한다. 또한, 부상이 있는 부위가 있을 수 있으므로 근육의 상태를 잘 파악하면서 스트레칭해야 한다. 호흡을 자연스럽게 이어가며 긴장을 풀도록 하고, 스트레칭 중에는 몸의 반응을 살피며 무리가 가지 않도록 주의한다. 근육에 불편함이 느껴지면 강도를 조절하거나 중단하는 것이 중요하다.

평상시 관절 운동 범위가 부족하거나 유연성이 부족하다고 느끼는 러너들은 달리기 전후뿐만 아니라 수시로 정적 스트레칭을 해줌으로써 점진적으로 가동성과 유연성을 회복시키는 방향을 선택하는 것이 안전하다. 평상시 스트레칭은 조금 더 강도 있게 해도 좋다. 이는 유연성을 개선하고 부상의 위험을 줄이는 데 도움을 준다.

정적 스트레칭의 예

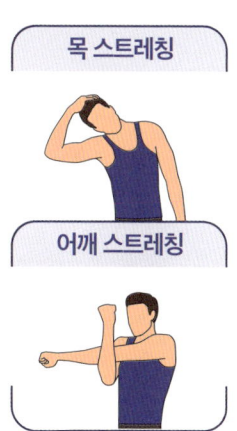

- **목 스트레칭**

  목을 천천히 좌우로 기울이며 목 주변 근육의 긴장을 풀어준다.

- **어깨 스트레칭**

  한 팔을 가슴 앞으로 쭉 뻗고, 반대 손으

로 팔꿈치를 감싸 당기며 어깨 근육을 늘려준다.

• **햄스트링 스트레칭**

다리를 곧게 펴고 상체를 앞으로 숙여 허벅지 뒤쪽 근육을 부드럽게 스트레칭한다.

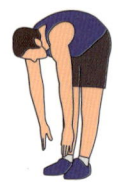

• **허벅지 앞쪽 스트레칭**

한쪽 다리를 뒤로 접어 발목을 잡고 엉덩이 쪽으로 당기며 허벅지 앞쪽 근육을 늘려준다.

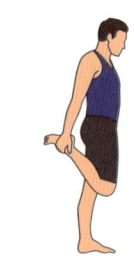

• **고관절 스트레칭**

한 다리를 접고 다른 다리를 곧게 뻗은 자세에서 상체를 숙이며 고관절과 엉덩이 근육의 유연성을 향상시킨다.

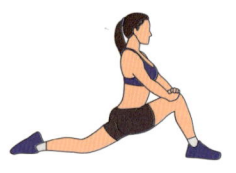

• **종아리 스트레칭**

벽에 손을 짚은 상태에서 한 발은 앞으로, 다른 발은 뒤로 뻗고 뒤꿈치를 바닥에 고정해 종아리 근육을 충분히 이완시킨다.

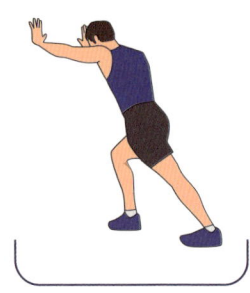

발목 스트레칭

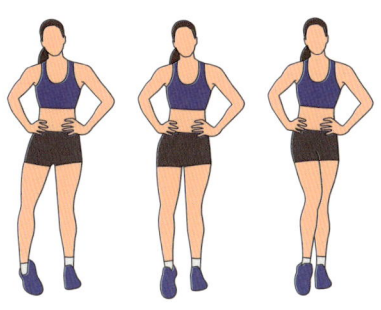

- **발목 스트레칭**

  발목을 시계방향과 반시계방향으로 천천히 돌려 발목 주변 근육과 관절을 풀어준다.

Practice
20km - 본격적인 마라톤을 위한 트레이닝

초보자를 위한
4주 연습 프로그램

처음으로 달리기를 시작했다면, 가장 중요한 것은 습관이다. 습관은 무의식적인 자동 반사와 같은 행동이다. 처음에는 '해야겠다'라는 의식적인 결심으로 달리기를 시작했지만, 몸이 힘들고 일이 바쁘다 보면 자연스레 핑계를 찾기 시작한다. 달리기는 무의식적으로 몸에 배어야만 쉽게 실천할 수 있다. 주 2~3회, 일정한 시간에 정해진 장소에서 꾸준히 운동을 하다 보면 좋은 습관으로 자리 잡게 된다. 바로 이 습관 덕분에, 어떤 상황에도 영향을 받지 않고 꾸준히 달릴 수 있는 또 다른 이유가 되는 것이다.

과체중이라고 해서 반드시 살을 빼고 달리기를 시작해야 한다는 생각은 버려야 한다. 그런 생각에 갇혀 있을 필요는 없다. '살을 빼고 나서 달리기를 시작해야지'라는 생각은 오히려 운동을 미루게 만든다. 그런 경우에는 걷기와 병행하면서 점차 체력을 기르고, 그 후에 달리기를 시작하는 것도 좋은 방법이다. 중요한 것은, 내가 할 수 있다고 믿고 한 걸음씩 나아가는 것이다.

결국 달리기나 마라톤은 단순히 몸과 마음의 변화만을 가져오는 것이 아니다. 달리기를 통해 나를 더 잘 알게 되고, 자신감을 얻게 되며, 삶에 활력을 불어넣는다. 처음에는 어렵고 힘들지만, 한번 시작하고 나면 변화는 생각보다 빠르게 찾아온다. 그러니까, 가장 중요한 건 바로 그 시작이다. 문밖을 나서서 운동화 끈을 동여매는 그 순간 모든 변화가 시작된다.

4주 연속 달리기 연습 프로그램 ○ ×

걷기와 섞어서 무리 없는 달리기의 리듬을 익혀보자. 달리기를 막 시작한 사람이라면, 처음부터 무리하게 오래 달리는 것보다는 걷기와 달리기를 섞어가며 몸을 적응시키는 것이 중요하다. 이 4주 프로그램은 주 3~4회 정도의 빈도로 진행하며, 목표는 '30분 이상을 쉬지 않고 달릴 수 있는 몸'을 만드는 데 있다. 처음에는 속도나 거리보다는, 얼마나 꾸준히 할 수 있는지에 집중하자. 숨이 차고 힘들어도 괜찮다. 중요한 건 '지속성'이다. 천천히, 하지만 멈추지 않고 한 걸음씩 나아가는 연습을 해보자.

주차	세션 구성	순수 달리기 시간	총 운동 시간
1주	5분 걷기 → (1분 달리기 + 2분 걷기) × 8 → 5분 걷기	8분	34분
2주	5분 걷기 → (2분 달리기 + 2분 걷기) × 7 → 5분 걷기	14분	38분
3주	5분 걷기 → (3분 달리기 + 2분 걷기) × 6 → 5분 걷기	18분	40분
4주	5분 걷기 → (5분 달리기 + 2분 걷기) × 5 → 5분 걷기	25분	45분

주차별 훈련 설명

▶ **1주차** 주 3회
- **목표**: '달리기' 자극에 몸을 익숙하게 만든다.
- **구성**: 5분 걷기 → (1분 달리기 + 2분 걷기) × 8 → 5분 걷기. 총 34분.
- **Point** 대화가 가능한 강도로 달리고, 발 착지 감각을 느껴본다.

▶ **2주차** 주 3~4회
- **목표**: 달리기 총 시간을 14 → 18분으로 늘린다.
- **구성**: 5분 걷기 → (2분 달리기 + 2분 걷기) × 7 → 5분 걷기. 총 38분.
- **Tip** 숨이 차면 세트 수를 1~2회 줄이거나 속도를 늦춰 조절한다.

▶ **3주차** 주 3~4회
- **목표**: 달리기가 걷기보다 길어진다.
- **구성**: 5분 걷기 → (3분 달리기 + 2분 걷기) × 6 → 5분 걷기. 총 40분.
- **Check** 천천히 걸으면서 몸에 무리가 되는 부위가 있는지 점검해본다.

▶ **4주차** 주 3~4회 - 연속 달리기 준비
- **목표**: 5분 연속달리기를 부상 없이 5회 수행한다.
- **구성**: 5분 걷기 → (5분 달리기 + 2분 걷기) × 5 → 5분 걷기. 총 45분.
- **Next** 주말에 10~15분 연속 달리기 테스트를 진행해 본다.

이 과정을 무리 없이 마쳤다면, 이제 30분 이상 연속으로 달릴 수 있는 준비가 된 것이다. 중요한 건 완벽을 추구하는 이상적인 접근보다는, 부족해도 매주 도전하며 운동을 습관화하는 자신을 만드는 것이다. 이 4주가 지나면, 더 이상 '달릴 수 있을까?'라고 묻지 않게 된다. 대신 '오늘은 얼마나 달려볼까?'라며 첫날의 두려움을 웃으며 떠올릴지도 모른다. 이제 다음 목표는 분명하다. 멈추지 않고 5km를 달려 보는 것이다.

5km를 부상 없이 달리기 위한 8주 훈련 프로그램

이제 30분 이상 걷기를 할 수 있게 되었거나, 달리기에 대한 흥미가 조금이라도 생겼다면 5km 달리기에 도전하는 것은 충분히 가능하다. 이 단계에서 중요한 것은 무리해서 속도를 높이는 것이 아니라, 점진적으로 운동 시간을 늘려가며 체력을 쌓는 것이다.

5km 달리기를 위한 여정

이 프로그램은 8주 동안 부상 없이 체력을 기르고, 가급적 걷지 않고 5km를 완주하는 데 초점을 맞추었다. 주 3회 훈련을 실시하고, 나머지 4일은 휴식 또는 가벼운 활동으로 회복 시간을 갖는다. 걷기와 달리기는 속도를 신경 쓰기보다는 일정한 시간동안 운동을 지속하는 데 집중하는 것이 좋다. 자신의 몸 상태가 결정해주는 페이스를 따라 스스로 운동 시간을 지켜내는 것이 핵심이다. 다시 말하지만, 중요한 것은 속도보다는 주어진 시간 동안 자신만의 고유한 리듬을 잃지 않고 달리기를 지속해내는 것이다.

※ 모든 훈련은 훈련 전 워밍업 10분, 훈련 후 쿨다운 10분을 포함한다.

주차	요일	훈련 내용	포인트
1~2	월	2분 달리기 + 2분 걷기 × 5회 (20분)	느린 페이스로 리듬 익히기
	수	3분 달리기 + 2분 걷기 × 4회 (20분)	자세·보폭 점검
	토	3분 달리기 + 1분 걷기 × 6회 (24분)	빠른 리듬 훈련
3~4	월	10분 달리기 + 점프 10회 + 1분 걷기 × 2회 (약 22~24분)	하체 자극 추가
	수	5분 달리기 + 2분 걷기 × 3회 + 9분 연속 달리기 (30분)	지속 달리기 감각
	토	5분 달리기 + 1분 걷기 × 5회 (30분)	집중력·리듬 향상
5~6	월	(오르막·내리막 10분 달리기 + 1분 걷기) × 2회 (22분)	지형 적응 훈련
	수	(12분 달리기 + 1분 빠른 걷기) × 2회 (26분)	불완전 회복 인터벌

주차	요일	훈련 내용	포인트
5~6	토	15분 달리기 + 1분 걷기 × 3회 (48분)	장시간 달리기 적응
7~8	월	15분 달리기 + 1분 걷기 (16분)	연속 달리기 감각 유지
	수	[(20초 빠른 달리기 + 40초 조깅) × 5 2분 걷기 + 2분 휴식] × 3회 (27분)	속도 변화·리듬 훈련
	토	45분 연속 달리기 (45분)	5 km 완주 대비

주차별 훈련 설명   ○ ×

▶ **1~2주차** 리듬에 익숙해지는 시간

처음 두 주는 '달리는 리듬'을 익히는 데 집중한다. 갑자기 오래 달리는 것보다 짧은 시간이라도 반복적으로 움직이며 몸에 리듬을 각인시키는 것이 좋다.

- **월요일**: 2분간 천천히 달리고 2분간 걷는 것을 다섯 번 반복하며 흐름을 시작해본다.
- **수요일**: 3분 달리기와 2분 걷기를 네 번 반복한다. 이때는 호흡, 보폭, 팔의 움직임 같은 기본자세를 점검하는 데 집중하면 좋다.
- **토요일**: 걷기와 달리기를 빠르게 교차시키며 리듬을 익힌다. 5분 걷기로 워밍업을 한 후, 3분간 조금 빠른 달리기와 1분 걷기를 여섯 번 반복한다. 3분간 달릴 때는 평소보다 조금 숨이 차도록 달려보자.

▶ **3~4주차** 조금 더 달리는 자신감

이제 몸이 어느 정도 달리기에 익숙해졌다면 달리는 시간을 조금씩 늘려보자.
3주 정도가 되면 나도 할 수 있을 것 같다는 생각이 들것이다.

- **월요일**: 10분 동안 달린 후 제자리 점프 10회를 하고, 1분 걷기를 두 번 반복한다. 점프 동작은 하체근육에 전반적인 자극을 주면 중력을 이겨내는 힘을 키울 수 있다.
- **수요일**: 5분 달리기와 2분 걷기를 세 번 반복한 후, 마지막에 9분 연속 달리기를 해본다. 이렇게 마지막에 연속으로 달리는 훈련은 점점 체력의 한계를 확장해나가는 중요한 방법이 된다.
- **토요일**: 5분 달리기와 1분 걷기를 다섯 번 반복한다. 집중력이 흐트러지기 쉬운 반복 훈련이지만, 이 시기를 넘기면 달리기가 몸에 익숙해졌다는 걸 실감하게 된다.

▶ **5~6주차** 본격적인 체력 강화

이제는 본격적으로 5킬로미터 완주를 위한 체력 훈련이 시작된다. 주당 달리는 시간도 점차 늘어나고, 지형 변화나 걷기 속도 조절을 통해 심폐지구력을 기르는 데 초점을 둔다.

- **월요일**: 오르막과 내리막이 있는 코스를 10분 달리고, 1분 걷기를 포함한 두 세트를 진행한다. 다양한 지형은 심폐지구력, 다양한 하체근육, 체력 향상에 매우 효과적이다.
- **수요일**: 12분 달리기와 빠른 걷기 1분을 두 번 반복한다. 빠르게 걷는 구간은 불안전 회복이자 동시에 자극이다. 회복이 조금 덜 된 상태에서 다시 달리기로 이어지는 강도가 센 구간이다.
- **토요일**: 15분 달리기와 1분 걷기를 세 번 반복한다. 40분 이상을 달리는 감각을 몸에 익히는 중요한 시기다. 이제는 러닝의 즐거움이 조금씩 느껴질 것이다.

▶ **7~8주차** 5킬로미터를 향한 마지막 도전

이제 8주 여정의 마지막 단계다. 최종 목표는 쉬지 않고 45분간 달리는 것이다.

- **월요일**: 15분 달린 후 1분 걷기로 마무리하며 연속 달리기에 대한 감각을 유지한다.
- **수요일**: 속도 변화를 익히는 간단한 인터벌 훈련이 진행된다. 20초 빠르게 달리고, 40초는 느린 조깅 속도로 회복한다. 이 1분 구성을 다섯 번 반복한 뒤, 2분 걷기와 2분 휴식을 더한다. 이를 세 번 반복하면 약 27분간 속도 조절 능력과 회복 탄력성을 기르게 된다.
- **토요일**: 마침내 45분간 쉬지 않고 달려보는 마지막 도전이 기다린다. 속도는 중요하지 않다. 자신만의 페이스로 끝까지 달리는 경험이 무엇보다 소중하다.

왜 '45분 연속 달리기'일까?

5km는 대부분의 사람에게 35~45분 안에 완주할 수 있는 거리다. 특히 초보자의 경우, 1km당 8~9분 정도의 느린 페이스로 달려도 무리 없이 완주가 가능하다. 그렇기 때문에 '거리'를 기준으로 하기보다는, '시간'을 기준으로 한 훈련이 훨씬 현실적이고 효과적이다.

다시 말해 45분이라는 시간은 속도와 상관없이 5km라는 목표를 몸으로 체득할 수 있는 최소한의 기준점이다. 이 45분의 연속 달리기를 통해 심폐 지구력, 하체 근력, 페이스 조절 능력, 그리고 자신에 대한 믿음이 함께 형성된다.

 10km 단축마라톤 대회를 준비해보자!

달리기를 하다 보면, 어느 순간부터는 '더 멀리 가고 싶다'는 마음이 자연스럽게 생긴다. 하지만 이 욕심을 조급하게 밀어붙이면, 어느새 부상이라는 벽에 가로막히게 된다. 그래서 나는 오랜 임상 경험을 바탕으로 '2주마다 10%씩 거리 증가'라는 원칙을 세우게 되었다. 이것이 바로 '10%의 법칙'이다.

거리 증가의 원칙: '10%의 법칙'

이 원칙은 무리 없이 체력을 끌어올리면서도, 부상의 위험은 최소화하는 방법이다. 핵심은 간단하다. 현재 달릴 수 있는 거리에서 시작해, 2주 간격으로 10%씩 거리를 늘리는 것이다. 예를 들어 지금 10km를 달릴 수 있다면, 2주 후에는 11km, 그 다음 2주 후에는 12.1km로 조금씩 늘려간다. 작은 변화지만, 몸은 이 속도에 가장 안전하게 잘 적응한다. 이때 중요한 것은 2주라는 간격이다. 이는 단순한 느낌이 아니라, 의학적 회복 주기에서 나온 기준이다. 실제로 피부를 봉합한 후 실밥을 제거하기까지 즉, 조직이 회복되는 데 걸리는 시간이 약 2주. 근육과 인대, 힘줄 같은 연부조직도 이와 유사한 회복 리듬을 갖는다. 반복적인 부하에 노출된 조직이 손상되지 않고 회복되기 위해서는, 2주 동안의 안정화 기간이 꼭 필요하다.

비슷한 맥락에서, 러닝 코치 제프 갤러웨이는 20km 미만일 때는 주당 1.5km씩, 20km 이상일 때는 2주마다 3km씩 증가하는 방식을 권장하기도 했다. 일정한 수치를 기준으로 삼는 이 방식도 좋은 접근이다. 하지만 개인의 현재 체력과 회복 속도에 맞춰 유동적으로 조절할 수 있는 '10%의 법칙'은 더욱 실용적이고 유연하다고 생각한다. 이 원칙은 10km뿐만 아니라, 하프 마라톤, 풀 마라톤 훈련에서도 똑같이 적용할 수 있다. 현재의 몸 상태에서 출발해, 너무 빠르지도 느리지도 않게 차분히, 그러나 끊임없이 나아가는 것이다.

10km 완주를 위한 16주 프로그램 (주 3회 훈련) ○ ×

※ 모든 훈련은 워밍업과 쿨다운을 포함한다.
- **1~6주차**: 워밍업·쿨다운 각 5분
- **7주차 이후**: 워밍업·쿨다운 각 10분 권장

주차	월요일 (회복 · 유산소)	수요일 (템포 · 인터벌)	토요일 LSD
1	10분 느린 조깅 + 10분 걷기	3분 달리기 + 2분 걷기 × 4회 (20분)	5 km 연속 달리기
2	10분 느린 조깅 + 5분 걷기	4분 달리기 + 2분 걷기 × 4회 (24분)	5.5km
3	20분 가벼운 걷기	2분 달리기 + 1분 걷기 × 6회 (18분)	5km
4	자전거 10분 또는 파워워킹 15분	5분 달리기 + 2분 걷기 × 4회 (28분)	6km
5	계단 오르기 15분	4분 달리기 + 1분 걷기 × 5회 (25분)	5km
6	15분 느린 조깅	5분 달리기 + 2분 걷기 × 5회 (35분)	6.5km
7	스텝밀 15분 또는 맨몸 근력 10분	3분 빠르게 달리기 + 3분 걷기 × 4회 (24분)	5.5km
8	스텝밀 20분 또는 로잉 15분	30초 빠르게 달리기 + 30초 조깅 × 12회 (12분)	7km
9	10분 느린 조깅 + 3분 걷기	템포러닝 8분 × 2회 (20분)	6km
10	오르막 [30초 전력 달리기 + 1분 30초 조깅] × 6회 (12분)	6분 달리기 + 1분 걷기 × 5회 (35분)	8km
11	자전거 20분 또는 파워워킹 20분	4분 달리기 + 2분 걷기 × 4회 (24분)	6.5km
12	수영 15분 또는 자전거 30분	1km 달리기 (약 6분) + 2분 걷기 × 4회 (32분)	8.5km
13	20분 느린 걷기	10분 달리기 + 3분 걷기 × 2회 (26분)	7km
14	15분 느린 조깅	템포 러닝 20분 (약간 숨차되 리듬 유지)	7.5–8km
15	자전거 20분 또는 파워워킹 20분	800m 달리기 + 200m 회복걷기 × 3회 (약 18–22분)	5–6km (컨디셔닝)
16	10분 느린 조깅 + 스트레칭	2km 조깅 + 50 m 가속 달리기 × 2회 (약 15분 내외)	10km 완주 도전!

주말 장거리 훈련은 2주마다 총거리의 약 10%씩 늘리는 원칙을 따르되, 매 사이클 중간에 회복주를 넣어 누적 피로를 조절한다. 실전 완주를 앞둔 마지막 두 주는 거리와 강도를 의도적으로 낮춰 '컨디셔닝 구간'을 구성하며, 이는 마라톤 테이퍼링처럼 몸과 마음의

리듬을 최상으로 끌어올리는 데 목적이 있다.

훈련 과정에서는 목표 거리 ±0.5km의 유연성을 허용한다. 예컨대 6.5km가 목표라면 6~7km 범위 안에서 컨디션에 맞춰 조절해 달리는 것이 더 중요하다. 페이스보다는 정해진 시간 동안 꾸준히 몸을 움직이는 행위 자체에 집중한다. 수요일 스피드 훈련 역시 '숨이 찰 정도', '조금 빠르다고 느끼는 정도' 같은 체감 강도를 기준으로 삼는다. 이 접근법은 초보 러너가 자신만의 리듬과 페이스를 스스로 만들어 가는 과정에서 결정적인 경험이 된다.

결국 이 프로그램의 핵심은 숫자에 얽매이지 않고 스스로 거리와 강도를 조절할 수 있는 유연성과 자기관리 능력을 기르는 데 있다. 훈련 기간도 16주로 고정될 필요는 없다. 체력에 여유가 있으면 12주 안에 끝내도 좋고, 반대로 피로가 쌓이면 16주 이상으로 늘려도 무방하다. 누구에게나 똑같이 적용되는 속도와 거리는 없다. 중요한 것은 자신에게 맞는 리듬을 발견하고, 그 리듬을 잃지 않으며 꾸준히 이어 가는 여정 자체다.

주차별 훈련 설명 (1~16주차)

▶ **1주차** 10km의 첫걸음
- **월요일&수요일**: 걷기와 조깅을 번갈아 하며 달리기 감각을 깨워본다.
- **토요일**: 5km를 멈추지 않고 달리는 것이 목표. 천천히 그리고 꾸준히 움직이는 감각이 몸에 다시 돌아와야 한다.

▶ **2주차** 조금 더 길게, 몸을 달리기에 맞춰가는 시기
- **수요일**: 러닝 타임을 1분 늘려, 체력의 기초를 쌓아간다. 호흡이 불규칙해져도 괜찮고, 힘이 조금 들어도 자연스러운 과정이다. 이 시기에는 '조금 숨찬 느낌'에 익숙해지고, 그 감각을 받아들이는 것이 중요하다.

▶ **3주차** 리듬 유지와 회복의 균형
- 이 주간은 회복 중심으로 구성한다. 이전 주 훈련을 반복하거나 가볍게 조절하며 부담 없는 움직임을 통해 회복력과 자가 인식 능력을 키운다. 휴식도 훈련이다.

▶ **4주차** 지구력의 첫 확장, 유산소 기반 올리기
- 심폐 지구력을 끌어올리기 위한 첫 확장 단계로, 일정한 호흡과 발걸음을 유지하는 것

이 중요하다. 자전거나 파워 워킹으로 몸에 다른 자극을 주며, 관절과 근육의 회복도 함께 고려한다.

▶ **5주차** 회복이 필요한 순간
- 계단 오르기나 짧은 조깅으로 가볍게 근력을 자극하되, 전체 피로는 덜어내는 주간이다. 몸 상태에 집중하고, 심신에 여유를 주자.

▶ **6주차** 본격적인 지구력 강화
- 5분 달리기 × 5회를 통해 거리와 시간을 동시에 끌어올리며, 토요일에는 6.6km(대략 6.5km)까지 도전한다. 러닝이 몸에 익숙해졌다는 실감을 얻을 수 있는 시기다.

▶ **7주차** 반복 속의 회복, 안정감 다지기
- 다시 회복 주간. 하지만 단순히 쉬는 것이 아니라, 몸의 리듬을 유지하면서 피로를 풀어가는 시간이다. 지난 훈련을 복습하듯 가볍게 반복하며, 자신이 얼마나 달라졌는지 느껴볼 수 있다.

▶ **8주차** 속도 전환에 적응하기
- 30초 빠르게 달리고, 30초 느리게 조깅하는 간단한 인터벌 훈련을 통해 리듬 전환 능력을 훈련한다. 이제는 단순히 달리는 것에서 벗어나, 속도를 조절하며 달리는 감각을 체득하는 단계로 접어든다.

▶ **9주차** 템포 리듬으로 체력 정리
- 8분 템포 러닝 후 2분 휴식을 2회 반복한다. 약간 숨찬 상태를 유지하며 달리는 페이스에 도전해본다. 짧지만 강도 있는 템포 러닝을 통해 실제 대회나 장거리에서의 지속 주행 능력을 다듬는다. 토요일 거리도 소폭 줄이며 회복을 겸한다.

▶ **10주차** 실전 같은 흐름을 체험하다
- 이 주는 오르막 구간에서의 짧은 전력 질주와 6분 연속 주행을 결합한 구성이다. 오르막에서의 피로감을 체험하며, 완주를 위한 페이스 조절 능력과 체력의 실전 감각을 기른다.

▶ **11주차** 회복이 실력이다
- 강도 높은 훈련 이후, 반드시 회복 주간이 필요하다. 자전거, 걷기, 짧은 러닝으로 가볍

게 몸을 움직이며, 회복 속도와 몸의 반응을 관찰한다. 이 시기에도 리듬은 유지되어야 한다.

▶ 12주차   실전 거리 가까이

- 9km에 근접하는 토요일 주행은 완주를 위한 마지막 거리 적응 훈련으로 매우 중요하다.

▶ 13주차   길게 뛰지 않아도 괜찮다

- 장거리 주행 후의 회복 주간이다. 달리는 거리와 강도를 낮추며, 완주를 위한 체력 정리에 집중한다.

▶ 14주차   10km의 80%를 체험하는 리허설

- 토요일 7.5~8km 달리기를 통해 완주에 가까운 체험을 다시 시도한다. 긴 거리를 달리는 페이스 조절 능력과 에너지 분배 전략을 실전처럼 시뮬레이션 한다.

▶ 15주차   마지막 안정화, 흐름을 유지하자

- 토요일 거리와 강도를 줄이며 최종 컨디셔닝을 한다. 800m 페이스 러닝을 통해 자신의 회복 속도와 실전 대비 상태를 확인하며, 대회 전 긴장을 풀어주는 정리 주간이다.

▶ 16주차   10km 완주 도전!

- 이제는 페이스보다 믿음이다. 10km 완주까지가 이 프로그램의 마지막 조각이다. 16주간 달려온 리듬과 몸의 감각을 믿고 끝까지 멈추지 않고 달려 나가면 된다.

이제는 하프다!
하프 마라톤 20주 프로그램

이 프로그램은 10km를 7~8분/km의 속도로 무리 없이 완주할 수 있는 러너를 대상으로 한다. 목표는 하나, 부상 없이 21.1km를 완주하는 것이다. 페이스나 기록에 집착하기보다는, 몸에 무리가 가지 않는 범위 안에서 점진적으로 거리를 늘려가며 지구력과 심폐 능력을 기르는 데 중점을 두었다. 훈련은 총 20주간 진행되며, 주 3회 훈련을 기본 구조로 삼는다.

무리하지 않고 장기간 적응하는 것이 원칙　　　　　　　　　○ ✕

월요일은 주말 장거리 주행 후 회복을 위한 저강도 유산소 운동 또는 크로스 트레이닝, 수요일은 지속주와 인터벌 훈련을 격주로 교차하며 심폐 기능과 페이스 감각을 끌어올리는 스피드 훈련, 주말은 이 프로그램의 핵심인 LSD^{Long Slow Distance} 훈련으로 구성된다. LSD는 천천히, 오래 달리는 훈련이다. 2주마다 약 10%씩 거리 증가원칙^{Running Dr. Nam}을 적용하여 무리 없이 장거리 러닝에 익숙해지도록 충분한 적응 기간을 두는 데 초점을 맞추었다. 속도보다는 거리와 시간에 집중하며, 장거리 러닝에서 요구되는 에너지 소비 패턴과 근지구력을 자연스럽게 키워가는 것이 주요 목표다.

※ 모든 훈련은 훈련 전 워밍업 10분, 훈련 후 쿨다운 10분을 포함한다.

주차	월요일 (회복 & 유산소)	수요일 (인터벌/지속주)	토요일 (LSD)
1	10분 조깅 + 10분 걷기	지속주 3km (6:50~7:20/km)	10km 연속 주행
2	자전거 20분 또는 5km 조깅	400m (6:00/km) + 400m (7:00/km) × 4회	11km
3	스텝밀 15분 또는 6km 조깅	지속주 4.5km (6:50~7:10/km)	10km

주차	월요일 (회복 & 유산소)	수요일 (인터벌/지속주)	토요일 (LSD)
4	자전거 30분 또는 6km 조깅	600m (6:00/km) + 400m (7:00/km) × 4회	12km
5	수영 20분 또는 6km 조깅	지속주 5.5km (6:50~7:10/km)	11km
6	자전거 20분 또는 7km 조깅	400m (6:00/km) + 400m (7:00/km) × 5회	13km
7	스텝밀 20분 또는 7km 조깅	지속주 6km (6:40~7:00/km)	12km
8	자전거 30분 또는 8km 조깅	800m (6:00/km) + 400m (7:00/km) × 4회	14.5km
9	수영 30분 또는 8km 조깅	지속주 6.5km (6:40~7:00/km)	13km
10	자전거 30분 또는 6km 조깅	400m (6:00/km) + 400m (7:00/km) × 2회	16km
11	자전거 20분 또는 5km 느린 조깅	지속주 5.5km (6:40~7:00/km)	13.5km
12	자전거 30분 또는 6km 조깅	800m (6:00/km) + 400m (7:00/km) × 3회	17.5km
13	수영 20분 또는 5km 느린 조깅	지속주 6km (6:40~7:00/km)	14.5km
14	자전거 30분 또는 7km 조깅	템포런 4km (6:20/km)	19km
15	스텝밀 20분 또는 5km 느린 조깅	지속주 6km (6:30~7:00/km)	15km
16	수영 30분 또는 7km 조깅	휴식 (혹은 느린조깅 20분 + 동적스트레칭)	21.1km
17	자전거 20분 또는 4km 걷기 + 조깅 혼합	지속주 5km (6:30~7:00/km)	10km
18	스텝밀 20분 또는 6km 조깅	800m (5:50/km) + 400m (7:00/km) × 3회	15km
19	수영 30분 또는 5km 조깅	지속주 4km (6:30~7:00/km)	12km
20	8km 조깅	가벼운 3km 지속주 (7:00/km)	하프마라톤 대회

훈련 강도와 구성 원칙 (목표: 7분 페이스, 2시간 30분 이내 완주)

- **조깅 또는 E-러닝**: 7~8분/km – 말하면서 달릴 수 있는 편안한 속도
- **지속주**: 6분 30초~7분/km – 숨이 조금 차지만 유지 가능한 페이스(템포러닝페이스에 가까운 날도 있다)
- **인터벌 고강도 구간**: 5분 50초~6분 30초/km – 짧고 강하게 자극을 주는 구간
- 인터벌 회복 조깅: 8분/km – 숨을 고르고 걷기 직전 정도의 편안한 속도

식단 및 수분 섭취 가이드　　　　　　　　　　　○ ✕

- **훈련 전날**: 밥, 고구마, 파스타 등 탄수화물 중심 식사
- **훈련 30분 전**: 바나나 혹은 소량의 견과류로 가벼운 에너지 보충
- **LSD 10km 이상 시**: 2~3km마다 종이컵 ⅔컵씩(약 100~130ml) 마셔, 시간당 400~600ml 섭취를 목표로 한다. 30~45분(또는 4~7km) 간격으로 에너지젤 또는 바나나 1/2개를 섭취한다.
- **훈련 직후**: 단백질 + 탄수화물을 함께 보충 (예: 닭가슴살, 두유, 달걀, 바나나 등)

하프 마라톤 주차별 훈련 설명 (1~20주차)

▶ **1주차**　10분 조깅과 10분 걷기로 몸을 깨우며 시작

- **월요일**: 10분 조깅 + 10분 걷기로 러닝 감각 깨우기.
- **수요일**: 충분한 동적 스트레칭 이후 일정한 페이스(6:50~7:20/km)를 유지하려고 노력하며 3km를 달려본다.
- **토요일**: 10km를 쉬지 않고 달리는 데 집중한다. 10km를 뛰었던 자신의 능력을 깨워보는 시간이다.

▶ **2주차**　본격적인 훈련 리듬의 시작

- **월요일**: 자전거 20분 또는 5km 조깅으로 유산소능력을 유지한다.
- **수요일**: 400m(6:00/km) 빠르게 달리고, 400m (7:00/km) 천천히 회복하는 인터벌 훈련으로 구성된다. 모든 인터벌 훈련 전에는 2km 이상의 워밍업 조깅이 필수다.
- **토요일**: 11km. 단지 1km가 늘었을 뿐이지만, 그 차이가 생각보다 크게 다가올 수도 있다.

3주차 거리보다 흐름을 정리하는 시간

- **월요일**: 스텝밀 15분 또는 6km 조깅.
- **수요일**: 4.5km(6:50~7:10/km) 지속주로 달리는 리듬을 유지.
- **토요일**: 다시 10km로 회복하며 장거리의 기본기를 다진다.

4주차 자극은 길어지고 회복은 빨라야한다

- **월요일**: 자전거 30분 또는 6km 조깅으로 회복·지구력 강화.
- **수요일**: 인터벌 거리는 600m로 길어졌다. 조금 더 길고 정확하게 페이스를 가져가야 한다.
- **토요일**: 12km. 주말 장거리에는 페이스를 크게 신경 쓰지 말자.

5주차 한 템포 낮추는 주간

- **월요일**: 수영 20분 또는 6km 조깅으로 관절 부담 완화.
- **수요일**: 6:50~7:10/km 페이스범위에서 5.5km 지속주.
- **토요일**: 11km. 피로가 느껴진다면 지금이 회복의 타이밍이다.

6주차 주말 거리증가 구간

- **토요일**: 13km. 이 시점부터는 장거리에 대한 감각이 조금씩 열리기 시작한다.

7주차 강도는 낮추고 리듬을 회복하는 시기

- **월요일**: 스텝밀 20 분 또는 7 km 조깅.
- **수요일**: 6km 지속주.
- **토요일**: 12km.

8주차 조금 더 깊은 자극

- 800m 구간의 인터벌이 들어간다. 부담이 생길 수 있지만, 반복 횟수를 줄여 무리하지 않도록 구성했다.
- **토요일**: 14.5km. 스스로를 넘는 시간이다.

▶ **9주차** **회복, 피로를 비우는 흐름**
- **수요일**: 6.5km 지속주.
- **토요일**: 13km 장거리. 이젠 10km는 가볍게 느껴지기 시작할 것이다.

▶ **10주차** **거리에서 오는 첫 도전**
- **월요일**: 자전거 30분 또는 6km 조깅으로 장거리대비.
- **수요일**: 인터벌은 400m(6:00/km) 두 번으로 간단하게 구성되었다.
- **토요일**: 16km라는 가장 긴 거리에 도전한다. '천천히, 그러나 끊기지 않게'가 훈련의 핵심이다.

▶ **11주차** **속도보다 회복**
- **월요일**: 자전거 20분 또는 5km 느린 조깅으로 회복 강화.
- **수요일**: 5.5km 지속.
- **토요일**: 13.5km. 부담 없이 리듬을 살려나간다. 피로가 덜한 만큼, 자세와 호흡에 더 집중할 수 있다.

▶ **12주차** **강도 있는 주간**
- 800m(6:00/km) × 3회의 인터벌과 토요일 17.5km는 체력적으로 다소 부담이 클 수 있다. 몸에 이상 신호가 느껴진다면, 수요일 인터벌의 강도(페이스나 횟수)를 조절하거나 토요일 장거리 거리 자체를 줄이는 등 유연하게 대응해보자.

▶ **13주차** **회복 주간, 익숙한 흐름과 정돈된 리듬**
- **월요일**: 수영 20분 또는 5km 느린 조깅으로 관절 회복.
- **수요일**: 6km 지속주.
- **토요일**: 14.5km. 어느덧 이 거리도 익숙해졌을 것이다. 무리하지 않고, 자신의 페이스로만 달리면 된다.

▶ **14주차** 실전에 가까운 시뮬레이션

- **수요일**: 4km(6:20/km) 템포 러닝을 실시. 이 강도는 젖산 역치에 가까운 속도로, 지속주에서 템포 런으로 명칭만 바뀌었을 뿐 본질은 같다. 조금 더 빠른 리듬을 유지하면서, 케이던스를 5~10 정도 높여 빠른 스텝 감각에 적응해보자.
- **토요일**: 19km에 도전한다. 이제는 목표 거리와 거의 다다랐다. 실전은 이미 시작되었다.

▶ **15주차** 흐름을 유지한다

- **월요일**: 스텝밀 20분 또는 5km 느린 조깅으로 컨디셔닝.
- **수요일**: 6km 지속주.
- **토요일**: 15km. 거리도, 페이스도 중간 강도. 지난주의 피로를 정리하고 다음 주를 준비하는 트랜지션 구간이다.

▶ **16주차** 완주를 연습하는 주간

- **월요일**: 수영 30분 또는 7km 조깅으로 실전 연습 준비.
- **수요일**: 피로가 누적되었다면 완전한 휴식을 취하고, 컨디션이 괜찮다면 느린 조깅이나 동적 스트레칭으로 가볍게 몸을 푸는 정도로 조절하자.
- **토요일**: 21.1km를 실제 하프 마라톤처럼 달려본다. 보급, 페이스, 호흡, 복장까지 실전처럼 시뮬레이션하며 몸과 마음의 준비 상태를 점검하는 것이 이 주간의 핵심이다.

▶ **17주차** 회복의 리듬

- **월요일**: 자전거 20분 또는 4km 걷기 + 조깅으로 회복.
- **수요일**: 5km.
- **토요일**: 10km로 강도를 낮추고, 근육의 피로와 멘탈의 긴장을 자연스럽게 풀어낸다.

▶ **18주차** **마지막 자극**
- **월요일**: 스텝밀 20분 또는 6km 조깅으로 속도 대비.
- **수요일**: 처음으로 5:50/km 페이스의 인터벌이 등장한다. 지금까지 쌓아온 체력에 스피드를 한 방울 추가하는 자극, 즉 완주를 앞두고 심폐와 하체를 한 번 더 깨우는 포인트 자극이라 보면 된다.
- **토요일**: 15km를 달리며 다시 한 번 거리 감각을 몸에 새기고, 자신감을 확인하고 실전 감각을 마무리하기 좋은 주간이다.

▶ **19주차** **비워내고 정돈한다**
- **월요일**: 수영 30분 또는 5km 조깅으로 피로 정리.
- **수요일**: 4km 지속주.
- **토요일**: 12km. 그 어느 때보다도 몸을 가볍게 유지해야 한다. 페이스보다는 호흡, 리듬, 컨디션에 집중하자.

▶ **20주차** **달리기, 이제 나의 것**
- **월요일**: 8km 조깅으로 가볍게 몸을 푼다.
- **수요일**: 3km로 마지막 리듬을 확인한다.
- **토요일**: 21.1km 하프 마라톤. 지금까지 해온 모든 훈련이 이 하루를 위해 있었다. 긴장 대신 호흡으로, 힘 대신 리듬으로 달리자.

이 프로그램에서 가장 중요한 것은 '꾸준함'이다. 주 3회의 훈련을 성실하게 이어가다 보면, 어느덧 21.1km를 완주할 수 있는 신체적, 정신적 준비가 갖춰지게 된다. 큰 부상 없이 꾸준하게 20주를 채웠다면 하프 마라톤은 반드시 완주하게 되어 있다. 완주한 그날, 달리기의 세계가 얼마나 넓고 깊은지를 새삼 깨닫게 될 것이다. 그리고 아마도 이렇게 말하게 될 것이다.

"이제, 풀코스도 한번 도전해볼까?"

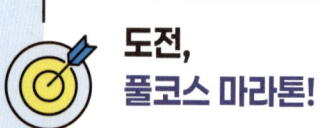
도전, 풀코스 마라톤!

하프 마라톤을 완주했거나 주말에 20km를 쉬지 않고 뛸 수 있다면, 이제는 풀코스 마라톤에 도전할 자격이 충분하다. 긴장과 설렘이 공존하는 순간이겠지만, 이미 당신은 그 준비를 마쳤다.

절반의 법칙

내가 처음 달리기를 시작했을 때, 나를 이끌어준 큰형(여의도삼성마취통증의학과 원장)이 해준 말이 있다.
"목표 거리의 절반만 뛸 줄 알면 완주는 가능하다."
이 단순한 문장은 내게 오래도록 큰 힘이 되어주었다. 100번의 마라톤을 완주하는 동안, 철인 3종 경기 킹코스(수영 3.8km, 자전거 180km, 달리기 42.195km)를 완주하며, 100km 산악마라톤을 준비할 때도 이 말을 늘 떠올렸다. 이 원칙이 유효한 이유는 단순하다. 훈련을 통해 체력과 지구력이 점차 쌓이고, 절반을 달려본 경험은 '나머지도 할 수 있다'는 자신감으로 이어진다. 대회 날이 되면 설명하기 어려운 에너지가 몸 안에서 올라오고, 그 힘이 남은 거리를 완주하게 만든다. 누구나 처음에는 긴장을 느끼지만, 절반의 경험은 우리 안에 숨겨진 가능성을 자연스럽게 끌어올린다. 이제 당신이 하프마라톤을 완주했다면, 풀코스도 충분히 도전할 수 있다.

풀코스 마라톤 31주 프로그램

이 프로그램의 목표는 초보자가 부상을 피하면서 도심 마라톤의 제한 시간인 5시간 이내(평균 페이스 7분 7초/km 이하)로 안전하게 완주하는 것이다. 훈련에서는 6분 30초에서 7분/km 사이의 페이스로 체력을 길러나가고, 장거리 러닝에서는 스스로 페이스를 조절하며 마라톤 완주에 필요한 지구력을 키우도록 설계했다.

마라톤 훈련 프로그램을 다양한 방식으로 직접 경험하고 연구해본 결과, '100일 프로젝트'처럼 짧은 기간에 마라톤을 준비하는 것은 부상의 위험이 크다는 사실을 몸소 깨달았다.

특히 초보 러너에게 3개월은 결코 넉넉한 시간이 아니다. 대부분의 사람은 달리기를 본업으로 하지 않기에, 직장과 가정, 학업을 병행하면서 주 3~4회 운동 시간을 확보하는 것조차 쉽지 않다. 중간에 한두 주쯤 빠질 수도 있고, 예상치 못한 급한 일이 생기기도 한다.

그래서 서둘러 준비하기보다는 약 7개월(31주) 동안 차근차근 몸과 마음을 만들어 가는 것이 더 안전하고 현명한 선택이라고 생각했다. 단기간에 무리하게 훈련하면 부상의 위험이 커지고, 훈련 과정이 마치 시험 준비처럼 부담스럽게 느껴질 수도 있다. 마라톤은 단순한 도전이 아니라 오랜 시간을 들여 몸과 마음을 단련하는 과정이다.

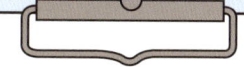

풀코스 마라톤 31주 훈련 프로그램

목표: 5시간 이내 완주(7:00/km)

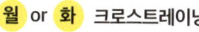 크로스트레이닝/조깅 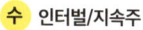 인터벌/지속주   선택 조깅

※ 일요일 LSD 시 월요일 적극 휴식, 화요일에 월요일 훈련을 실시한다.

주차	월요일 (또는 화요일*)	수요일	목 · 금	주말 장거리
1	자전거 30분 / 조깅 5km (8:00/km)	200m (6:30/km) + 200m (8:00/km) ×6	휴식 권장	10km (8:00/km)
2	수영 20분 / 조깅 6km (7:50/km)	지속 3km (7:30/km) + 조깅 2km (8:00/km)	30분 조깅 (8:00/km)	12km (7:50/km)
3	스텝밀 30분 / 조깅 6km (7:40/km)	400m (6:20/km) + 200m (7:50/km) ×5	휴식 권장	14km (7:50/km)

주차	월요일 (또는 화요일*)	수요일	목·금	주말 장거리
4	자전거 40분 / 조깅 7km (7:40/km)	지속 4km (7:20/km) + 조깅 2km (8:00/km)	35분 조깅 (7:50/km)	14km (7:40/km)
5	수영 25분 / 조깅 7km (7:40/km)	400m (6:20/km) + 200m (7:40/km) ×6	휴식 권장	16km (7:40/km)
6	스텝밀 35분 / 조깅 8km (7:50/km)	지속 5km (7:10/km) + 조깅 2km (8:00/km)	40분 조깅 (7:50/km)	12km (7:30/km)
7	자전거 50분 / 조깅 8km	400m (6:10/km) + 200m (7:30~8:00/km) ×4	휴식 권장	18km (7:30/km)
8	수영 30분 / 조깅 8km (7:40/km)	지속 6km (7:00/km) + 조깅 2km (8:00/km)	40분 조깅 (7:50/km)	12km (7:20/km)
9	스텝밀 40분 / 조깅 9km	200m (6:10/km) + 200m (7:30~8:00/km) ×4	휴식 권장	20km (7:20~8:00/km) (보급 연습)
10	자전거 55분 / 조깅 9km (7:40/km)	지속 7km (6:50/km) + 조깅 2km (7:50/km)	40분 조깅 (7:40/km)	13km (7:10/km)
11	수영 35분 / 조깅 10km	800m (6:00/km) + 200m (7:20~7:50/km) ×5	휴식 권장	22km (7:10~8:00/km)
12	스텝밀 45분 / 조깅 10km	지속 8km (6:40/km) + 조깅 2km (7:40/km)	45분 조깅 (7:30/km)	13km (7:00/km)
13	자전거 60분 / 조깅 10km	1000m (6:00/km) + 200m (7:10~7:40/km) ×5	휴식 권장	24km (7:00~8:00/km)
14	수영 40분 / 조깅 10km	지속 9km (6:40/km) + 조깅 2km (7:40/km)	45분 조깅	13km (6:50/km)
15	지속 11km (6:50/km)	400m (6:00/km) + 200m (7:30~8:00/km) ×6	휴식 권장	26km (6:50~7:50/km)
16	자전거 60분 / 조깅 10km	지속 10km (6:30/km) + 조깅 2km (7:30~8:00/km)	50분 조깅	14km (6:40/km)

주차	월요일 (또는 화요일*)	수요일	목·금	주말 장거리
17	지속 10km (6:40/km)	200m (6:00/km) + 100m (7:30~8:00/km) ×15	휴식 권장	28km (6:40~7:50/km)
18	자전거 50분 / 조깅 9km (7:40/km)	지속 11km (6:30/km) + 조깅 2km (7:30/km)	50분 조깅	14km (6:40/km)
19	스텝밀 40분 / 지속 8km (6:40/km)	50분 조깅	휴식 권장	30km (6:50~7:50/km) (보급 연습)
20	수영 30분 / 조깅 5km (7:30/km)	지속 5km (6:50/km) + 조깅 2km (7:40/km)	55분 조깅	15km (6:30/km)
21	자전거 60분 / 지속 10km (6:30/km)	3000m (6:00/km) + 400m (7:30~8:00/km) ×3	휴식 권장	24km (6:40/km)
22	수영 40분 / 지속 10km (6:30/km)	지속 13km (6:20/km) + 조깅 2km (7:30/km)	55분 조깅	20km (6:40/km)
23	스텝밀 45분 / 지속 10km (6:30/km)	200m (5:50/km) + 100m (7:30~8:00/km) ×10	휴식 권장	33km (6:50~7:50/km) (보급 연습)
24	자전거 40분 / 조깅 7km	지속 10km (6:10/km) + 조깅 2km	60분 조깅	16km (6:20/km)
25	수영 40분 / 지속 10km (6:20/km)	1000m (5:40/km) + 400m (7:30~8:00/km) ×4	휴식 권장	25km (6:40/km)
26	자전거 60분 / 조깅 10km	지속 10km (6:10/km) + 조깅 2km	60분 조깅	20km (6:30~7:00/km)
27	스텝밀 30분 / 조깅 5km	수영 20분 / 자전거 40분 / 50분 러닝 (7:20/km)	휴식 권장	42km (6:50~8:00/km) (풀 시뮬·통증 시 32km 중단)
28	자전거 30분 / 조깅 5km	지속 5km (6:30/km) + 조깅 2km (7:30/km)	60분 조깅	16km (6:20/km)

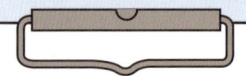

주차	월요일 (또는 화요일*)	수요일	목 · 금	주말 장거리
29	지속 10km (7:00/km)	400m (5:40/km) + 200m (7:30/km) ×8	휴식 권장	21km (6:30~7:00/km)
30	자전거 30분 / 지속 10km (6:30/km)	지속 10km (6:10/km) + 조깅 2km	45분 조깅	12km (6:30~7:00/km)
31	5km 러닝 (6:30/km)	300m (5:40/km) + 100m (7:40/km) ×4	20~30분 러닝 (6:50/km)	마라톤 대회 – 목표 7:00/km

훈련 페이스 기준 (목표: 평균 7:00/km, 마라톤 5시간 이내 완주)

- **조깅 8:00 ⇒ 7:20/km**
  상대방과 대화가 가능한 상태의 속도로 달리는 것을 말한다. 월요일이나 선택적 조깅의 날에 싱해하면 좋다. 페이스는 점차 올라가도록 설정했지만 본인에게 부담이 가지 않고 통증이 없는 페이스로 달려도 좋다.

- **지속주 7:30 ⇒ 6:10/km**
  일정한 속도를 유지하며 달리는 능력을 키운다. 초반에는 대회페이스 7:00/km보다 느리게 설정되었으나 훈련 중반부터는 대회 페이스보다 약간 빠른 속도로 진행되어 템포러닝(역치러닝)에 가까워질 수 있다.

- **인터벌(고강도) 6:30/km(초반 200 m) ⇒ 5:40/km(후반 400 m 이상)**
  짧고 강한 자극을 통해 심폐 기능을 자극하고 스피드를 향상시키는 데 목적이 있다.

- **인터벌 회복 구간 7:30~8:00/km**
  고강도 구간 사이에서 심박수를 안정시키고 다음 구간을 대비하는 회복 조깅.
  ※ 체력, 부상 이력, 생활 패턴에 따라 인터벌은 ±10초, 지속주는 ±30초, 거리는 ±10% 내외로 조절할 수 있다.

식사 및 수분 섭취 가이드 (장거리 훈련 및 마라톤 대비 전략) ○ ✕

- **전날 저녁**: 밥, 파스타, 고구마 등 탄수화물 중심의 식사로 글리코겐을 충분히 저장한다.
- **훈련 30~60분 전**: 바나나, 에너지바, 죽 등 가볍고 소화 잘 되는 간식을 섭취한다.
- **LSD 15km 이상 시**: 2~3km마다 종이컵 반⅔컵씩(약100~130ml) 마셔, 시간당 400~600ml 섭취를 목표로 한다.
- **훈련 중 90분 이상 시**: 30~45분(또는 5~7km) 간격으로 에너지 젤 또는 바나나 1/2개를 섭취한다.
- **훈련 직후 회복식**: 탄:단 = 3 : 1 (예: 60g 탄수 + 20g 단백) - 30 분 안에 섭취한다.

훈련 페이스와 거리, 반드시 지켜야 하나요?

표에 제시된 페이스와 거리는 훈련의 방향을 잡기 위한 기준이다. 가능하다면 정해진 시간 안에, 계획한 거리만큼 훈련을 마치는 것이 좋다. 하지만 10~30초/km 내외의 오차는 전혀 문제가 되지 않는다. 이 프로그램은 하루하루를 정확히 채우는 것보다 31주 전체를 무리 없이, 아프지 않고, 꾸준히 이어가는 것에 더 큰 의미를 둔다. 일상은 늘 바쁘고, 어떤 날은 피로하거나 몸에 이상이 느껴질 수도 있다. 그럴 땐 주저하지 말고 쉬어도 된다.

한두 번의 스킵은 전체 흐름에 영향을 주지 않는다. 오히려 그 하루의 회복이 다음 주를 더 단단하게 만들어주기도 한다. 이 프로그램은 그런 여유까지 감안해 충분한 기간으로 설계되었다.

정해진 일정을 성실히 따라가는 노력, 그리고 멈추지 않고 다시 이어가는 의지. 그 모든 과정이 바로 마라톤을 완주할 수 있는 자질을 기르는 훈련이다.

풀코스 마라톤 31주 훈련 프로그램

▶ **1주차** 첫 단추를 끼우자
- **월요일**: 자전거 30분 또는 5km 느린 조깅(8:00/km)으로 시작한다.
- **수요일**: 훈련 전 2km 조깅으로 워밍업을 충분히 하고, 200m(6:30/km)와 200m(8:00/km)를 번갈아 6회 반복하는 인터벌 훈련을 한다. 초반이라 강도는 낮지만 리듬 전환을 익히는 데 의미가 있다.
- **주말**: LSD는 8:00/km페이스로 10km를 달린다.

▶ **2주차** 지속주로 감각을 찾자
- **월요일**: 수영 20분 또는 6km 조깅(7:50/km)을 시행한다.
- **수요일**: 3km 지속주(7:30/km) 후 2km 조깅(8:00/km)으로 마무리한다. 짧은 거리만 일정한 페이스로 달리는 감각을 익히는 것이 핵심이다.
- **목요일 혹은 금요일**: 시간이 되는 날에 30분 조깅(8:00/km)을 선택적으로 해도 좋다.
- **주말**: LSD는 12km이며, 페이스는 7분 50초/km로 지난주보다 10초정도 빠르게 달려보자.

▶ **3주차** 월요일은 크로스트레이닝!
- **월요일**: 스텝밀 30분 또는 6km 조깅(7:40/km)이다. 스텝밀 (천국의 계단)은 하체에 충격이 많이 주지 않으며 달리기근육을 강화하고 심폐기능을 동시에 키울 수 있다.
- **수요일**: 400m(6:20/km)와 200m(7:50/km)를 번갈아 5회 반복하는 인터벌훈련으로 트랙에서 진행하면 효율적이다.

- **주말**: LSD는 14km로, 페이스는 7분 50초/km. 처음으로 2주 간격으로 10% 증가하는 법칙에 의해 거리가 늘었다.

▶ **4주차** **페이스 유지능력을 강화한다**
- **월요일**: 자전거 40분 또는 7km 조깅(7:40/km)이다. 자전거의 속도는 크게 신경 쓰지 않고 40분 동안 쉬지 않고 페달을 규칙적으로 밟는데 집중하자.
- **수요일**: 4km 지속주(7:20/km) 후 2km 조깅(8:00/km). 체력이 올라오고 있는 시기로, 일정한 페이스를 유지하며 거리감을 익히는 훈련이다.
- **목요일 혹은 금요일**: 선택적 조깅은 35분(7:50/km) 내외로 가볍게 운동한다.
- **주말**: LSD는 14km(7:40/km). 지난주보다 거리는 같지만 페이스는 소폭 올랐다.

▶ **5주차** **반복 훈련을 통한 리듬 학습**
- **월요일**: 수영 25분 또는 7km 조깅(7:40/km)으로 가볍게 시작한다. 수영은 자유형이 권장되며 빠른 발차기보다 2비트 정도로 느린 장거리 수영 리듬이 좋다.
- **수요일**: 400m(6:20/km)와 200m(7:40/km)를 번갈아 6회 반복한다. 이 시기의 인터벌은 심폐 자극과 리듬 조절 능력을 기르는 데 목적이 있다.
- **주말**: LSD는 16km(7:40/km). 거리 증가 주간으로, 완주 자체에 초점을 두고 진행한다.

▶ **6주차** **회복과 유지의 균형**
- **월요일**: 스텝밀 35분 또는 8km 조깅(7:50/km). 주말 LSD 이후 피로를 회복하며 동시에 기초 유산소 능력을 이어가는 훈련이다.
- **수요일**: 5km 지속주(7:10/km) 후 2km 조깅.
- **목요일 혹은 금요일**: 선택적 조깅은 40분(7:50/km).
- **주말**: LSD는 12km(7:30/km)이다. 피로감을 줄이기 위해 거리는 줄였지만, 페이스는 소폭 빠르게 설정했다.

▶ **7주차** 강도를 다시 끌어올린다
- **월요일**: 자전거 50분 또는 8km 조깅으로 주말 연습 리듬을 이어간다.
- **수요일**: 400m(6:10/km)와 200m(7:30~8:00/km)를 번갈아 4회 반복한다. 반복 횟수는 줄었지만 페이스가 빨라져 심폐 자극을 높이는 효과가 있다.
- **주말**: 18km(7:30/km). 20km를 앞두고 있는 시기로 부상 없이 체력이 증진되어 있어야한다.

▶ **8주차** 한 템포 쉬어가자
- **월요일**: 수영 30분 또는 8km 조깅(7:40/km).
- **수요일**: 6km 지속주(7:00/km)후 2km 조깅.
- **목요일 혹은 금요일**: 선택적 조깅은 40분 (7:50/km).
- **주말**: LSD는 12km(7:20/km).

▶ **9주차** 첫 20km 돌파
- **월요일**: 스텝밀 40분 또는 9km 조깅(7:20/km).
- **수요일**: 200m(6:10/km)와 200m(7:30~8:00/km)를 4회 반복. 짧은 구간에서 고강도와 회복을 반복하며 리듬 전환에 집중한다.
- **주말**: LSD는 20km(7:20~8:00/km). 첫 20km를 넘는 연습이지만 가급적 페이스에 맞춰 보도록 하면 좋다.

▶ **10주차** 실전에 가까운 페이스 유지연습
- **월요일**: 자전거 55분 또는 9km 조깅(7:40/km). 피로감 있다면 조금 운동량을 줄여도 괜찮다.
- **수요일**: 7km 지속주(6:50/km) 후 2km 조깅. 지속주가 처음으로 대회페이스 보다 빠르게 설정되었다.
- **목요일 혹은 금요일**: 선택적 조깅은 40분(7:40/km).
- **주말**: 13km(7:10/km)로 페이스 감각과 회복 조절을 시험하는 구성이다.

▶ 11주차　첫 고강도 + 장거리 훈련

- **월요일**: 수영 35분 또는 10km 조깅이다.
- **수요일**: 800m(6:00/km)와 200m(7:20~7:50/km)를 5회 반복하는 고강도 인터벌 훈련이 들어간다. 훈련 강도는 당일 몸 상태에 따라 조절하며, 무리하지 않는 선에서 속도 감각을 익히는 것이 핵심이다.
- **주말**: 22km(7:10~8:00/km). 다시 20km를 넘게 달리며 장거리 적응력이 점점 올리는 시기이다.

▶ 12주차　회복과 유지의 조화

- **월요일**: 스텝밀 45분 또는 10km 조깅.
- **수요일**: 8km 지속주(6:40/km) 후 2km 조깅.
- **목요일 혹은 금요일**: 선택적 조깅은 45분 (7:30/km).
- **주말**: 13km(7:00/km). 장거리 이후의 회복 주간이만 가능한 모든 연습을 소화해내려고 노력해보자.

▶ 13주차　새로운 거리와 리듬

- **월요일**: 자전거 60분 또는 10km 조깅.
- **수요일**: 1000m(6:00/km)와 200m(7:10~7:40/km)를 5회 반복하는 인터벌 훈련이다. 인터벌 거리도 증가하고 페이스도 빨라져 다소 힘들겠지만 지구력과 순발력을 동시에 끌어올리도록 연습해본다.
- **주말**: 24km(7:00~8:00/km)로 조금 힘든 한주가 될 수도 있다.

▶ 14주차　부드러운 회복, 이어지는 감각

- **월요일**: 수영 40분 또는 10km 조깅. 주말 장거리 피로를 부드럽게 회복하며 이어가는 시기다.
- **수요일**: 9km 지속주(6:40/km) 후 2km 조깅.
- **목요일 혹은 금요일**: 선택적 조깅은 45분으로 부담을 주지 않는 선에서 감각을 유지한다.

- **주말**: 13km(6:50/km)로 연속되는 주말 장거리의 피로감을 피했다.

▶ **15주차** 첫 25km 돌파, 자신감을 쌓자

- **월요일**: 11km 지속주(6:50/km)로 구성했다. 지난 주말 강도가 비교적 낮기 때문에, 초반부터 유산소 자극을 유지하며 전체 흐름을 끌어올리는 데 중점을 두었다.
- **수요일**: 400m(6:00/km)와 200m(7:30~8:00/km)를 6회 반복하는 인터벌 훈련으로, 강한 스피드 자극과 회복 리듬을 동시에 체득하는 것이 목표다.
- **주말**: 26km(6:50~7:50/km)로, 처음으로 25km 이상의 장거리에 도전하게 된다. 페이스보다는 끝까지 달려보는 경험 자체가 훈련의 핵심이다.

▶ **16주차** 회복과 점검사이

- **월요일**: 자전거 60분 또는 10km 조깅으로 회복을 우선한다. 완수 자체보다 피로를 덜어내고 몸의 리듬을 되찾는 것이 더 중요하며, 전부 수행하지 않아도 괜찮다.
- **수요일**: 다시 끌어올려 10km 지속주(6:30/km) 후 2km 조깅으로 마무리한다. 리듬과 페이스 감각을 회복하는 주간의 중심 훈련이다.
- **목요일 혹은 금요일**: 선택적 조깅은 50분간 천천히 달리며, 유산소 능력을 유지한다.
- **주말**: 14km(6:40/km)로 비교적 짧지만, 단단한 페이스로 밀고 가며 중간 거리 페이스를 점검하는 기회다. 체력 회복과 리듬 점검, 두 가지를 동시에 챙기는 주말이다.

▶ **17주차** 집중 훈련

- **월요일**: 10km 지속주(6:40/km)로 주말 리듬을 이어간다. 이번 주는 장거리 훈련을 앞두고 있지만, 초반부터 페이스 감각을 유지해 보려고 노력한다.
- **수요일**: 200m(6:00/km)와 100m(7:30~8:00/km)를 15회 반복하는 고빈도 인터벌 훈련이다. 짧은 구간을 빠르게 반복하며 근신경 반응을 자극하고,

동시에 회복 리듬을 훈련한다.
- **주말**: 28km(6:40~7:50/km). 본격적인 30km 장거리를 앞두고, 체력 소모를 조절하고 에너지 분배 전략을 고민해보는 단계이다. 단순히 '달리는 것'이 아니라 '어떻게 편하게 달릴 것인가'에 대해 집중해보자.

▶ 18주차 리듬과 회복의 균형을 맞추다

- **월요일**: 자전거 50분 또는 9km 조깅(7:40/km). 장거리 이후 무리가 가지 않도록 관절과 근육에 부드러운 자극을 준다.
- **수요일**: 11km 지속주(6:30/km)로 페이스 감각을 유지하며, 이후 2km 가벼운 조깅으로 마무리한다.
- **목요일 혹은 금요일**: 선택적 조깅은 50분. 주중의 긴장감을 완화하며 회복의 흐름을 돕는다.
- **주말**: 14km(6:40/km). 전체적으로 회복과 리듬 감각 유지를 목표로 하며, 부상 없이 한 주를 잘 마무리하는 것이 중요하다.

▶ 19주차 첫 30km, 마라톤 적응 훈련

- **월요일**: 스텝밀 40분 또는 8km 지속주(6:40/km). 스텝밀을 사용할 경우에는 사이드 바를 잡지 않고, 달리기 자세와 유사한 형태로 오르는 것을 권장한다.
- **수요일**: 50분 조깅. 강도를 낮추며 주말 장거리를 대비하자.
- **주말**: 첫 30km(6:50~7:50/km) 도전 주간으로, 체력 배분과 보급 타이밍에 신경 쓰며 '완주하는 것'에 집중한다. 본격적인 마라톤 훈련의 분기점이다.

▶ 20주차 회복과 자극의 균형

- **월요일**: 수영 30분 또는 5km 조깅. 장거리 훈련 이후 관절에 부담을 줄이기 위해, 체중 부하가 적은 수영을 선택하는 것도 좋은 회복 전략이다.
- **수요일**: 5km 지속주(6:50/km) 후 2km 조깅으로 마무리하며, 페이스 감각을 유지하고 호흡을 정돈하는 데 집중한다.

- **목요일 혹은 금요일**: 선택적 조깅은 55분. 부드러운 흐름으로 회복과 리듬을 유지한다.
- **주말**: 15km(6:30/km). 거리는 줄였지만, 스피드는 약간 올려보자. 회복과 자극 사이의 균형을 맞추는 주간이다.

▶ **21주차** 실전 대비 첫 3km 인터벌 도전

- **월요일**: 자전거 60분 또는 10km 지속주(6:30/km).
- **수요일**: 3km(6:00/km) + 400m(7:30~8:00/km)를 3회 반복한다. 첫 3km 인터벌 훈련이라 다소 부담스러울 수 있지만, 속도가 떨어져도 좋으니 최대한 일정한 페이스를 유지해보자.
- **주말**: 24km(6:40/km). 장거리 주행 감각을 끌어올리며, 몸의 리듬을 다시 세팅하는 주간이다.

▶ **22주차** 흐름을 유지하자

- **월요일**: 수영 40분 또는 10km 지속주(6:30/km).
- **수요일**: 13km 지속주(6:20/km) 후 2km 조깅으로 마무리하며, 장거리에서도 페이스를 유지하는 감각을 익힌다.
- **목요일 혹은 금요일**: 선택적 조깅은 55분 조깅.
- **주말**: 20km(6:40/km). 다음 주 장거리 돌파를 대비해 체력을 아껴두자. 이번 주는 리듬을 유지하면서 에너지 보존을 목표로 한다.

▶ **23주차** 두 번째 30km의 벽, 마지막 고비

- **월요일**: 스텝밀 45분 또는 10km 지속주(6:30/km).
- **수요일**: 200m(5:50/km)와 100m(7:30~8:00/km)를 10회 반복한다. 짧은 구간 반복을 통해 스피드와 회복 리듬을 동시에 자극한다.
- **주말**: 33km(6:50~7:50/km). 두 번째로 30km를 넘는 장거리 주행이다. 완주하지 못해도 괜찮지만, 부상은 반드시 피해야 한다. 필요하다면 걷는 것도 좋다. 실전 마라톤 시뮬레이션 전, 마지막 거리 증가 구간이다.

24주차 한 타임 쉬어가자

- **월요일**: 자전거 40분 또는 7km 조깅. 부드럽게 몸을 풀며 회복을 돕는 시간이다.
- **수요일**: 10km 지속주(6:10/km) 후 2km 조깅. 약간 빠른 페이스로 리듬을 끌어올린 후 가볍게 마무리한다.
- **목요일 혹은 금요일**: 선택적 조깅은 60분. 강도가 높지 않도록 조절하며, 유산소 흐름을 유지한다.
- **주말**: 16km(6:20/km). 전체적으로는 회복에 가까운 주간으로, 다소 여유 있게 훈련을 구성해도 괜찮다.

25주차 고강도 인터벌, 속도도 조금 끌어 올려보자

- **월요일**: 수영 40분 또는 10km 지속주(6:20/km). 장거리 대비를 위한 저충격 유산소 운동으로 근육과 관절에 휴식을 준다.
- **수요일**: 1000m(5:40/km)와 200m(7:30~8:00/km)를 4회 반복하는 고강도 인터벌 훈련이다. 강한 자극을 통해 심폐 능력과 회복 리듬을 동시에 점검한다.
- **주말**: 25km(6:40/km). 그동안의 훈련이 잘 쌓여왔다면 무리 없이 소화할 수 있는 거리다. 거리 증가보다 안정된 페이스 유지에 집중하자.

26주차 실전 페이스 정비구간

- **월요일**: 자전거 60분 또는 10km 조깅. 장거리 이후의 회복과 순환 자극에 적절한 구성이다.
- **수요일**: 10km 지속주(6:10/km) 후 2km 조깅. 비교적 빠른 속도로 달려보며 실전 페이스에 가까운 감각을 익힌다.선택적 조깅은 60분.
- **주말**: 20km(6:30~7:00/km). 거리는 살짝 줄었지만 페이스는 실제 마라톤과 유사하게 조절하며, 실전에 가까운 리듬으로 완주하는 것이 중요하다.

27주차 실전 시뮬레이션, 최장거리 훈련

- **월요일**: 스텝밀 30분 또는 5km 조깅. 가볍게 땀을 내며 남은 주간을 준비한다.

- **수요일**: 수영 20분, 자전거 40분, 50분 러닝(7:20/km) 중 선택. 주말의 풀코스를 대비해 운동량을 줄이고 에너지를 비축한다.
- **주말**: 42km(6:50~8:00/km). 마라톤 전 실전 시뮬레이션이다. 식사 시간, 수분 섭취, 파워젤 간격, 착용할 신발과 복장까지 모두 실제 대회처럼 준비하고 임한다. 완주가 목표지만, 중간에 통증이 있다면 32km까지만 달려도 훈련 목표의 80~90%는 달성한 것이다. 중요한 건 몸을 해치지 않고 실전 감각을 완성하는 데 있다.

▶ **28주차** 테이퍼링 시작. 여유있는 흐름 유지

- **월요일**: 자전거 30분 또는 5km 조깅. 피로가 심하다면 완전 휴식을 택해도 괜찮다.
- **수요일**: 5km 지속주(6:30/km) 후 2km 조깅으로 마무리하며 몸의 감각을 유지한다.
- **목요일 혹은 금요일**: 선택적 조깅은 60분.
- **주말**: 16km(6:20/km). 이 시점부터 본격적인 테이퍼링 구간에 들어간다. 체력은 이미 완성되었으니, 대회 페이스와 가벼운 몸의 움직임에 집중하자.

▶ **29주차** 하프거리 최종 점검 주간

- **월요일**: 크로스트레이닝 대신 10km 지속주(7:00/km). 가벼운 자극으로 리듬을 이어간다.
- **수요일**: 400m(5:40/km)와 100m(7:30/km) 세트를 8회 반복한다. 짧고 강한 자극으로 페이스 전환 능력을 유지한다.
- **주말**: 21km(6:30~7:00/km). 대회 전 마지막 장거리 훈련으로, 하프 마라톤 페이스를 점검하며 실전 감각을 완성하는 주간이다.

▶ **30주차** 훈련량 감소, 집중력은 유지

- **월요일**: 자전거 30분 또는 10km 지속주(6:30/km). 관절 부담을 최소화하면서 리듬을 유지해보자.

- **수요일**: 10km 지속주(6:10/km) 후 2km 조깅. 예상 마라톤 페이스(7:00/km)보다 빠른 속도로 달려보며 최종 점검을 해보자.
- **목요일 혹은 금요일**: 45분 조깅.
- **주말**: 12km(6:30~7:00/km). 훈련량을 줄이되 페이스 유지와 집중력은 그대로 가져간다. 더도 덜도 말고, 딱 이 정도 선만 유지해보자.

▶ **31주차** 마지막 준비, 이제 출발선으로

- **월요일**: 5km 지속주(6:30/km). 흐름을 유지하며 무리하지 않고 차분히 이어간다.
- **수요일**: 워밍업 2km 후 300m(5:40/km) + 100m(7:40/km)를 4회 반복한다. 짧고 가벼운 자극으로 몸을 깨우는 정도면 충분하다. 선택적 조깅은 20~30분 러닝(6:50/km). 피로감이나 통증이 느껴진다면, 모든 운동 스케줄을 과감하게 스킵하거나 운동량을 절반으로 줄여도 좋다. 더 이상 몸을 끌어올릴 필요는 없다.
- **주말**: 31주의 훈련 끝에 마침내 풀코스 마라톤에 도전하는 순간이 왔다. 지금까지 해온 모든 훈련과 노력들이 결실을 맺는 시간이다.

4시간 30분 이내 완주 31주 프로그램

목표 페이스: 6분 20초/km

월 or **화** 크로스트레이닝/조깅 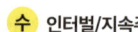 인터벌/지속주 **목 금** 선택 조깅/휴식

※ 모든 훈련은 훈련 전 워밍업 10분, 훈련 후 쿨다운 10분을 포함한다.

주	월요일 (또는 화요일*)	수요일	목·금	주말 장거리 LSD
1	자전거 30분 또는 조깅 5km (8:00/km)	200m (5:30/km) + 200m (7:40/km) × 6회	휴식 권장	10km (7:20/km)
2	수영 20분 또는 조깅 6km (7:50/km)	지속주 3km (6:50/km) + 조깅 2km (7:20/km)	30분 조깅 (8:00/km)	12km (7:20/km)
3	스텝밀 30분 또는 조깅 6km (7:40/km)	400m (5:20/km) + 200m (7:30/km) × 5회	휴식 권장	14km (7:10/km)
4	자전거 40분 또는 조깅 7km (7:40/km)	지속주 4km (6:40/km) + 조깅 2km (7:20/km)	35분 조깅 (7:50/km)	14km (7:10/km)
5	수영 25분 또는 조깅 7km (7:40/km)	400m (5:20/km) + 200m (7:20/km) × 6회	휴식 권장	16km (7:00/km)
6	스텝밀 35분 또는 조깅 8km (7:50/km)	지속주 5km (6:30/km) + 조깅 2km (7:20/km)	40분 조깅 (7:50/km)	12km (7:00/km)
7	자전거 50분 또는 조깅 8km (7:30/km)	400m (5:10/km) + 200m (7:10/km) × 4회	휴식 권장	18km (7:00/km)
8	수영 30분 또는 조깅 8km (7:40/km)	지속주 6km (6:30/km) + 조깅 2km (7:10/km)	40분 조깅 (7:50/km)	12km (6:50/km)
9	스텝밀 40분 또는 조깅 9km	200m (5:10/km) + 200m (7:10/km) × 4회	휴식 권장	20km (7:00/km)
10	조깅 9km (7:40/km)	지속주 7km (6:10/km) + 조깅 2km (7:10/km)	40분 조깅 (7:40/km)	13km (6:50/km)
11	수영 35분 또는 조깅 10km	800m (5:10/km) + 200m (7:30/km) × 5회	휴식 권장	22km (7:00/km)

주	월요일 (또는 화요일*)	수요일	목·금	주말 장거리 LSD
12	스텝밀 45분 또는 조깅 10km (7:30/km)	지속주 8km (6:20/km) + 조깅 2km (7:10/km)	45분 조깅 (7:30/km)	13km (6:50/km)
13	자전거 60분 또는 조깅 10km	1000m (5:10/km) + 200m (7:30/km) × 5회	휴식 권장	24km (6:50/km)
14	수영 40분 또는 조깅 10km	지속주 9km (6:15/km) + 조깅 2km (7:10/km)	45분 조깅 (7:30/km)	13km (6:40/km)
15	지속주 11km (6:20/km)	400m (5:00/km) + 200m (7:00/km) × 6회	휴식 권장	26km** (6:50/km)
16	자전거 60분 또는 조깅 10km	지속주 10km (6:10/km) + 조깅 2km (7:20/km)	50분 조깅 (7:30/km)	14km (6:40/km)
17	지속주 10km (6:10/km)	지속주 6km (6:00/km) + 조깅 2km (7:20/km)	휴식 권장	28km (6:40/km)
18	자전거 50분 또는 지속주 9km (7:40/km)	지속주 11km (6:00/km) + 조깅 2km (7:20/km)	50분 조깅	14km (6:30/km)
19	스텝밀 40분 또는 지속주 8km (6:40/km)	50분 러닝 (7:20/km)	휴식 권장	30km (6:40/km)
20	수영 30분 또는 조깅 5km	지속주 5km (6:20/km) + 조깅 2km (7:30/km)	55분 조깅	15km (6:30/km)
21	자전거 60분 또는 지속주 10km (6:30/km)	3000m (5:10/km) + 400m (7:30~8:00/km) × 3회	휴식 권장	24km (6:30/km)
22	수영 40분 또는 지속주 10km (6:30/km)	지속주 13km (6:10/km) + 조깅 2km (7:20/km)	55분 러닝 (7:20/km)	20km (6:20/km)
23	스텝밀 45분 또는 지속주 10km (6:30/km)	빌드업 8km (6:20 → 5:20/km)	휴식 권장	33km*** (6:30/km)
24	자전거 40분 또는 조깅 7km	지속주 10km (6:00/km) + 조깅 2km (7:10/km)	60분 러닝 (7:20/km)	16km (6:20/km)
25	수영 40분 또는 지속주 10km (6:20/km)	1000m (5:40/km) + 200m (7:30/km) × 4회	휴식 권장	25km (6:20/km)
26	자전거 60분 또는 조깅 10km	지속주 10km (6:00/km) + 조깅 2km (7:10/km)	60분 러닝 (7:20/km)	20km (6:20/km)

주	월요일 (또는 화요일*)	수요일	목·금	주말 장거리 LSD
27	스텝밀 30분 또는 조깅 5km	수영 20분 / 자전거 40분 / 50분 조깅 (7:20/km)	휴식 권장	42km**** (6:20/km) (풀코스 시뮬레이션)
28	자전거 30분 또는 조깅 5km	지속주 5km (6:10/km) + 조깅 2km (7:20/km)	60분 러닝 (7:20/km)	16km (6:30/km)
29	지속주 10km (6:20/km)	400m (5:00/km) + 100m (7:30/km) × 8회	휴식 권장	21km (6:20/km)
30	자전거 30분 또는 지속주 10km (6:30/km)	지속주 10km (6:00/km) + 조깅 2km (7:00/km)	45분 러닝 (7:00/km)	12km (6:10/km)
31	지속주 5km (6:20/km)	300m (5:00/km) + 100m (7:30/km) × 4회	20~30분 러닝 (6:50/km)	마라톤 대회 – 목표: 4시간 30분 이내 완주 (6:20/km)

* 일요일 LSD 시 월요일 적극 휴식, 화요일에 월요일 훈련 실시
** 컨디션↓→ 20 km + 목표페이스 5 km or 거리 20 % 감량
*** 피로 시→ LSD 25 % 감량, 보급·회복 집중
**** 통증·과피로 시→ 32 km 중단, 이후 회복 주간 전환
컨디션에 따라 인터벌은 ±10초, 지속주는 ±30초, 거리는 ±10% 내외로 조절가능

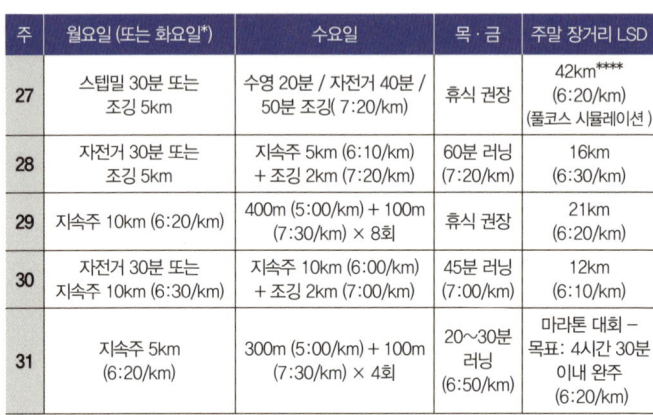

4시간 이내(sub-4) 완주 31주 프로그램

목표 페이스: 5분 40초/km

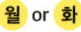 or 크로스트레이닝/조깅   인터벌/지속주   선택 조깅/휴식

※ 모든 훈련은 훈련 전 워밍업 10분, 훈련 후 쿨다운 10분을 포함한다.

주	월요일 (또는 화요일*)	수요일	목·금	주말 장거리 LSD
1	자전거 30분 또는 조깅 5km (8:00/km)	200m (5:30/km) + 200m (7:30/km) ×6회	휴식 권장	10km (6:50/km)
2	수영 20분 또는 조깅 6km (7:40/km)	지속주 3km (6:20/km) + 조깅 2km (7:00/km)	30분 조깅 (7:40/km)	11km (6:50/km)

주	월요일 (또는 화요일*)	수요일	목·금	주말 장거리 LSD
3	스텝밀 30분 또는 조깅 6km (7:40/km)	400m (5:20/km) + 200m (7:10/km) ×5회	휴식 권장	12km (6:40/km)
4	자전거 40분 또는 조깅 7km (7:30/km)	지속주 4km (6:10/km) + 조깅 2km (7:00/km)	35분 조깅 (7:30/km)	13km (6:30/km)
5	수영 25분 또는 조깅 7km (7:30/km)	400m (5:20/km) + 200m (7:00/km) ×6회	휴식 권장	14km (6:30/km)
6	스텝밀 35분 또는 조깅 8km (7:40/km)	지속주 5km (6:00/km) + 조깅2km (7:00/km)	40분 조깅 (7:30/km)	12km (6:20/km)
7	자전거 50분 또는 조깅 8km (7:20/km)	400m (5:00/km) + 200m (6:50/km) ×5회	휴식 권장	16km (6:20/km)
8	수영 30분 또는 조깅 8km (7:30/km)	지속주 6km (6:00/km) + 조깅2km (7:00/km)	40분 조깅 (7:40/km)	18km (6:20/km)
9	스텝밀 40분 또는 조깅 9km	200m (4:50/km) + 200m (6:40/km) ×6회	휴식 권장	14km (6:10/km)
10	자전거 55분 또는 조깅 9km (7:30/km)	지속주 7km (5:50/km) + 조깅2km (7:00/km)	40분 조깅 (7:30/km)	20km (6:10/km)
11	수영 35분 또는 조깅 10km	800m (5:00/km) + 200m (6:50/km) ×5회	휴식 권장	22km (6:10/km)
12	스텝밀 45분 또는 조깅 10km	지속주 8km (5:50/km) + 조깅2km (7:00/km)	45분 조깅 (7:30/km)	17km (6:00/km)
13	자전거 60분 또는 조깅 10km	1000m (5:00/km) + 200m (6:40/km) ×5회	휴식 권장	24km (6:00/km)
14	수영 40분 또는 조깅 10km	지속주 9km (5:50/km) + 조깅2km (7:00/km)	45분 조깅 (7:20/km)	26km (6:00/km)
15	지속주 11km (6:00/km)	400m (4:40/km) + 200m (6:30/km) ×6회	휴식 권장	19km (5:50/km)
16	자전거 60분 또는 조깅 10km	지속주 10km (5:40/km) + 조깅2km (7:00/km)	50분 조깅 (7:30/km)	28km** (6:00/km)
17	지속주 10km (5:50/km)	지속주 6km (5:40/km) + 조깅2km (7:00/km)	휴식 권장	30km (5:50/km)

주	월요일 (또는 화요일*)	수요일	목·금	주말 장거리 LSD
18	자전거 50분 또는 조깅 9km (7:30/km)	지속주 11km (5:40/km) + 조깅 2km (7:00/km)	50분 조깅	21km (5:50/km)
19	스텝밀 40분 또는 지속주 8km (4:50/km)	빌드업 6km (5:50 → 4:50/km)	휴식 권장	32km (5:50/km)
20	수영 30분 또는 조깅 5km (7:30/km)	지속주 5km (5:40/km) + 조깅 2km (7:00/km)	55분 조깅	15km (5:40/km)
21	자전거 60분 또는 지속주 10km (6:00/km)	3000m (5:00/km) + 400m (6:50/km) ×3회	휴식 권장	24km (5:40/km)
22	수영 40분 또는 지속주 10km (6:10/km)	지속주 13km (5:40/km) + 조깅2km (7:00/km)	55분 조깅 (7:10/km)	20km (5:40/km)
23	스텝밀 45분 또는 지속주 10km (6:20/km)	빌드업 8km (5:50→4:50/km)	휴식 권장	34km*** (5:40/km)
24	자전거 40분 또는 조깅 7km (7:30/km)	지속주 10km (5:40/km) + 조깅 2km (7:00/km)	60분 조깅 (7:20/km)	16km (5:40/km)
25	수영 40분 또는 지속주 10km (6:00/km)	1000m (4:40/km) + 200m (6:30/km) ×5회	휴식 권장	25km (5:40/km)
26	자전거 60분 또는 조깅 10km (7:20/km)	지속주 10km (5:30/km) + 조깅2km (7:00/km)	60분 조깅 (7:20/km)	20km (5:40/km)
27	스텝밀 30분 또는 조깅 5km (7:20/km)	수영 20분 / 자전거 40분 / 50분 조깅 (7:20/km)	휴식 권장	42km**** (5:40/km)
28	자전거 30분 또는 조깅 5km (7:30/km)	지속주 5km (5:40/km) + 조깅2km (7:00/km)	60분 러닝 (7:00/km)	16km (5:30/km)
29	지속주 10km (5:40/km)	400m (4:40/km) + 100m (6:30/km) ×8회	휴식 권장	21km (5:30/km)
30	자전거 30분 또는 지속주 10km (6:10/km)	지속주 10km (5:30/km) + 조깅2km (7:00/km)	45분 러닝 (6:50/km)	12km (5:30/km)
31	지속주 5km (5:40/km)	300m (4:40/km) + 100m (6:30/km) ×4회	20~30분 러 닝 (6:40/km)	마라톤 대회 – 목표: 4시간 이내 완주 (5:40/km)

* 일요일 LSD 시 월요일 적극 휴식, 화요일에 월요일 훈련 실시
** 컨디션↓→ 20 km + 목표페이스 5 km or 거리 20 % 감량
*** 피로 시→ LSD 25 % 감량, 보급·회복 집중
**** 통증·과피로 시→ 32 km 중단, 이후 회복 주간 전환
컨디션에 따라 인터벌은 ±10초, 지속주는 ±30초, 거리는 ±10% 내외로 조절가능

2주마다 10 %씩 거리를 늘린다는 러닝닥터남의 원칙으로 보자면 14주는 다소 촘촘하다. 하지만 이미 마라톤을 여러 차례 완주했거나, 평소에도 20 km 이상을 꾸준히 달려온 러너라면 '고급자용 압축 버전'이 필요할 때가 있다. 그래서 참고용으로 14주 완성 프로그램을 제시한다.

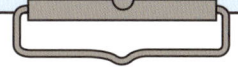

14주 프로그램, 약 100일
4시간 30분 마라톤 완주 훈련 프로그램

목표 페이스: 6분 20초/km

 or 지속·템포   훈련   조깅·휴식

※ 모든 훈련은 훈련 전 워밍업 10분, 훈련 후 쿨다운 10분을 포함한다.

주차	월요일 (또는 화요일*)	수요일	목/금	주말 LSD
1	지속주 5km (7:00/km)	400m (5:40/km) + 200m (8:00/km) × 6회	조깅 30분 (8:00/km)	10km: 전반 5km (6:40/km) + 후반 5km (7:10/km)
2	지속주 6km (6:50/km)	600m (5:30/km) + 200m (7:50/km) × 6회	자전거 30분	14km: 전반 7km (6:40/km) + 후반 7km (7:10/km)
3	템포 20분 (6:00/km)	언덕 300m + 걷기 100m × 8회	조깅 40분 (7:50/km)	18km: 전반 10km (6:30/km) + 후반 8km (7:00/km)
4	지속주 7km (6:50/km)	400m (5:20/km) + 400m (7:50/km) × 7회	조깅 30분 (7:40/km) 또는 휴식	20km: 전반 12km (6:30/km) + 후반 8km (7:00/km)
5	템포 25분 (5:50/km)	언덕 300m + 걷기 100m × 8회	스텝밀 30분	15km: 전반 7km (6:40/km) + 후반 8km (7:10/km)

주차	월요일 (또는 화요일*)	수요일	목/금	주말 LSD
6	지속주 8km (6:40/km)	800m (5:20/km) + 400m (7:40/km) × 4회	조깅 40분 (7:40/km)	26km**: 전반 13km (6:30/km) + 후반 13km (7:00/km)
7	템포 30분 (5:50/km)	1,200m (5:10/km) + 400m (7:40/km) × 3회	수영 30분 또는 조깅 30분 (7:40/km)	20km: 전반 12km (6:20/km) + 후반 8km (6:50/km)
8	지속주 8km (6:40/km)	빌드업 5km (6:20 → 5:30/km)	조깅 30분 (7:40/km) 또는 휴식	32km***: 전반 22km (6:30/km) + 후반 10km (6:00/km)
9	템포 20분 (5:40/km)	800m (5:00/km) + 400m (7:30/km) × 5회	자전거 30분 또는 조깅 30분 (7:40/km)	16km: 전반 8km (6:30/km) + 후반 8km (6:10/km)
10	지속주 9km (6:30/km)	1,000m (5:00/km) + 400m (7:30/km) × 5회	조깅 30분 (7:30/km) 또는 휴식	20km: 전반 10km (6:40/km) + 후반 10km (7:00/km)
11	템포 15분 (5:30/km) + 지속주 4km (6:20/km)	1,000m (4:50/km) + 400m (7:20/km) × 4회	조깅 20분 (7:20/km)	40km****: 전반 20km (6:20/km) + 후반 20km (6:20/km)
12	조깅 6km (7:30~8:00/km)	3km (5:50/km) + 2km (5:40/km) + 1km (5:30/km)	자전거 30분 또는 조깅 20분 (7:30/km)	18km: 전반 9km (7:00/km) + 후반 9km (6:50/km)
13	지속주 4km (6:20/km)	300m (5:20/km) + 100m (7:30/km) × 8회	조깅 20분 (7:30/km)	16km: 전반 8km (6:40/km) + 후반 8km (6:50/km)
14	30분 러닝 (7:00~7:30/km)	100m 스트라이드 (5:00/km) + 100m 조깅 × 4회	휴식	마라톤 대회 (목표 페이스: 6:20/km)

* 일요일 LSD 시 월요일 적극 휴식, 화요일에 월요일 훈련 실시
** 컨디션↓→ 20 km + 목표페이스 5 km or 거리 20 % 감량
*** 피로 시→ LSD 25 % 감량, 보급·회복 집중
**** 통증·과피로 시→ 32 km 중단, 이후 회복 주간 전환
컨디션에 따라 인터벌은 ±10초, 지속주는 ±30초, 거리는 ±10% 내외로 조절가능

14주 프로그램, 약 100일
4시간 이내 Sub-4 마라톤 완주 훈련 프로그램
목표 페이스: 5분 40초/km

※ 모든 훈련은 훈련 전 워밍업 10분, 훈련 후 쿨다운 10분을 포함한다.

주차	월요일 (또는 화요일*)	수요일	목/금	주말 LSD
1	지속주 5km (6:10/km)	400m (5:00/km) + 200m (7:30/km) × 6회	조깅 30분 (7:30/km)	10km: 전반 5km (6:00/km) + 후반 5km (6:20/km)
2	지속주 6km (6:00/km)	600m (4:50/km) + 200m (7:20/km) × 6회	자전거 30분	14km: 전반 7km (5:50/km) + 후반 7km (6:10/km)
3	템포 20분 (5:20/km)	언덕 300m + 걷기 100m × 8회	조깅 40분 (7:20/km)	18km: 전반 10km (5:50/km) + 후반 8km (6:10/km)
4	지속주 7km (6:00/km)	400m (4:50/km) + 400m (7:20/km) × 7회	조깅 30분 또는 휴식	20km: 전반 12km (5:50/km) + 후반 8km (6:00/km)
5	템포 25분 (5:10/km)	언덕 300m + 걷기 100m × 8회	스텝밀 30분	15km: 전반 7km (5:50/km) + 후반 8km (6:10/km)
6	지속주 8km (5:50/km)	800m (4:50/km) + 400m (7:10/km) × 4회	조깅 40분	26km**: 전반 13km (5:50/km) + 후반 13km (6:00/km)
7	템포 30분 (5:10/km)	1,200m (4:50/km) + 400m (7:10/km) × 3회	수영 30분 또는 조깅 30분	20km: 전반 12km (5:40/km) + 후반 8km (6:00/km)

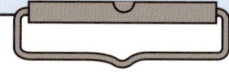

주차	월요일 (또는 화요일*)	수요일	목/금	주말 LSD
8	지속주 8km (5:50/km)	빌드업 5km (5:40→5:10/km)	조깅 30분 또는 휴식	32km***: 전반 22km (5:50/km) + 후반 10km (5:30/km)
9	템포 20분 (5:10/km)	800m (4:40/km) + 400m (7:00/km) × 5회	자전거 30분 또는 조깅 30분	16km: 전반 8km (5:50/km) + 후반 8km (5:40/km)
10	지속주 9km (5:40/km)	1,000m (4:40/km) + 400m (7:00/km) × 5회	조깅 30분 또는 휴식	20km: 전반 10km (5:50/km) + 후반 10km (6:00/km)
11	템포 15분 (4:50/km) + 지속주 4km (5:40/km)	1,000m (4:30/km) + 400m (7:00/km) × 4회	조깅 20분	40km****: 전·후 균일 (5:40/km)
12	조깅 6km (7:00~7:30/km)	3km (5:40/km) + 2km (5:30/km) + 1km (5:20/km)	자전거 30분 또는 조깅 20분	18km: 전반 9km (6:00/km) + 후반 9km (5:50/km)
13	지속주 4km (5:40/km)	300m (4:50/km) + 100m (6:50/km) × 8회	조깅 20분	16km: 전반 8km (6:00/km) + 후반 8km (5:50/km)
14	30분 러닝 (6:30~7:00/km)	100m 스트라이드 (4:30/km) + 100m 조깅 × 4회 반복	휴식	마라톤 대회 (목표 페이스 5:40/km)

* 일요일 LSD 시 월요일 적극 휴식, 화요일에 월요일 훈련 실시
** 컨디션↓→ 20 km + M페이스 4 km 또는 22 km
*** 피로 시→ 28 km 또는 22 km + M페이스 6 km
**** 피로 시→ 34_36 km 또는 30 km + M페이스 5 kmu52968?디션에 따라 인터벌은 ±10초, 지속주는 ±30초, 거리는 ±10% 내외로 조절가능

14주 프로그램, 약 100일
3시간 30분 이내 마라톤 완주 훈련 프로그램
목표 페이스: 4분 55초/km

 월 or 화 지속·템포   수 훈련   목 금 조깅/휴식

※ 모든 훈련은 훈련 전 워밍업 10분, 훈련 후 쿨다운 10분을 포함한다.

주차	월요일 (또는 화요일*)	수요일	목/금	주말 LSD
1	지속주 6km (5:20/km)	400m (4:30/km) + 200m (7:00/km) × 6회	조깅 30분 (7:00/km)	12km: 전반 6km (5:10/km) + 후반 6km (5:30/km)
2	지속주 7km (5:20/km)	600m (4:30/km) + 200m (6:50/km) × 6회	자전거 30분	16km: 전반 8km (5:10/km) + 후반 8km (5:30/km)
3	템포 20분 (4:40/km)	언덕 300m + 걷기 100m × 8회	조깅 40분 (6:50/km)	20km: 전반 12km (5:00/km) + 후반 8km (5:20/km)
4	지속주 8km (5:20/km)	400m (4:20/km) + 400m (6:50/km) × 7회	조깅 30분 (6:40/km) 또는 휴식	24km: 전반 14km (5:00/km) + 후반 10km (5:20/km)
5	템포 25분 (4:40/km)	언덕 300m + 걷기 100m × 8회	스텝밀 30분	26km: 전반 13km (5:00/km) + 후반 13km (5:20/km)
6	지속주 10km (5:10/km)	1,000m (4:10/km) + 400m (6:40/km) × 4회	조깅 40분 (6:40/km)	30km: 전반 20km (5:00/km) + 후반 10km (4:50/km)

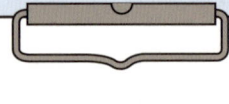

주차	월요일 (또는 화요일*)	수요일	목/금	주말 LSD
7	템포 30분 (4:30/km)	1,200m (4:10/km) + 400m (6:30/km) × 3회	수영 30분 또는 조깅 30분 (6:40/km)	22km: 전반 12km (4:50/km) + 후반 10km (5:10/km)
8	지속주 10km (5:10/km)	빌드업 6km (5:00 → 4:30/km)	조깅 30분 (6:40/km) 또는 휴식	34km**: 전반 24km (5:00/km) + 후반 10km (4:40/km)
9	템포 20분 (4:30/km)	800m (4:10/km) + 400m (6:30/km) × 5회	자전거 30분 또는 조깅 30분 (6:40/km)	18km: 전반 9km (5:00/km) + 후반 9km (4:50/km)
10	지속주 12km (5:00/km)	1,000m (4:10/km) + 400m (6:20/km) × 5회	조깅 30분 (6:30/km) 또는 휴식	20km: 전반 10km (5:10/km) + 후반 10km (5:00/km)
11	템포 15분 (4:30/km) + 지속주 5km (5:00/km)	1,000m (4:00/km) + 400m (6:20/km) × 4회	조깅 20분 (6:30/km)	40km***: 전·후 균일 (4:55/km)
12	조깅 6km (6:30~7:00/km)	3km (5:10/km) + 2km (5:00/km) + 1km (4:50/km)	자전거 30분 또는 조깅 20분 (6:40/km)	20km: 전반 10km (5:10/km) + 후반 10km (5:00/km)
13	지속주 6km (5:00/km)	300m (4:20/km) + 100m (6:30/km) × 10회	조깅 20분 (6:40/km)	12km: 전반 6km (5:10/km) + 후반 6km (5:00/km)
14	40분 러닝 (6:00~6:30/km)	100m 스트라이드 (4:10/km) + 100m 조깅 × 5회 반복	휴식	마라톤 대회 (목표 페이스 4:55/km)

* 일요일에 LSD를 했으면 월요일 적극 휴식, 화요일에 월요일 훈련을 실시
** 컨디션 ↓ → 30 km 또는 24 km + M페이스 6 km
*** 피로 시 → 34 ~ 36 km 조정
컨디션에 따라 인터벌은 ±10초, 지속주는 ±30초, 거리는 ±10% 내외로 조절가능

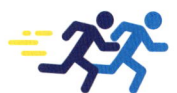

Part.3
30km

이제

결전의 날

테이퍼링이란?

테이퍼링의 시작

1950년 유럽 세계 육상 선수권 대회의 금메달리스트 에밀 자토펙이 강도 높은 훈련 후 2주간 강제 휴식을 취하고 5000m와 10000m에서 우승하면서, '테이퍼'이란 개념이 주목받기 시작했다. 이후 많은 러너들이 테이퍼링을 통해 대회 직전 컨디션을 조절하는 전략을 사용하고 있다.

테이퍼링을 과학적으로 사전에 정확하게 계획한다고 생각할 수도 있지만, 실제로는 많은 부분이 경험과 시행착오를 통해 발전해 왔다. 특히 일본의 톱클래스 선수들조차 과학적 이론보다는 실전 경험을 바탕으로 한 훈련 방법을 채택하는 경우가 많다. 그렇기 때문에 테이퍼링은 단순한 공식이 아니라, 각자의 몸 상태에 맞게 조절하는 과정이다.

적절한 테이퍼링 기간과 활용법

대회를 앞두고 남은 기간 동안 러너들이 가장 고민하는 부분이 바로 테이퍼링이다. 이 시점에서 너무 무리한 훈련을 하면 오히려 피로가 쌓여 부상이 생기기 쉽고, 반대로 너무 쉬어 버리면 몸이 둔해질 수 있기 때문에 적절한 운동 강도를 유지하는 것이 중요하다.

테이퍼링 기간은 대회 준비 기간과 개인의 훈련 상태에 따라 달라진다. 일반적으로 2~3주 전부터 시작하는 경우가 많지만, 길게는 4주, 짧게는 1주 동안 진행하기도 한다. 장거리 훈련을 충분히 소화한 러너라면 2~3주간 테이퍼링을 하며 점진적으로 훈련량을 줄이는 것이 이상적이다. 반면, 부상이나 일정상의 이유로 훈련량이 부족했던 러너는 1주 정도 짧은 테이퍼링을 통해 컨디션을 조정할 수도 있다.

특히, 평소에 훈련을 꾸준히 해온 러너라면 테이퍼링을 통해 체력의 회복과 피로를 풀어주는 것이 핵심이다. 이 시기에는 달리기 양과 강도를 줄이면서 컨디션을 유지하는 것이 좋다. 평소 하지 않던 운동이나 생활습관은 달리기 근육에 불필요한 스트레스를 줄 수 있으므로 가급적 피하는 것이 좋다. 마라톤은 단순히 체력 싸움이 아니라 멘탈 싸움이기 때문에 테이퍼링 시기에 육체적인 준비뿐만 아니라 정신적인 준비를 하면 도움이 된다. 대회 한 주 전에는 책을 읽거나 명상을 하면서 마음을 안정시키고, 레이스를 시뮬레이션하며 전략을 점검하는 것도 좋은 방법이 될 수 있다.

워밍업 미트란 일부 정상급 선수들이 대회 직전에 짧은 거리의 고강도 훈련을 통해 몸의 반응 속도와 레이스 감각을 끌어올리는 훈련 방식이다. 보통 대회 3~6일 전 사이에 짧은 인터벌이나 마라톤 페이스 러닝을 활용해 대회 페이스를 신체에 다시 각인시키는 것이 목적이다.

하지만 이러한 훈련은 고도의 체력과 회복력을 갖춘 엘리트 선수들에게만 적합한 전략이며, 일반 러너가 이를 그대로 따라 하면 근육 피로, 회복 지연, 페이스 저하, 부상 위험으로 이어질 수 있다.

일반 러너에게는 대회를 앞둔 마지막 3~5일 동안 대회 페이스 또는 그보다 조금 빠른 속도로 3~5km 이내를 가볍게 달리는 정도가 가장 안전하고 효과적인 준비 방법이다. 이를 통해 무리하지 않고 컨디션을 유지하면서, 레이스 당일 몸이 자연스럽게 반응할 수 있도록 만들어주는 것이 핵심이다.

부상으로 인해 훈련이 부족했던 러너라면, 테이퍼링이 더욱 어려울 수 있다. 이 경우 대체 운동과 보강운동을 통해 부상의 위험 없이 체력을 유지하는 것이 중요하다. 수영, 자전거, 스텝밀, 걷기 등 관절에 부담을 덜 주는 운동을 활용하여 대회 2~3일전까지도 지속적으로 체력을 올려주려고 노력해야한다.

요약: 테이퍼링이란?

- ☑ 테이퍼링 기간은 길게는 4주, 짧게는 1주로 개인별로 조정 가능하다.
- ☑ LSD 훈련을 부상 없이 끝낸 러너라면 대회 최소 1~2주 전부터 운동량을 줄이며, 최상의 컨디션을 유지하는 것이 중요하다.
- ☑ 부상으로 인해 훈련이 부족한 러너는 부상부위에 자극이 없는 대체 운동과 보강운동을 활용해 체력을 유지하여, 대회 당일 최대한 좋은 컨디션을 만들도록 한다.

카보로딩이란?

　카보로딩carbo-loading은 마라톤, 철인삼종, 트레일 러닝처럼 고강도면서 장시간 지속되는 경기에서 경기력을 유지하고 에너지 고갈을 방지하기 위한 전략적인 식이요법이다. 이는 경기 전 며칠간 탄수화물을 집중적으로 섭취해 근육과 간에 글리코겐을 최대한 저장함으로써, 경기 중 급격한 에너지 저하를 예방하는 데 목적이 있다.

　마라톤의 경우, 30~35km 구간에서 체내 저장된 탄수화물이 고갈되며 흔히 말하는 '벽the wall'을 경험하게 된다. 이때 러너는 갑작스러운 피로감, 극심한 페이스 저하, 집중력 저하 등을 겪는다. 이를 예방하려면 경기 전 충분한 장거리 훈련을 통해 지방을 연료로 활용하는 능력을 기르고, 여기에 더해 체내 글리코겐을 극대화하는 카보로딩이 병행되어야 한다.

　탄수화물은 단백질이나 지방보다 빠르게 에너지를 공급할 수 있는 효율적인 연료다. 단백질은 분해 과정이 복잡하고 에너지 효율이 낮으며, 지방은 고에너지원이지만 산소 소비량이 많고 연소 속도가 느려 순간적인 에너지 요구를 충족시키기 어렵다. 반면, 탄수화물은 비교적 적은 양(약 500g 내외, 2000Kcal)만 저장되지만, 빠르게 사용할 수 있어 경기 중 주요 에너지원으로 가장 유용하다. 따라서 카보로딩은 이 제한된 저장량을 최대치로 채우기 위한 방법이다.

전통적인 카보로딩과 변형된 방법

경기일수	전통적 방법 : 운동	전통적 방법 : 식단	변경된 방법 : 운동	변경된 방법 : 식단
경기 7일 전	완전히 지치도록 훈련	저탄수화물 (총열량의 10 % 탄수)	–	–
경기 6일 전	근육 글리코겐 고갈 훈련	저탄수화물	VO_2max 70 % 90분 트레이닝	적당량 탄수화물 (체중 1 kg당 5 g)
경기 5일 전	근육 글리코겐 고갈 훈련	저탄수화물	VO_2max 70 % 40분 트레이닝	적당량 탄수화물
경기 4일 전	가능한 만큼 운동	고탄수화물 (총열량의 90 % 탄수)	VO_2max 70 % 40분 트레이닝	적당량 탄수화물
경기 3일 전	휴식·가벼운 운동	고탄수화물	가벼운 트레이닝 20분	고탄수화물 (체중 1 kg당 10 g)
경기 2일 전	휴식·가벼운 운동	고탄수화물	가벼운 트레이닝 20분	고탄수화물
경기 1일 전	휴식·가벼운 운동	고탄수화물	휴식	고탄수화물

카보로딩은 1960년대 처음 소개되었으며, 전통적인 방법은 경기 7일 전부터 3.5일 전까지 고단백, 고지방 식단으로 탄수화물을 고갈시킨 후, 경기 3.5일 전부터 탄수화물을 집중적으로 섭취하는 방식이었다.

하지만 이 방법은 위장 장애와 같은 부작용을 초래할 수 있어, 1981년 셜만과 동료들은 운동량을 점차 줄이고, 3일 전부터 5g/kg에서 10g/kg으로 탄수화물 섭취를 늘리는 변형된 방법을 제안하였다. 이 방법은 위장장애를 줄이고 선수의 컨디션을 유지하는 데 효과적이다.

카보로딩, 복합 탄수화물로 준비하자

카보로딩을 위해서는 복합 탄수화물이 풍부한 식품을 고르는 것이 가장 적합하다. 복합 탄수화물은 천천히 소화되어 지속적으로 에너지를 공급하고, 소화 과정에서 발생하는 부산물도 적어 위장에 부담을 덜 준다.

대다수의 러너들이 마라톤을 앞두고 운동량을 줄이는 시점에서 '이때다!' 하며 과식하려 하지만, 한 번에 많은 양을 몰아 먹는 것은 위 용적을 갑자기 늘려 소화 장애를 유발할 수 있다. 특히 짜장면, 피자, 케이크, 아이스크림과 같은 단순당과 고칼로리 식품은 혈당을 급격히 올려 인슐린 시스템에 부담을 주고, 이후 급격한 혈당 저하로 인해 에너지가 금세 고갈될 수 있다.

이런 음식들은 빠르게 소화되지만, 운동에 필요한 안정적인 에너지 공급원으로는 적절하지 않다. 반면, 통곡물, 고구마, 감자와 같은 복합 탄수화물은 혈당을 서서히 올려 신체 대사에 무리를 주지 않으면서, 장시간 운동에 필요한 에너지를 안정적으로 제공한다.

카보로딩은 양질의 탄수화물을 몸속 연료 창고에 천천히, 부담 없이 채워 넣는 과정이다. 단순히 배를 불리는 것이 아니라, 소화에 무리가 없는 복합 탄수화물 위주의 식사를 꾸준히 이어가는 것이 핵심이다. 몰아서 먹는 것이 아니라 현명하게 잘 채워 넣는 것, 그것이 이상적인 카보로딩이다.

추천 음식 리스트

1. 전체 곡물 파스타
정제되지 않은 전체 곡물 파스타는 복합 탄수화물이 풍부하여 소화가 천천히 진행되며 안정적인 에너지를 공급한다.

2. 고구마
고구마는 탄수화물뿐만 아니라 비타민 C, 칼륨, 마그네슘 등 다양한 영양소를 포함하여 면역 체계 강화와 근육 경련 예방에 도움을 준다. 생고구마나 삶은 고구마가 더 적합하다.

3. 퀴노아
퀴노아는 단백질과 복합 탄수화물, 식이섬유가 풍부하여 장거리 달리기에 필요한 에너지를 제공한다.

4. 바나나
바나나는 쉽게 소화되고, 복합 탄수화물과 칼륨, 비타민 B6을 제공하여 근육 경련을 예방하고 체내 전해질 균형을 조절한다.

5. 오트밀

오트밀은 낮은 당지수를 가지고 있어 혈당을 급격하게 올리지 않으며, 안정적인 에너지를 공급한다. 항염증 효과를 위해 체리나 견과류 등을 더해 먹으면 좋다.

6. 현미

현미는 정제된 백미보다 더 많은 식이섬유와 영양소를 포함하고 있어, 건강한 에너지 공급원으로 적합하다.

7. 전체 곡물 빵

전체 곡물 빵은 천천히 에너지를 방출하여 지구력 운동에 적합하다. 식이섬유와 비타민, 미네랄이 풍부하다.

8. 콩과 렌틸콩

콩과 렌틸콩은 단백질, 철, 칼슘, 식이섬유 등 다양한 영양소가 포함되어 있어 복합 탄수화물을 보충하는 데 유리하다.

9. 전체 재료로 만든 에너지 바

가공되지 않은 천연 재료로 만든 에너지 바는 복합 탄수화물을 제공하며, 식이섬유, 단백질, 건강한 지방 등을 공급한다.

10. 과일

과일은 간에서만 사용되는 과당을 제공하므로 과도하게 섭취하지 않도록 주의해야 한다. 비타민 C가 풍부한 오렌지나 딸기, 비타민 A가 많은 망고가 좋다.

11. 전분성 채소

감자나 옥수수는 전분이 풍부하여 운동 전 좋은 에너지원이 된다.

섭취 방법과 주의점

카보로딩은 경기 3일 전부터 시작하는 것이 좋다. 이때 체중 1kg당 10g의 탄수화물 섭취를 권장한다.

카보로딩

섭취 방법과 주의점

▶ 1 예시

체중이 70kg인 러너는 하루 약 700g의 탄수화물을 섭취해야 한다. 아래 식단을 아침, 점심, 저녁과 간식으로 나누어 복합 탄수화물 중심으로 꾸준히 섭취하면, 700g에 가까운 탄수화물 섭취가 가능하다.

카보로딩

▶ 2 하루 기준

- ☑ **현미밥 2공기** (420g) → 약 130g
- ☑ **통밀 파스타** 200g (조리 전 기준) → 약 150g
- ☑ **고구마** 250g → 약 75g
- ☑ **바나나** 2개 → 약 54g
- ☑ **오트밀** 80g → 약 55g
- ☑ **통곡물빵** 3조각(90g) → 약 45g
- ☑ **100% 과일 주스** 300ml → 약 40g
- ☑ **견과류, 요거트, 말린과일 등 간식** → 약 50g

- 탄수화물과 수분의 비율은 1:3이 적절하며, 글리코겐이 저장되기 위해서는 수분도 함께 충분히 보충되어야 한다.
- 카보로딩이 잘 이루어지면 체중이 약 2kg 정도 증가하는 것이 정상이며, 이는 수분과 글리코겐 저장량이 늘어난 결과다.
- 경기 당일 아침 식사는 최소 3시간 전에 마무리해야 하며, 이때는 소화가 잘 되는 고당지수 음식을 선택해도 무방하다.

요약: 카보로딩이란?

- ☑ 카보로딩은 단순히 많이 먹는 것이 아니라, 효율적으로 저장하고 경기력으로 연결하는 전략.
- ☑ 복합 탄수화물을 중심으로 꾸준히 섭취하라.
- ☑ 수분과 함께 체계적으로 준비해야 '탄수화물의 벽'을 넘고 마지막까지 달릴 수 있는 에너지를 얻게 된다.

대회 전날:
철저한 준비로 자신감을 채우자

이제 어느덧 대망의 마라톤 전날이 다가왔다. 이 글을 쓰는 지금도 이 순간을 떠올리면 벌써 가슴이 뛰고, 흥분의 감정이 밀려온다.

"긴장은 준비된 자만 누릴 수 있는 특권이다." 이 한마디로 자신을 다독이며, 지금까지 쌓아온 시간과 노력을 믿어보자. 다만, 이 긴장을 다스리지 못하면 대회 당일 컨디션에 영향을 줄 수 있다. 철저한 준비와 사전 계획, 그리고 이미지 트레이닝을 통해 불안을 평온함으로 바꾸는 전략이 필요하다. 마지막까지 마음을 정리하고, 자신만의 페이스로 천천히 출발선에 서 있는 자신의 모습을 그려보자.

대회 번호표 - 러너의 신분증

대회 번호표는 단순한 종이 한 장이 아니다. 그것은 러너로서의 자격증이며 출발선에 설 수 있는 통과권이다. 해외 대회의 경우 전날 엑스포에서 번호표를 직접 찾아야 하므로, 대회 가기 전에 위치와 절차(여권)를 반드시 확인해야 한다. 번호표는 준비한 상의에 안전핀으로 부착하되, 안전핀이 피부를 쓸리거나 팔동작에 방해되지 않도록 꼼꼼히 점검하자. 의외로 번호표 부착에는 시간이 소요될 수 있으니 대회 당일 아침에 허둥대지 않으려면 전날 미리 마무리하는 것이 좋다.

러닝화와 양말 - 완주를 책임질 준비물

마라톤에서 발은 당신의 가장 믿음직한 파트너다. 익숙한 러닝화를 다시 한번 점검하고, '새 신발은 절대 금물!'이라는 기본 원칙을 기억하자. 발은 이미 훈련 중 사용했던 신발에 충분히 적응해 있다. 이런 상태에서 새로운 신발로 모험을 감행하는 것은 위험하다. 심지어 같은 메이커 제품이라 하더라도, 한 번은 반드시 신고 뛰어봐야 발에 길이 들고 소재도 부드러워진다. 양말 역시 마찬가지다. 기존에 사용해 본 제품을 한 번이라도 착용한 후에야 시합용으로 적합하다. 러닝 전용 양말 중에서 너무 두껍지도 얇지도 않은, 자기 발에 딱 맞는 제품을 미리 테스트해 보는 것이 좋다. 초반부터 발에 물집이 생기거나 쓸리게 되면, 남은 거리 내내 고통을 감내해야 한다. 고가의 장비보다 중요한 것은 바로 익숙함과 편안함이다.

러닝 복장 - 스타일과 기능의 균형

의상 선택은 단순히 멋져 보이는 것을 넘어, 전략적이어야 한다. 우리나라 주요 마라톤 대회는 보통 3~4월과 10~11월에 열리며, 평균 기온은 5~15도 사이인 경우가 많다. 이럴 때는 얇고 통기성이 좋은 반팔이나 싱글렛, 반바지가 일반적으로 적합하다. 하지만 문제는 아침 기온이다. 출발 전 대기 시간 동안은 대부분 쌀쌀하거나 춥게 느껴지기 때문에, 보온에 신경 써야 한다. 이때 활용할 수 있는 방법은 다음과 같다. 상하의 우비, 일회용 흰 면장갑, 오래된 헌 옷, 핫팩 등을 챙겨 체온을 유지하고, 출발 직전 옷 수거함에 버리고 뛰는 것이 가장 실용적이다.

만약 기온이 5도 이하이고, 정오 무렵까지도 비 예보가 있거나 체감 온도가 낮을 것으로 예상된다면, 얇은 윈드브레이커를 입고 출발해 허리에 묶는 전략도 고려해 볼 수 있다. 복장은 달리기 퍼포먼스를 결정짓는 중요한 변수 중 하나다. 스타일은 기본, 기능은 필수다.

시계 혹은 휴대폰 - 당신의 러닝 가이드

GPS 시계는 페이스를 확인하고 완주 시간을 예측하는 데 유용한 도구다. 아직 GPS 시계가 없다면, 휴대폰에 러닝 앱을 설치하고 활용법을 미리 익혀두면 좋다. 대회 전날에는 배터리 충전 상태를 반드시 점검하고, 한 번 더 확인하자. 레이스 도중 자신의 페이스를 모르면 오버페이스로 무리할 수 있고, 대회 컷오프 시간을 예상하지 못해 불안에 휩싸일 수도 있다. 속도와 남은 거리를 수시로 확인할 수 있어야 레이스를 차분하게 운영할 수 있다. 마라톤은 리듬이다. 리듬을 잃지 않으려면 어느 정도의 가이드라인은 있어야 한다.

선글라스와 모자, 그리고 선블럭

날씨와 상황에 맞춰 선글라스와 모자를 준비하자. 자외선과 직사광선은 눈과 두피, 피부 건강에 악영향을 줄 수 있다. 레이스 중 강한 햇볕은 백내장의 위험을 높이고, 피부 손상이나 두피 탈모에도 좋지 않다. 눈부심은 생각보다 큰 피로감을 유발할 수 있다. 모자는 정수리까지 덮을 수 있는 디자인을 선택하면 자외선 차단과 탈모 예방에 도움이 된다. 선블럭은 구름 유무에 따라 자외선 차단 지수(SPF)를 조절해 바르는 것이 좋다. 작은 준비 같지만, 이 아이템들은 마라톤 레이스를 훨씬 편안하게 도와줄 것이다.

에너지 젤과 보충제 - 30km의 벽을 깨는 비밀 병기

마라톤 후반부, 특히 30km를 넘어서는 순간부터 갑자기 몸이 무겁고 힘이 빠지는 느낌을 받는 러너가 많다. 이는 몸 안에 저장된 글리코겐이 고갈되면서 에너지원이 급격히 줄어드는 생리적 반응으로, 흔히

'30km의 벽'이라 불린다. 이를 넘어서기 위해서는 경기 전 카보로딩과 더불어 경기 중의 계획적인 에너지 보급 전략이 반드시 필요하다.

최근 에너지 젤의 품질과 다양성이 크게 향상되면서, 달리는 도중 실시간 영양 공급의 중요성이 더욱 강조되고 있다. 물론 지방 연소 능력을 충분히 훈련하여 물만 마시고도 풀코스를 완주하는 러너도 존재하지만, 이는 극히 일부 숙련자에게만 해당하는 이야기다. 대부분의 러너에게는 에너지 관리 전략이 곧 완주 전략이다.

▶ 1 원칙 훈련 중 먹어본 제품만 사용할 것

익숙하지 않은 젤은 위장 트러블, 복통, 설사를 유발할 수 있으며, 마라톤 중에는 이처럼 사소한 문제가 완주를 좌우하는 치명적인 변수가 될 수 있다. 일반적으로는 레이스 직전에 젤 1개, 이후 5~10km마다 1개씩 섭취하는 방식이 추천된다.

마라톤 예상 완주 시간	1시간당 젤 개수	총 섭취 개수(권장량)
3시간	2개 (50g)	5~6개
4시간	2개 (50g)	7~8개
5시간	2~3개 (50~75g)	9~10개

젤 1개에는 보통 20~25g의 탄수화물이 들어 있으며, 마라톤 중에는 1시간당 30~60g, 상급자의 경우 최대 90g까지 필요할 수 있다. 그러나 총량과 섭취 간격은 개인의 체중, 소화능력, 페이스에 따라 달라질 수 있으므로, 훈련 중 반드시 본인에게 맞게 조정해 보는 과정이 필요하다.

▶2 원칙 — 에너지 젤은 반드시 물과 함께 섭취할 것

수분과 함께 섭취해야 흡수율이 높아지고 위장 부담도 줄일 수 있다. 마지막으로, 자신의 필요량을 미리 계산하고 예상보다 조금 여유 있게 준비하는 것이 좋다. 대회 당일 젤을 떨어뜨리거나 계획보다 레이스가 길어질 수도 있기 때문이다. 겉보기엔 단순한 보충제 같아 보이지만, 이 작은 젤 하나가 30km 이후의 고비를 넘게 해주는 숨은 비밀 병기가 될 수 있다.

Q&A 에너지 젤, 얼마나 챙겨야 할까?

Q 상급자는 1시간에 90g까지 탄수화물을 섭취한다는데, 그게 정말 가능한가요?

A 맞습니다. 국제 스포츠영양학회[ISSN]와 미국 스포츠의학회[ACSM]에서는 장시간 고강도 운동 시 1시간당 60~90g의 탄수화물 섭취가 퍼포먼스 유지에 효과적이라고 보고하고 있습니다. 다만 90g/시간은 위장 적응이 잘 된 상급자에게 가능한 최대치일 뿐이며, 대부분의 러너에게는 30~60g/시간이 보다 현실적이고 안전한 기준입니다.

Q 에너지 젤 1개당 탄수화물은 얼마나 들어 있나요?

A 제품마다 탄수화물 함량은 다를 수 있지만, 일반적으로 에너지 젤 하나당 20~25g 정도의 탄수화물이 들어 있습니다. 예를 들어 GU는 GU Energy Gel(약 21g), Maurten GEL100은 25g 또는 40g, Science in Sport[SIS]는 약 22g 정도의 탄수화물을 포함하고 있습니다.

Q 그럼 마라톤 5시간 기준으로 몇 개나 챙겨야 하나요?

A 현실적인 기준으로 1시간당 40~50g의 탄수화물을 목표로 하면, 5시간 동안 총 200~250g이 필요합니다. 에너지 젤만 섭취할 경우, 약 8~10개가 필요할 것입니다. 하지만 젤만으로 섭취하기에는 위장에 부담이 되므로 다음과 같은 복합 보급 전략이 더 현실적입니다.

- 에너지 젤 6~7개 (각 25g, 총 약 150~175g)
- 스포츠 음료 500~750ml (약 30~50g)

- 장거리 경기 중 보급으로 바나나, 콜라, 사탕 등 (약 20~30g)

이처럼 다양한 보급품을 조합하면 총 200~250g의 탄수화물을 충분히 섭취할 수 있습니다.

Q 젤은 그냥 아무거나 사서 써도 되나요?

A 절대 안 됩니다. 훈련 중에는 반드시 테스트한 제품만 사용해야 합니다. 신규 제품은 위장 문제, 복통, 설사 등을 일으킬 수 있으며, 마라톤 경기 중에는 완주 결과에 심각한 영향을 미칠 수 있습니다.

기타 필수품

1. 레이스 벨트

필요한 물품을 손쉽게 휴대할 수 있는 실용 아이템이다. 허리나 복부에 압박감이 적으면서도 물품이 쉽게 빠지지 않도록 적절한 텐션이 있는 제품을 고르는 것이 중요하다. 고가의 제품보다는 실용적인 중저가 제품으로도 충분하며, 본인에게 맞는 핏을 사전에 테스트해 보자.

2. 바셀린

허벅지 안쪽, 겨드랑이, 유두 등 마찰이 발생하기 쉬운 부위에 미리 도포하자. 피부가 벗겨지면 레이스 내내 고통을 감수해야 한다. 특히 날이 추운 날에는 노출된 피부를 덮는 용도로도 활용할 수 있으며, 바람을 막아주는 간이 방한 효과도 있다.

3. 버리는 옷

새벽 출발 전 기온이 낮을 때 체온 유지를 위해 착용한다. 낡은 긴 팔셔츠, 얇은 점퍼, 비닐 우의 등이 적합하다. 출발 직전 벗어 버리거나, 달리기 중에 몸이 충분히 가열된 순간에 버리면 된다. 버릴 것을 고려해 가볍고 간단한 것을 선택하자.

4. 테이핑, 보호대

최근 부상이 있었거나 통증이 있는 부위에 사용하는 것이 좋다. 대회 전 반드시 훈련 중에 사용해 본 테이핑법이나 보조기를 적용해야 하며, 처음 시도하는 방식은 오히려 불편감이나 새로운 통증을 유발할 수 있다. 현재 통증이 없는데도 막연한 불안감으로 사용하는 것은 추천하지 않는다. 오히려 혈액순환을 방해하거나 압박감으로 인해 퍼포먼스를 떨어뜨릴 수 있기 때문이다.

체크리스트가 끝났다면

가벼운 운동은 혈액순환을 돕는 데 도움이 된다. 산책이나 가벼운 러닝 정도는 괜찮지만, 체력이 남는다고 해서 새로운 운동이나 평소에 하지 않던 동작을 시도하는 것은 피해야 한다. 자칫 근육이 뭉치거나 불필요한 피로가 생기면, 레이스에 예상보다 큰 영향을 줄 수 있다.

지그시 눈을 감고 내일의 코스를 머릿속으로 그려보는 것도 좋다. 출발선의 긴장, 초반의 리듬, 후반의 고비까지 상상하며 차분하게 호흡을 조절해보자. 이미지 트레이닝은 실제 레이스에서 흥분을 줄이고 안정된 페이스를 유지하는 데 도움을 준다. 마지막 식사는 저녁 6시에서 7시 사이에 가볍게 하는 것이 좋다. 전날 무리하게 탄수화물을 많이 섭취하면 오히려 소화가 되지 않아 불편을 겪을 수 있다. 훈련 중 익숙했던 식단을 기준으로, 과하지 않게 마무리하자.

취침

마라톤 대회는 보통 오전 7시에서 8시 사이에 출발한다. 여유 있는 아침 준비를 위해서는 대회 당일 최소 4시간 전에 일어나는 것이 좋다. 이를 고려하면 밤 10시 이전에는 잠자리에 드는 것이 바람직하다. 그렇게 하면 최소 6시간의 수면은 확보할 수 있다. 잠이 쉽게 오지 않아도 괜찮다. 전날 밤잠을 설쳤다고 해서 레이스가 망가지지는 않는다. 오히려 중요한 것은 대회를 앞둔 일주일 동안의 수면 리듬이다. 하루 정도 잠을 제대로 자지 못하는 것은 대부분의 러너가 겪는 자연스러운 현상이며, 실전에서는 긴장감과 아드레날린이 몸을 충분히 깨워줄 것이다. 눈을 감고만 있어도 신체는 휴식 중이라는 사실에 안도감을 가진다. 억지로 잠을 자려 하기보다, 누워 있는 그 자체만으로도 회복은 이루어지고 있다는 믿음을 가지면 된다. 모든 준비가 끝났다면, 이제 내일의 레이스를 있는 그대로 받아들이면 된다. 긴장도 설렘도 마라톤의 일부이며, 여기까지 왔다면 당신은 이미 그 여정을 훌륭히 완수해낸 사람이다. 과정이 결과를 지배한다. 당신은 이미 완주자와 다름없다.

대회 당일: 침착함과 자신감이 완주를 이끈다

드디어 마라톤 대회 당일이 밝았다. 알람 소리에 눈을 뜨는 순간, 설렘과 긴장이 뒤섞인 감정이 당신의 심장을 두근거리게 할 것이다. 이 순간을 기다리며 준비해 온 시간을 떠올려보자. 오늘은 당신의 노력이 결실을 보는 날이다. 이제 가장 중요한 것은 침착함을 유지하는 것이다. 그동안 쌓아온 하루하루의 루틴과 작은 습관들이 첫 마라톤 완주를 현실로 만들어 줄 것임을 믿어 의심치 말자.

경기 전 루틴 - 몸과 마음을 깨우는 시간

1. 아침 식사: 대회 시간 3시간 전에 끝내자

마라톤 당일 아침 식사는 반드시 먹어야 한다. 하지만 지나치게 배

부르게 먹거나, 처음 먹어보는 음식을 시도하는 것은 피해야 한다. 대회 전 일주일 동안 테이퍼링과 함께 충분한 카보로딩을 했다면, 이미 체내에는 에너지가 충분히 비축되어 있다. 따라서 오늘 아침 식사의 목적은 전날 저녁 이후 수면 중 소모된 기초대사량을 보충하고, 공복 상태에서 출발하지 않도록 하는 데 있다.

아침 식사는 평소 먹던 음식 중에서 위에 부담이 적고 소화가 잘되는 것으로 선택하는 것이 좋다. 한국인이라면 흰쌀밥에 자극적이지 않은 반찬이나 죽이 적당하고, 훈련 중 자주 먹었던 바나나, 토스트, 에너지바 등 익숙한 음식도 좋은 선택이다. 커피를 마시는 습관이 있다면 평소처럼 한 잔 정도는 괜찮지만, 처음으로 커피를 마시거나 평소보다 많은 양을 마시는 것은 추천하지 않는다. 식사는 대회 시작 최소 3시간 전에 마치고, 소화에 충분한 시간을 두는 것이 중요하다. 출발 대기 중 허기가 느껴진다면 초코바나 에너지바, 카스텔라 같은 간단한 간식을 준비해 두는 것도 도움이 된다.

2. 식사 후 화장실

배변 습관은 마라톤 당일에 예상치 못한 변수가 될 수 있다. 아침 식사 후 자연스럽게 화장실에 갈 수 있다면, 집에서 미리 해결하고 출발하는 것이 가장 이상적이다. 그러나 평소 그런 습관이 없다면, 대회 일주일 전부터 아침에 일찍 일어나 식사 후 배변하는 루틴을 만들어보자. 몸이 일정한 리듬을 기억하게 되면, 대회 당일에도 여유 있게 준비할 수 있다. 대회장에는 많은 인원이 몰리기 때문에 화장실 이용에도 전략이 필요하다. 소변 줄은 비교적 짧은 편이지만, 대변 줄은 예상보다 길어 당황할 수 있다. 대회 당일 아침에 화장실을 여유 있게 이용하려면, 시간적 여유와 사전 배변 습관이 매우 중요하다.

3. 대회장으로 출발

마라톤 대회장에는 출발 시간 기준으로 최소 1시간 30분 전에 도착하는 것이 좋다. 짐을 맡기고, 워밍업을 하고, 출발 직전에 화장실에 다녀오는 루틴이 있다면 2시간 정도의 여유를 잡는 것이 이상적이다. 특히 첫 참가이거나 해외 대회처럼 낯선 환경이라면 예상보다 시간이 더 걸릴 수 있으므로 더욱 넉넉하게 계획하자. 출발선에 도착해 급하게 준비하게 되면 경기 시작 전부터 초조해질 수 있다. 이러한 초조함은 초반 페이스를 흐트러뜨리고, 불필요한 긴장으로 이어져 레이스 전반에 영향을 줄 수 있다. 여유 있는 출발은 곧 안정된 페이스로 이어진다.

워밍업 - 몸을 부드럽게 깨워라

대회 전 워밍업은 선택이 아니라 필수다. 하지만 이때 체력을 과도하게 소모하지 않도록 주의해야 한다. 워밍업은 새로운 시도를 하기보다는 평소 하던 루틴을 그대로 따르는 것이 좋다. 동적 스트레칭이 일반적으로 추천되지만, 정적 스트레칭에 익숙하다면 억지로 방식을 바꿀 필요는 없다. 발목, 무릎, 골반, 어깨 등 주요 관절을 부드럽게 돌리며 움직임의 감각을 깨우고, 심박수를 살짝 올려주는 정도의 가벼운 조깅도 도움이 된다. 다만 평소 조깅으로 워밍업을 하지 않았다면 대기 선에서 가만히 휴식하며 호흡을 안정시키는 편이 더 나을 수 있다. 출발선 근처에서 과도한 율동이나 힘이 들어가는 스트레칭은 오히려 근육에 부담을 줄 수 있다. 긴장된 분위기에 휩쓸려 주변을 따라 하기보다는, 본인이 익숙하고 편안한 방식으로 몸을 준비하는 것이 무엇보다 중요하다.

1. 대회 직전 화장실: 필수 코스

앞서 언급했듯, 대회 당일 가장 붐비는 곳 중 하나는 화장실이다. 출발선에 서기 전에는 반드시 화장실에 다녀와 방광을 비우는 것이 좋다. 주로에 화장실이 마련되어 있다고 해도 위치를 찾기 어렵거나, 줄이 길어 여유롭게 이용하기 어려운 경우가 많다. 무엇보다 레이스 중간에 화장실을 찾느라 멈추게 되면 흐름을 다시 회복하는 데 생각보다 많은 에너지가 소모된다. 우리나라의 경우 대회 출발 지점 주변의 공공기관이나 대형 건물에는 공중화장실이 의무적으로 설치되어 있는 경우가 많고, 대회 당일에는 개방된 경우도 많다. 따라서 출발 전 미리 위치를 확인해 두는 것이 현명하다. 출발 직전까지의 시간을 어떻게 쓰느냐에 따라 경기 전체의 흐름이 달라질 수 있다.

2. 심리적 안정: 자신과의 대화를 시작하라

대회 직전의 긴장은 매우 자연스러운 현상이다. 하지만 그 긴장이 지나치면 심박수를 높이고 체력을 불필요하게 소모시킬 수 있다. 출발선에 서기 전, 몇 차례 심호흡하며 마음을 가라앉히자 흥분된 마음으로 "내가 아주 큰 일을 해낼 것이다."라는 들뜬 다짐보다는, "오늘은 지금까지의 연습을 확인하는 날"이라는 한층 여유로운 마음가짐을 가지는 것이 좋다. 책을 읽듯이, 혹은 서정적인 음악을 듣듯이 조용하고 차분하게 움직이자. 이미 출발선에 서 있다는 사실만으로도 당신은 큰 여정을 훌륭히 끌어낸 것이다. 스스로를 격려하는 긍정적인 대화를 통해, 다른 러너들의 페이스에 휩쓸리지 않겠다는 다짐을 다시 한번 되새기자. 오늘은 누군가와의 경쟁이 아닌, 나만의 스타일로 나만의 인생을 달리는 날임을 잊지 말자.

3. 러너와 나누는 미소

출발선에 선 러너들은 모두 같은 목표를 향해 나아가는 동료들이다. 이들은 경쟁자가 아니라, 오늘이라는 긴 여정을 함께 걸어갈 사람들이다. 서로 눈을 마주치고 미소를 나누며 조용히 응원하자. 가벼운 인사는 긴장을 풀어주지만, 과도한 대화는 자신만의 리듬과 집중을 흐릴 수 있다. 말보다는 따뜻한 눈빛과 미소로 마음을 나누는 것이 좋다. 이 작은 교감이 서로의 레이스를 더 특별한 기억으로 남게 해줄 것이다.

마라톤 페이스 전략: 42.195km는 무작정 뛰는 것이 아니다

마라톤은 단순히 오래 달리는 경주가 아니다. 철저한 준비와 고도의 전략이 없다면, 완주는 커녕 레이스 중도에 큰 벽을 마주하게 된다.

에너지 관리, 속도 조절, 코스 이해, 그리고 끝까지 밀고 나가는 정신력이 어우러져야만 42.195km의 여정을 완성할 수 있다. 처음 마라톤에 도전하는 러너라면 기록보다는 '무사 완주'에 집중하는 것이 현명하다. 아직 한번도 완주하지 않은 상태에서 기록에만 매달리면, 대회 자체를 즐길 여유도 없이 부상의 위험 속에 레이스를 마칠 수도 있다.

레이스는 세 구간으로 나뉜다. 초반은 여유를, 중반은 리듬을, 후반은 정신력으로 버티는 것이 핵심이다.

초반 전략(5~10km) - 천천히, 여유롭게 시작하라

1. 첫 5km: 워밍업 구간으로 삼아라

출발선에서의 긴 대기를 마치고 대회가 시작되면, 주변 러너들이 빠르게 출발하는 분위기에 휩쓸리지 않도록 주의해야 한다. 이 시점에서 가장 흔한 실수는 너무 빨리 달리는 것이다. 첫 5km는 반드시 천천히, 여유롭게 출발하자. 훈련 중 가장 느리게 달렸던 페이스보다도 조금 더 느린 속도로 시작한다고 생각하며, 심박수를 급격하게 올리지 않는 것이 중요하다. 또한 출발 직후에는 러너들의 무리 속에서 안전한 자리를 확보하는 것이 필요하다. 생각보다 급하게 서두르는 러너가 많으며, 갑자기 풀린 신발 끈을 묶으려고 멈춰 서는 러너도 있다. 주변 러너와 부딪히지 않도록 조심하고, 노면 상태를 살피며 요철이나 경사에 발목을 접질리지 않도록 주의하자. 지면의 느낌과 신발의 터치감을 부드럽게 느껴보려는 여유도 좋다. 출발 직전 에너지 젤 한 개를 미리 섭취하는 것도 잊지 말자. 본격적인 레이스는 아직 시작되지 않았다. 이 구간은 몸과 마음을 경기에 맞춰 천천히 열어가는 시간이다.

2. 5~10km: 흥분하지 말고 페이스를 유지하라

5km가 지나면 이제 주로의 응원 소리도 뒤로 밀리고, 주변을 바라볼 여유가 생긴다. 하지만 지금부터 본격적인 레이스가 시작되었다고 착각해서는 안 된다. 남은 거리는 아직 너무 멀고, 이른 판단과 흥분은 전체 흐름을 무너뜨릴 수 있다. 체력이 남아 있는 것처럼 느껴지더라도 속도를 끌어올리는 건 절대 금물이다. 10km 지점까지는 '체력의

10분의 1만 쓴다'는 마음으로 차분히 달리는 것이 키포인트다. 페이스가 느려서 컷오프를 당하는 게 아닐까 하는 의심은 하지 말자. 지금은 리듬을 지키는 것이 중요하다. 이 구간에서도 에너지 젤 하나를 미리 섭취해 두면 중반 이후의 체력 저하를 줄이는 데 도움이 된다. 무리하지 말고, 안정적으로, 내 페이스를 지키며 중반 레이스의 리듬을 준비하는 시간으로 삼자.

중반 전략(10~30km) - 꾸준히 리듬을 유지하라

1. 10km~하프(21.1km) 지점 : 연습했던 나의 리듬을 찾아라

이 구간은 몸이 가장 안정적으로 움직일 수 있는 시기다. 대회 흐름에도 익숙해졌고, 러너 자신의 고유한 리듬과 퍼포먼스가 자연스럽게 드러나기 시작한다. 호흡도 편해지고, 러너스 하이처럼 기분 좋은 에너지가 솟구치기도 하는 시점이다.

하지만 여기서 속도를 끌어올리는 건 위험하다. 페이스를 지키며 '30km의 벽'에 대비하는 것이 더 현명하다. 지금의 질주 본능이 나중에 발목을 잡을 수 있다.

급수대에서는 목이 마를 만큼만 물을 섭취하되, 필요 이상으로 마시지 않도록 주의해야 한다. 그리고 에너지 젤 섭취도 계획대로 잊지 말고 챙겨야 한다. 이 시기는 '가장 잘 달릴 수 있는 구간'이면서도, 방심하면 레이스 전체를 망칠 수 있는 구간이다. 훈련에서 익혔던 그 리듬을 끝까지 붙잡고 가자. 절반의 법칙! 하프를 넘어서는 순간 무리하지만 않는다면 완주는 가능하다.

2. 하프(21.1km) 이후: 30km의 벽을 준비하라

하프 지점을 통과하면 절반을 달성했다는 심리적 안도감이 찾아온다. 하지만 진짜 레이스는 아직 시작되지 않았다. 이 구간은 '준비 없는 방심'이 가장 위험한 시점이다. 에너지 보충은 선택이 아닌 필수다. 5~10km 간격으로 에너지 젤을 꾸준히 섭취하고, 제공되는 바나나나 간식도 적극 활용하자. 이 시점의 보급은 30km의 벽을 피하기 위한 저축의 시간이다. 만약 체력이 떨어지거나 근육에 불편함이 느껴진다면, 주저하지 말고 페이스를 낮추거나 잠시 걷는 것도 전략이다. 발이 부어 신발이 타이트하게 느껴진다면, 잠시 멈춰 신발끈을 조절하는 것도 좋다. 중요한 건 속도가 아니라 흐름을 끊지 않는 것, 그리고 30km 지점까지 최대한 통증 없이, 에너지를 보존한 채 도달하는 것이다. 하프는 통과했지만, 본게임은 아직 시작되지 않았다. 마음을 재정비하고 결전에 대비하자.

후반 전략(30km~결승선) - 모든 것을 던지는 사투의 순간

1. 30km 이후: 벽을 넘는 싸움

마라톤의 진짜 승부는 30km 이후부터 시작된다. 몸은 무겁고, 다리는 말을 듣지 않으며, 정신력마저 흔들리는 순간이 온다. 잘 뛰던, 못 뛰던 누구나 결국 이 고통의 시간에 도착해 있다. 이 시점의 고비는 모든 러너가 버티고 지나가고 있는 구간이다. 이제는 육체보다 정신이 더 지배한다. "1km만 더", "다음 급수대까지만", "전광판이 보일 때까지만", "앞사람의 등만 보고"처럼 짧고 구체적인 목표를 세워가며, 고통 속에서 자신을 환기시키는 기술이 필요하다. 아마도 가장 지겹고, 가장 길게 느껴지는 구간일 수 있다. 만약 음악을 들을 수 있다면, 이 타이밍에 가장 신나는 곡을 꺼내자.

2. 35~40km: 선택의 기로

남은 거리는 7km 남짓이지만, 체감상 훨씬 더 멀게 느껴질 것이다. 근육은 경련을 일으키고, 속도를 조금만 올려도 통증이 몰려온다. 이제는 의지 하나로 달리는 시간이다. 필요하다면 의료진의 도움을 받아 파스를 활용하고, 관중의 응원에 기대어 마지막 페이스를 지켜내자. 물을 한번에 벌컥 들이켜는 행동은 피하고, 하이파이브를 위해 주로를 이탈하며 체력을 소모하는 것도 삼가야 한다. 그대로 나 자신과 마지막 고독한 대결을 벌여보자. 이 대결을 위해 여태껏 준비했고 훈련해왔다. 인생은 마라톤을 완주한 사람과, 그렇지 못한 사람으로 나뉜다. 이 사투를 느껴보지 못한 사람은 그 감정을 온전히 이해할 수 없다. 그러나 지금 이 순간, 이 싸움을 이겨내면 당신은 진정한 러너가 되는 것이다.

3. 마지막 2.195km: 결승선을 향한 스퍼트

이제 걸어도 완주할 수 있는 거리다. 이젠 모두 남은 체력을 던져도 좋다. 결승선을 향해 나아가는 동안 수없이 반복했던 훈련, 견뎌냈던 고비, 이 순간을 위해 버텨온 모든 시간을 떠올려보자. 멋진 피니시 사진을 남길 수 있도록 자세를 바로잡는 것은 마라토너로서의 마지막 센스이다.

완주 직후 - 회복도 마라톤의 일부다

결승선을 넘는 순간, 마라톤은 끝나지만 회복은 이제 시작이다. 완주 직후에는 충분한 아이싱과 수분, 과일, 탄수화물 섭취가 필수다. 체력 소모가 큰 만큼, 소실된 탄수화물과 단백질을 여러 번에 나눠 적당량 보충하는 것이 좋다. 가벼운 스트레칭과 마사지를 통해 굳어진 근육을 풀어주면 회복 속도를 높일 수 있다. 또한 마라톤 후 24시간 이내에는 소염제를 과도하게 사용하지 않도록 주의하고, 무엇보다 충분한 수면으로 피로에서 회복하는 것이 중요하다. 이러한 회복 단계는 다음 훈련과 대회를 준비하는 데 있어 중요한 기반이 된다.

지금까지는 처음 마라톤에 도전하는 러너가 반드시 고민해야 할 전략들을, 나의 100회 마라톤 완주 경험과 다양한 책자들을 바탕으로 하나씩 풀어내 보았다. 물론 이미 여러 차례 마라톤을 완주했거나, 서브 3 이내로 들어오는 빠른 러너들은 각자의 특별한 노하우와 전술이 있을 것이다. 경험이 쌓일수록 그 전략과 전술은 점점 더 개인화되고, 더 섬세하게 변화한다. 흥미로운 사실은 전 세계의 코치들과 선수들 역시 자신만의 전략과 기술에 대해 철저하게 보안을 지킨다는 점이다. 이것은 마라톤이 과학이면서도, 동시에 개인의 신체 설명서를 만들어가는 과정이기 때문일 것이다.

마라톤 대회 중 겪을 수 있는 문제와 대처법

처음 도전하는 42.195km 마라톤. 인생이 거친 바다라면, 마라톤은 그 안에서 끊임없이 몰아치는 파도를 헤쳐 나가는 항해와 같다. 물론 하록 선장처럼 스스로 모든 난관을 멋지게 이겨낼 수도 있지만, 사전에 충분히 알고 준비한다면 훨씬 더 현명하고 효과적으로 대응할 수 있다. 대회 중 흔히 경험하지만 제대로 안내받지 못했거나, 잘못된 정보로 인해 더 큰 혼란을 겪게 되는 문제들. 이제는 이를 명확히 이해하고, 실질적으로 대처할 방법들을 알아보자.

탈수일까? 물 중독일까?

땀의 99%는 물로 이루어져 있어, 마라톤 중 땀을 많이 흘리면 체내 수분이 주로 손실된다. 이처럼 수분 배출이 많아진 상태에서는 일시적으로 혈중 염분 농도가 상대적으로 높아질 수 있으며, 이때 소금을 추가로 섭취하면 오히려 탈수를 악화시킬 수 있다. 일반적인 마라톤 환경에서는 스포츠음료와 음식만으로도 전해질 균형을 유지할 수 있고, 따로 소금을 섭취할 필요는 없다. 물론 뙤약볕에서 장시간 달리거나 울트라 마라톤처럼 극도로 땀을 배출하는 경우, 소금 정제를 보충해야 한다는 의견도 있지만 여전히 다수의 스포츠의학 전문가는 "음식으로 충분하다.", "갈증에 맞춰 마시라Drink to thirst."는 입장을 지지하고 있다. 미국 스포츠의학회ACSM 또한 소금 섭취보다는 갈증을 기준으로 한 수분 섭취를 권장한다. 반대로, 과도한 물 섭취는 저나트륨혈증(일명 물중독)을 유발할 수 있다. 이는 물을 지나치게 마셔 체내 나트륨 농도가 희석되면서 발생하는데 혼란, 두통, 구토, 심할 경우 의식 저하나 경련으로 이어질 수 있다. 특히 '배가 물로 가득 찬 느낌(소위 물배)'은 초기 경고 신호일 수 있으므로 주의가 필요하다.

예방 및 대처법

• 대회마다 급수대가 3km 혹은 5km 간격으로 있는지 미리 확인해 계획을 세운다.

• Drink to Thirst! 갈증을 느낄 때 천천히 마시고, 갈증이 없을 때에는 입안에만 촉촉하게 적셔줄 정도로 수분을 공급하는 것이 좋다.

• 초보 러너는 목이 마르다고 느낄 때 이미 늦을 수 있으므로, 10~15분 간격으로 150~200ml 물을 섭취하며 수분 보충 습관을 들인다.

- 목이 마르더라도 한 번에 벌컥벌컥 마시지 말고, 조금씩 나눠서 섭취한다.
- 땀으로 손실된 나트륨은 음식과 스포츠 음료로 충분히 보충할 수 있다.
- 환경 조건과 개인의 땀 배출량에 따라 훈련 중 수분 섭취 방법을 실험해 자신에게 맞는 패턴을 찾는다.
- 지나친 수분 섭취를 피하고, 필요시 스포츠 음료를 활용한다.

탈수와 저나트륨혈증은 모두 극단적인 상황에서 발생한다. 따라서 마라톤 중 수분 섭취의 가장 중요한 원칙은, "갈증을 느낄 때, 천천히 마시는 것"이다. 과도한 보충보다는, 몸이 보내는 신호에 귀기울이는 것이 가장 안전하고 현명한 선택이다.

근육 경련 - 쥐 났다!

근육 경련은 우리가 흔히 말하는 '쥐가 났다'는 현상이다. 주로 종아리나 허벅지 같은 하체 근육에서 많이 발생하지만, 복부나 전완, 발가락 같은 부위에서도 나타날 수 있다. 보통은 과도한 운동량, 빠른 페이스 등으로 근육이 손상된 상태에서 쉽게 일어난다. 예전에는 나트륨이나 칼륨 같은 전해질 불균형, 또는 마그네슘 부족이 주요 원인으로 여겨졌지만, 최근 연구에 따르면 경련의 본질은 근육 손상에서 비롯된다는 점이 강조되고 있다.(미주3-1) 즉, 근육 경련은 단순한 미네랄 부족이 아닌, 지친 근육, 손상된 근육이 보내는 강한 신호다. 그래서 자신의 한계를 넘기 전에 페이스와 부하를 조절하는 것이 중요하다.

예방 및 대처법

• 달리기 근력 강화 및 관절 스트레칭

장거리 달리기에 필요한 근육의 힘을 키우고 관절의 유연성을 높이는 것은 근육 경련 예방에 효과적이다. 마라톤 대회에 출전하기 전에 충분한 장거리 러닝LSD을 통해 달리기 근육을 잘 발달시키고, 필요한 보강 운동으로 근육을 강화하는 것이 핵심이다. 운동 전후에는 적절한 스트레칭과 근육 마사지를 통해 근육 긴장을 완화하고 근육의 길이를 원래대로 회복시키는 것도 중요하다.

• 운동 중 페이스 조절

운동 중 자신의 상태에 맞는 적절한 페이스를 유지하는 것이 중요하다. 페이스가 갑작스럽게 바뀌면 근육에 과부하가 걸려 경련을 유발할 가능성이 커진다. 필자 또한 연습 삼아 천천히 뛰는 풀코스 대회에서는 경련이 전혀 나지 않았다가도, 전력을 다해 빠르게 뛰는 메이저급 대회에서는 35km 이후부터 경련을 자주 경험했다. 이는 해당 마라톤 페이스가 아직 몸에 무리였기 때문이다.

• 경련 발생 시 대처법

마라톤 대회 중 발생하는 경련은 반드시 전구 증상이 있다. 근육이 무겁게 느껴지거나 동작이 가볍지 않고 체력이 많이 소진되었다는 느낌이 들 때가 있다. 이럴 때는 페이스를 조금 더 여유롭게 늦추거나 걸으며 근육에 회복 시간을 주는 것이 필요하다. 만일 근육 경련을 대회 도중 처음 경험한다면 상당한 통증과 공포감을 느낄 수 있다. '마라톤이 무섭다더니 이런 게 죽는 거구나'라는 생각이 들 정도로 강한 수축과 통증을 느낄 수가 있다. 이럴수록 차분해야 한다. 경련은 근육의 수축 상태이며, 근육은 수축하면 반드시 이완되기 마련이다. 경련 부위에 강하게 압력을 가하거나 갑작스럽게 강제로 신전시키는 것은 손상을 악화시킬 수 있다. 대신 경련 부위를 부드럽게 누르며 스트레칭을 통해 경직된 근육을 서서히 이완시키고, 경련이 완화될 때까지 기다린 후 천천히 움직이도록 해야 한다. 이완되기까지 고통이 심할 수 있지만 절대 큰일이 발생하지 않는다. '뭉친 근육은 반드시 풀린다'라는 믿음을 가지고 조금만 더 참자. 주변에 메디컬 서포트가 있다면 파스나 소염 겔을 요청해 도움을 받는 것도 좋은 방법이다.

- **전해질 섭취 유지**

근육 경련의 주요 원인은 반복적인 사용에 따른 근육 손상이지만, 전해질과 미네랄의 부족도 경련 발생에 영향을 줄 수 있다. 나트륨, 칼륨, 마그네슘 같은 전해질은 근육 수축과 이완을 조절하는 데 중요한 역할을 하며, 장시간 달리기로 땀을 많이 흘릴 경우 이들의 손실이 커진다. 이때 손상된 근육이 더 쉽게 경련 상태에 빠질 수 있다. 운동 전후 또는 대회 중 스포츠음료를 통해 전해질을 보충하거나, 평소 마그네슘 보충제를 먹는 것도 도움이 될 수 있다. 단, 효과에는 개인차가 있으므로 훈련 중에 본인에게 맞는 방식을 미리 확인하는 것이 중요하다.

물집과 발톱 손상 - 이렇게 아프고 따가울 수가!

장시간 같은 동작을 반복하는 마라톤에서 의외의 복병은 바로 물집과 발톱 손상이다. 물집은 발과 신발, 양말 간의 지속적인 마찰로 인해 피부층 사이에 액체가 고이는 형태로 나타난다. 특히 땀이 많이 차는 상태에서 마찰이 심해지면 물집 발생 가능성은 더욱 높아진다. 군대에서 행군하거나 등산 중 물집을 겪어본 적이 있다면 익숙할 수 있지만, 처음 경험하는 사람에게는 그 통증이 생각보다 날카롭고 고통스럽다. 물집과 함께 자주 나타나는 발톱 손상도 또 다른 복병이다. 발톱 손상은 발톱이 러닝화 내부에서 지속적으로 부딪히거나 압박을 받으면서 발생한다. 심한 경우, 발톱 밑에 혈종이 고이면서 결국 발톱이 들리거나 빠지는 상황으로 이어질 수 있다.

예방 및 대처법
• **잘 맞는 러닝화를 사용한다**

러닝화를 선택할 때는 발에 꼭 맞는 신발이 필수다. 발가락 끝에서 약 5~10mm 정도의 여유 공간이 있어야 하고, 발볼이 넓은 러너라면 발볼이 넓게 제작된 러닝화를 선택해야 한다. 새 러닝화를 사용할 때는 대회전에 반드시 충분히 길들여 발에 익숙해지도록 해야 한다. 길들지 않은 새로운 신발로 장거리 러닝을 시도하면 마찰이 심해져 물집 발생 가능성이 커진다. 가장 안전한 선택은 평소 연습 때 사용했던 러닝화를 대회에서 활용하는 것이다.

• **바셀린은 다용도로 쓸모가 많다**

　대회전에 겨드랑이나 사타구니, 유두에 마찰을 줄이기 위해 사용하는 바셀린은 발의 마찰을 줄이는 데도 훌륭한 역할을 한다. 발가락과 발바닥, 발뒤꿈치처럼 마찰이 자주 발생하는 부위에 바셀린을 얇게 펴 발라 피부 표면에 막을 만들어준다. 이는 마찰을 효과적으로 줄여 물집 예방에 큰 도움을 준다.

• **양말은 발을 숨 쉬게 한다**

　양말의 선택은 물집 예방에서 매우 중요한 역할을 한다. 땀 흡수와 통풍 기능이 뛰어난 나일론이나 폴리에스터 혼합 소재의 양말을 선택하자. 면양말은 땀을 잘 흡수하지만, 건조가 느려 발에 지속적인 습기가 차게 되어 물집의 원인이 될 수 있다. 대회 전에 반드시 새 양말을 테스트해야 한다. 처음 신어 보는 양말은 마찰을 유발할 위험이 크기 때문이다. 또한, 양말에도 사이즈가 있다는 점을 꼭 기억해야 한다. 너무 꽉 조인 양말은 신경염이나 건막류 염증을 일으킬 수 있으므로, 발에 맞는 편안한 사이즈를 선택하는 것이 중요하다. 양말이 발을 과도하게 압박하지 않도록 주의하자. 양말 하나로 발의 컨디션이 달라질 수 있다. 발이 숨 쉴 수 있도록, 잘 맞는 양말을 선택하자.

• **발톱 관리는 편안한 러닝을 위한 기본 조건이다**

　발톱을 너무 짧게 깎으면 염증이 생기기 쉽고, 너무 길게 유지하면 충격으로 인해 발톱이 빠질 가능성이 높아진다. 발톱은 약간 둥글게 다듬는 것보다 평평하게 일자로 깎는 것이 이상적이다. 대회 전날보다는 적어도 2~3일 전에 발톱을 정리하는 것이 좋다.

• 신발 끈은 평소처럼 묶자

신발 끈은 훈련 중에 늘 묶어오던 방식 그대로 대회에서도 적용해야 한다. 대회 당일이라고 해서 특별한 마음으로 끈을 유난히 꽉 조이거나 새롭게 묶는 건 오히려 위험하다. 긴장된 상태에서는 평소처럼 묶었어도 느슨하게 느껴질 수 있기 때문이다. 그러나 과도하게 조이면 발의 혈류를 방해하고, 중반 이후부터는 부종으로 인한 압박감을 유발할 수 있다. 러너마다 끈을 묶는 스타일도 다르다. 단단히 조이는 사람이 있고, 약간 느슨하게 감싸듯 묶는 사람도 있다. 중요한 건 자신에게 익숙한 방식이다. 훈련 중에 불편하지 않았다면, 그 방법이 정답이다. 그리고 끈이 풀리는 사소한 스트레스를 막기 위해 이중 매듭은 반드시 해두자. 마라톤은 새로움을 시도하는 날이 아니다. 익숙함을 반복하는 날이다.

• 물집은 견딜 만하다면 그대로 달리는 편이 낫다

마라톤 중 생긴 물집이나 발톱 손상은 분명 불편하고 신경 쓰이지만, 대부분 경기를 중단할 만큼 치명적인 문제는 아니다. 이미 생긴 물집을 확인하기 위해 신발을 벗는다고 해서 상태가 금방 나아지지는 않는다. 오히려 그 과정에서 물집 피부가 벗겨지거나 상처가 악화하면 더 큰 통증과 자극으로 이어질 수 있다. 이럴 땐 괜히 멈추기보다, 현재 상태를 유지한 채 계속 달리는 것이 더 나은 선택이 된다. 페이스를 잃지 않는 것이 무엇보다 중요하다.

단, 통증이 막 시작됐을 때는 반드시 몇 가지를 점검해야 한다.

> **통증 발생 시 확인할 사항**
>
> - [x] 신발 안에 모래나 돌 같은 이물질이 들어간 것은 아닌가?
> - [x] 신발 끈이 너무 꽉 조여 혈류를 방해하고 있진 않은가?
> - [x] 양말이 주름지거나 과도하게 압박을 주고 있진 않은가?

이처럼 명확한 원인이 있다면 조정이 필요하지만, 이미 물집이 생겼거나 발톱 손상이 진행된 상태에서 신발이나 양말을 건드리는 것은 오히려 새로운 자극과 통증을 유발할 수 있다. 이런 경우에는 지금 상태를 유지하여, 통증을 최소화하는 데 집중하는 것이 더 효과적이다. 결론적으로, 물집으로 인한 통증은 불편할 수는 있어도 대부분 위협적이진 않다. 자신이 견딜 수 있는 범위 안에서 리듬을 유지하고, 멈추지 않는 것이 최선의 전략이 될 수 있다.

소화 문제 - 장이 편해야 힘이 난다

마라톤 중 발생하는 소화 불량, 복통, 구토 같은 위장 문제는 대부분 두 가지 원인으로 설명할 수 있다. 첫째는 운동 중 혈류 재분배, 둘째는 섭취한 음식이나 음료의 부적응이다. 운동을 하면 우리 몸은 산소와 에너지를 근육에 집중 공급하기 위해, 소화기관의 혈류를 줄이고 근육으로 보내는 작업을 시작한다. 이 과정은 '내장 혈류 감소^{visceral}

hypoperfusion'이라고 불리며, 강도가 높아질수록 더 뚜렷해진다. 결과적으로 위장의 소화와 흡수 능력이 떨어지고, 복통, 메스꺼움, 설사, 구토 같은 증상이 나타나게 된다. 여기에 익숙하지 않은 음식이나 젤, 이온 음료를 대회 당일 처음 섭취하거나, 너무 급하게 먹는 방식은 상황을 더 악화시킨다. 위장에 부담을 주는 음식은 작은 자극에도 위기 상황으로 이어질 수 있다. 이런 위장 문제는 단순한 불편감에 그치지 않는다. 수분과 에너지 흡수를 방해하며, 퍼포먼스 전체를 무너뜨리는 치명적인 변수가 될 수 있다.

예방 및 대처법
- **대회 전후 음식 섭취**

　마라톤 전후 및 도중에 섭취하는 음식과 음료는 소화가 쉽고, 위장에 부담을 주지 않는 것이어야 한다. 대회 바로 전날에는 기름지거나 맵고 짠 음식, 섬유질이 많은 음식은 피하는 게 좋다. 이러한 음식은 위장에 오래 머물러 소화에 시간을 길어지고, 자극을 많이 주기 때문에 위장 트러블을 일으킬 수 있다. 대신 흰쌀밥, 바나나, 삶은 감자와 같은 소화가 쉬운 탄수화물 위주의 식단이 좋다. 대회 전날이나 바로 직전에는 GI 지수가 높은 음식도 괜찮다. 대회 중에는 에너지 젤, 스포츠 드링크, 바나나 등 위장 부담이 적고 흡수가 빠른 음식을 소량씩 섭취하면서 고형 음식은 될 수 있는 대로 피해야 한다. 마라톤 중 섭취하는 음식과 음료는 평소 훈련 중에 먹던 것이 좋다. 새로운 음식이나 보충제를 사용하는 것은 예기치 못한 소화 문제를 일으킬 위험이 있다.

• **먹는 연습도 훈련의 일환이다**

 장거리 러닝 중 음식을 섭취하는 연습은 위장의 소화 및 흡수 능력을 훈련하는 효과적인 방법이다. 예를 들어, 일정한 거리마다 5~10km 간격으로 에너지 젤이나 다른 음식을 정기적으로 섭취하며, 자신에게 적합한 에너지 보조식품이나 음식을 테스트해 보자. 소화 기관이 음식 섭취에 적응할 수 있도록 연습할 수 있다. 또한, 거리별 레이스 음식 시뮬레이션을 통해 실제 레이스에서 사용할 음식과 음료를 미리 실험하고, 잠재적인 문제를 사전에 파악하는 것도 중요하다.

마라톤 중 화장실 문제에 대처하는 방법

 마라톤 도중 용변이 급해지는 상황은 누구에게나 발생할 수 있다. 신체의 컨디션은 예측하기 어려운 만큼, 이를 무리 없이 해결하려면 사전에 준비하고 침착하게 대처하는 것이 중요하다. 아래는 이러한 상황에 대처하기 위한 방법이다.

1. 출발 전에 화장실 위치를 파악하자

 대회 전에 제공되는 코스맵에는 주요 지점의 화장실 위치가 표시되어 있다. 이를 미리 확인하고 몇 킬로미터마다 화장실이 있는지 파악해 두면 경기 중 불안감을 크게 줄일 수 있다. 만약 코스 중에 화장실이 없거나 접근하기 어려운 경우, 주변 환경을 활용해야 한다. 도심에서는 주유소, 지하철역, 공공기관, 카페 또는 공원의 화장실을 활용할 수 있다. 화장실 위치를 모를 때는 주변 러너나 대회 스태프에게 도움을 요청하자. 경험이 많은 러너나 스태프는 화장실 위치에 대해 정확한 정보를 제공할 가능성이 크다.

2. 뛰는 속도를 조절하자

용변 신호가 강해질수록 복부의 압박을 줄이기 위해 속도를 낮추고 걸으며 긴장을 완화하는 것이 중요하다. 천천히 걸으면서 심호흡하면 복부의 긴장이 풀리면서 신호가 약해질 수 있다. 또한, 배를 따뜻하게 손으로 감싸거나 복부에 집중하며 긴장을 푸는 데 신경 쓰자. 이는 상황을 안정시키는 데 도움이 된다.

3. 상황을 받아들이고 유연하게 대처하자

예상치 못한 사고가 발생하더라도 이를 지나치게 심각하게 받아들이지 말자. 실제로 해외 마라톤 대회에서는 용변 문제를 겪고도 완주를 이어가는 사례가 종종 있다. 만약 사고가 발생했다면 주변 러너들에게 솔직하게 상황을 설명하고 대회 후 빠르게 정리하면 된다. 많은 러너가 유사한 경험을 했으며, 이는 결코 부끄러운 일이 아니다. 마라톤은 도전의 연속이고, 이러한 경험조차도 도전의 일부로 받아들이는 자세가 필요하다.

마라톤 이후 얼마나 쉬어야 할까?

　마라톤을 완주한 이후, 골인 지점의 환호와 감동이 아직도 생생하게 남아 있다. 하지만, 당신의 몸은 이렇게 속삭이고 있을지도 모른다. "제발, 나 좀 쉬게 해줘!"

　42.195km라는 거리는 단순한 숫자가 아니다. 발끝부터 머리까지 온몸이 총동원된 거대한 전쟁이었다. 이 성취감에 취해 "조금 더 달려볼까?" 하고 러닝화를 다시 신는 순간, 몸은 외친다. "그러다 큰일 난다! 내가 경고했어."

　나 역시 이 경고를 무시했던 적이 있다. 2016년 동아 마라톤 완주 직후, 월요일 아침부터 무리하게 러닝을 했다가 부상을 입고 두 달 동안 고생했다. 그때 깨달았다. "완주의 성취감은 몸의 비명을 가린다." 마라톤 이후에는 일단 몸을 정상 궤도로 돌려놓는 것이 최우선이다.

과학이 알려주는 회복의 비밀

2016년 발렌시아 마라톤 연구는 마라톤이 우리 몸에 어떤 영향을 주는지를 수치로 보여준다. 86명의 마라토너를 대상으로 완주 직후부터 8일간 혈액 변화를 추적한 이 연구는 회복의 과정을 구체적으로 드러낸다.

> **발렌시아 마라톤 연구**
>
> ☑ **조직 손상 지표 (LDH)**: 완주 직후 급상승 → 8일 후 정상화
> ☑ **근육 손상 지표 (CK)**: 최고조에 달했다가 → 6일(144시간) 후 회복
> ☑ **심장 손상 지표 (hs-Troponin T)**: 4일(96시간) 후 안정화
> ☑ **염증 반응 지표 (CRP)**: 24시간 내 급증 → 8일(192시간) 후 진정

거의 모든 생리학적 수치는 마라톤 직후 급상승했다가, 일주일이 지나서야 서서히 안정세에 접어든다. 이 수치들은 우리에게 분명한 메시지를 준다. "최소 1주일은 무리하지 말자." 마라톤 동안 충격을 받은 근육, 관절, 심장, 전신 조직은 최소 일주일이란 시간 동안 서서히 회복되는 것이다.

이 시기에 무리하게 하체에 충격을 주거나 강한 자극을 주면, 부상이 발생하기가 쉽고 다음 달리기로의 복귀가 늦어지는 경우가 많다. 이따금 이 시기에 달려도 거뜬하다고 자만하는 것은 좋지 않을 수도 있다. 누적된 피로 효과는 지금 당장이 아니라, 몇십 년 후에 관절 변화나 노화로 나타날 수 있기 때문이다.

디트레이닝 효과와 천천히 복귀하기

미국 텍사스대학의 운동 생리학자 에드워드 코일 박사는 마라톤 후 1주일간 완전 휴식을 취할 경우, 몸이 디트레이닝 효과에 들어간다고 경고했다. 디트레이닝 효과란, 운동을 중단하면서 체력과 지구력이 점진적으로 감소하는 현상이다. 특히 세포 속 에너지 공장인 미토콘드리아의 기능이 떨어지면서, 원래 수준으로 회복되기까지 평균 3주가 소요된다. 하지만 이것이 완전한 휴식을 무조건 피해야 한다는 뜻은 아니다. 연구에 따르면 1~2주간의 휴식은 오히려 근육과 관절 회복에 긍정적이며, 운동 능력에도 큰 영향을 주지 않는다. 문제는 3주 이상 장기간 쉬는 경우다. 이때부터는 미토콘드리아 기능뿐 아니라, 심폐 지구력과 근력까지 감소하기 시작한다. 따라서 디트레이닝을 막고 부상 없이 회복하기 위해서는, 약 3~4주 동안 점진적으로 몸을 다시 일상적인 운동 루틴에 적응시키는 시간이 필요하다. 이 시기에는 스트레칭, 가벼운 조깅, 산책 같은 저강도 운동이 효과적이다. 몸에 자극은 주되, 절대 무리하지 않는 것이 원칙이다. 이렇게 하면 운동 감각을 유지하면서도 다시 달리기 리듬을 잃지 않을 수 있다.

엘리트 러너도 회복이 필요하다

엘리트 러너들은 일반 러너보다 더 빠르게 회복하기도 한다. 이는 수년간 반복된 고강도 훈련을 통해 몸이 회복에 익숙해져 있고, 트레이너, 물리치료사, 영양사 등으로 구성된 체계적인 지원 시스템이 뒷받침되기 때문이다. 하지만 엘리트라고 해서 회복이 필요 없는 것은 아니다. 마라톤을 완주한 후에는 그 누구도 근육 손상과 염증 반응에서 자유로울 수 없으며, 엘리트 선수들도 보통 1~2주의 회복 기간을 갖는다. 신체적인 회복은 일반인보다 빠르더라도, 완전한 경기력으로의 복귀에는 다소 시간이 필요하다. 단순히 몸이 회복됐다고 해서 바로 다음 경기에 나서는 것이 아니라, 심리적 안정과 다시 레이스를 준비하는 조율의 시간이 필요하다. 실제로 많은 엘리트 러너가 한 번의 마라톤을 준비하고 다시 최상의 컨디션으로 돌아오기까지 3개월에서 6개월 이상을 투자한다. 그래서 세계적인 선수들도 1년에 두 번 정도만 마라톤 무대에 서는 것이 일반적이다. 그것이 최고의 경기력을 유지하고, 무엇보다 부상을 예방하는 가장 현명한 방식이기 때문이다. 물론 간혹 단기간 내 연속 마라톤에 출전하는 선수들도 있다. 하지만 그것은 철저히 설계된 회복 프로그램과 의료적 개입, 정밀한 데이터 분석이 전제될 때 가능한 전략이다. 일반 러너가 이를 무작정 따라 하다가는 오히려 부상으로 인해 오랫동안 달리지 못하는 상황에 빠지기 쉽다.

첫 풀코스 완주자를 위한 회복 프로그램

▶ 1 **1주차** 완전한 휴식

TV, 책을 보거나 가족, 친구들과 시간을 보내자. 균형 잡힌 영양 섭취와 충분한 수면도 필수다. 러닝화는 잠시 잊어도 된다. 이 시기는 아무것도 하지 않는 것이 게으름이 아니라, 최고의 회복 전략이 된다.

▶2 2~3주차   회복을 위한 몸짓

2주 차부터는 몸의 반응을 살피며 가벼운 조깅을 시작할 수 있다. 속도보다는 거리만 천천히 늘리는 것이 좋고, 산책, 자전거, 수영, 상체 근력운동 등 비 충격성 운동을 격일로 병행하면 회복에 도움이 된다. 3주 차에는 무리가 가지 않는 선에서 페이스를 조금씩 높여보는 것도 가능하다. 하지만 통증이나 뚜렷한 피로가 느껴진다면 1~2주 더 회복 시간을 가지는 것이 현명하다. 회복은 스케줄보다 내 몸이 정하는 속도에 따라야 한다.

▶3 4주차   재활성화

이제 서서히 이전 훈련 루틴과 페이스로 복귀할 수 있는 시점이다. 몸 상태가 충분히 회복됐다면, 다음 레이스를 고려해 보는 것도 나쁘지 않다. 하지만 대회 전후로 부상이 있었던 경우에는 일정을 반드시 조정해야 한다. 무리하게 훈련을 이어가다 보면, 겉으로 드러나지 않는 내상이 깊어질 수 있고, 결국 더 오랜 치료와 회복이 필요해져 다음 시즌 전체를 놓칠 위험도 생긴다.

▶4 요약   쉬는 것도 훈련이다

마라톤 후 최소 1주일은, 마라톤 동안 충격을 받은 근육과 관절에 부하를 주지 않고 휴식을 취하는 것이 좋다.

2~3주간은 천천히 몸을 풀며 가벼운 러닝과 보강, 대체 운동으로 컨디션을 회복하며, 4주부터는 원래의 루틴과 강도로 복귀하자.

이러한 스케줄은 개개인의 회복 능력과 달리기 경험치에 따라 다를 수 있으니, 항상 자신의 몸 상태에 귀를 기울이면 좋다.

내 몸의 상태는 나 자신만이 안다. 자신의 리듬을 기억하고 계획하자.

"잘 쉬는 러너가 더 오래 달린다." – *Running Dr. Nam*

Part.4

40km

부상 없이 달리기 위한 노하우

달리기는 유산소 운동이자 전신 근육 운동이다

달리기는 유산소 운동인 동시에 근육의 힘과 균형이 요구되는 전신 운동이다. 주로 하체 근육(발목, 종아리, 허벅지), 고관절 주변근육, 그리고 코어 근육이 집중적으로 사용되며, 상체 근육의 도움도 필요하다. 그러나 단순히 달리기 동작만 반복한다고 해서 모든 기능이 획기적으로 향상되지는 않는다. 물론 어릴 적부터 꾸준히 달리기해 온 선수나 유전적으로 뛰어난 재능을 타고난 러너는 달리기만으로도 모든 기능이 향상되는 경우도 있다. 하지만 이 현상을 보통의 취미 러너에게 일반화하기 어렵다. 일반적으로 유산소 심폐 능력은 달리기를 통해 개선될 수 있지만, 달리기에 필요한 근육을 강화하기 위해서는 추가적인 보강 운동을 반드시 해주어야 한다는 점이다.

근육 강화의 필요성 - 효율적인 달리기와 부상 예방

달리기 근육을 강화하는 것은 러너의 퍼포먼스를 높이고 부상을 예방하는 데 핵심적인 요소다. 잘 발달한 근육은 러닝 자세를 안정적으로 유지하게 하고, 체력을 효율적으로 사용할 수 있도록 돕는다. 이는 장거리 러닝에서 에너지를 절약하고 더 오래, 그리고 빠르게 달릴 수 있는 기반이 된다. 러너에게는 웨이트 트레이닝 선수처럼 많은 근육량이 필요하지 않다. 오히려 지나치게 발달한 근육은 유연성을 떨어뜨리고 달리기의 효율성을 해칠 수 있다.

대부분의 달리기 부상은 반복된 과사용에서 비롯된다. 이때 근육이 충분히 발달되었다면, 충격을 흡수하고 관절과 인대를 보호하는 완충 역할을 한다. 반면, 보강 운동 없이 달리기만 과도하게 할 경우 근육은 점점 얇아지고 약해져 부상의 위험이 커진다.

하지만 주 2~3회의 보강 운동 정도로는 근육이 쉽게 커지지 않는다. 벌크업은 고강도 훈련과 장기간의 계획적인 식단이 뒷받침되어야 가능한 일이다. 따라서 러너는 근육이 커질지 걱정하기보다 안정적인 자세와 부상 예방을 위해 적극적으로 근육을 단련하는 것이 바람직하다.

또한 근육량 감소는 기초대사량 저하로 이어져, 마른 비만 형태의 체형으로 변할 가능성도 있다. 이러한 악순환을 방지하려면 근력 운동과 균형 잡힌 식사가 필수다. 단백질 섭취와 적절한 휴식을 병행해 근육량을 유지하고, 달리기에 최적화된 신체 조건을 갖추는 것이 중요하다.

달리기에서 활용되는 주요 근육들

달리기는 전신의 다양한 근육들이 협력하여 완성되는 운동이다. 주요 근육군으로는 대퇴사두근, 햄스트링, 중둔근과 대둔근, 장요근, 그리고 종아리 근육(비복근과 가자미근)이 있다. 대퇴사두근은 착지시 충격을 완화하고 추진력을 만들어 몸을 앞으로 나아가게 한다. 햄스트링은 다리를 뒤로 차는 동작과 고관절 신전, 무릎 굴곡을 조절하며 착지 시 안정성을 제공한다. 중둔근과 대둔근은 골반의 안정성을 유지하고 추진력을 강화하며, 장요근은 보폭 조절과 무릎을 올리는 동작에서 핵심적인 역할을 한다. 종아리 근육은 발목을 안정시키며 지속적으로 추진력을 제공하고 착지 시 충격을 흡수하며 균형을 유지한다. 이러한 하체와 고관절 근육들은 주된 동작을 책임지지만, 전신의 안정성과 에너지 효율을 높이는 데 코어 근육이 필수적이다. 복부, 허리, 옆구리로 구성된 코어 근육은 러닝 자세를 안정적으로 유지하고 힘을 효과적으로 전달한다. 상체 근육(전흉근, 광배근, 이두근, 삼두근)은 팔 스윙과 자세 유지에 도움을 주며, 팔의 움직임을 통해 추진력을 보조하고 러닝 리듬을 안정적으로 조율한다.

달리기 근력 운동 - 지근으로의 진화를 강화하자

달리기에서 중요한 지근과 속근은 각각 고유한 특성이 있는데, 체계적인 훈련과 보강 운동을 통해 그 잠재력을 극대화할 수 있다. 지근은 느리게 수축하면서 유산소 대사를 통해 장시간 에너지를 공급하는 근섬유로, 마라톤과 같은 장거리 운동에 적합하다. 이 근섬유는 피로에 강하고 안정적인 움직임을 유지하는 데 도움을 준다. 중둔근은 대표적인 지근으로, 착지 시 체중을 지지하고 골반의 안정성을 유지하여 달리기의 효율성을 높이는 데 중요한 역할을 한다. 대둔근은 지근과 속근이 혼합된 근육으로, 장거리 러닝에서 안정적인 추진력을 제공하고 자세를 유지하도록 돕는다. 가자미근은 지근 비율이 높은 근육으로, 발목을 안정시키며 지속적으로 추진력을 공급해 러너가 피로를 최소화하며 완주를 가능하게 한다. 한편, 속근은 빠르게 수축하며 폭발적인 힘을 발휘하는 근섬유로, 단거리 운동이나 순간적인 고강도 운동에서 중요한 역할을 한다. 하지만 이러한 속근도 장거리 달리기 중 특정 순간에는 중요한 역할을 한다. 예를 들어, 언덕을 오르거나 마지막 스퍼트 구간에서 속근은 강력한 추진력을 발휘해 러너가 속도를 끌어올릴 수 있도록 한다. 대둔근 내 속근은 이러한 순간에 폭발적인 힘을 발휘하며, 대퇴사두근, 햄스트링, 비복근과 같은 근육들도 고강도 상황에서 러너를 지원한다.

　달리기 훈련과 보강 운동은 속근과 지근, 두 종류의 근육을 함께 강화하며 조화롭게 발전시킨다. 특히 속근 중 하나인 '타입 IIa' 섬유는 유산소 중심의 장거리 훈련을 반복하면 산소를 효율적으로 사용하는 능력이 발달하며, 지근처럼 오래 사용할 수 있는 근육으로 바뀌게 된다. 이렇게 바뀐 근육은 지구력과 속도를 동시에 발휘할 수 있어, 러너는 에너지를 효율적으로 쓰고 체력 소모를 줄이며 장거리에서도 뛰어난 퍼포먼스를 낼 수 있다. 흔히 마라톤에서는 지근만 중요하다고 생각하기 쉽지만, 이는 반쪽짜리 이해다. 유산소 훈련에 근지구력 보강 운동을 꾸준히 더하면, 원래는 폭발력 중심인 속근도 산화 능력이 향상되어 지근처럼 오래 버티는 힘을 갖추게 된다. 덕분에 평소에는 안정적인 지지력을 제공하고, 필요할 때는 여전히 강한 추진력을 발휘할 수 있다.

이렇게 단련된 근육은 어떤 상황에서도 에너지 효율이 높고 부상 없는 달리기를 가능하게 한다. 결국 러너는 이러한 훈련을 통해 자신의 한계를 넘어, 최고의 퍼포먼스를 실현할 수 있게 된다.

"근육은 달리기의 재료이다.
재료 없이는 어떤 음식도 요리할 수 없다."
— *Running Dr. nam*

근육 강화를 위한 보강 운동

고관절 안정화 근육 강화

중둔근과 고관절 외전근은 고관절 안정성과 몸의 균형을 유지하며, 달리기 중 흔들림을 방지하는 데 중요한 역할을 한다.

이 근육을 강화하면 안정적인 자세를 유지할 수 있을 뿐만 아니라 효율적인 힘 전달도 가능해진다.

실제로 달리기 부상이 잦은 환자들에게서 고관절 안정화 근육이 약화되어 달릴 때 골반이 크게 흔들리는 모습이 관찰되었다.

필자의 연구에서도 고관절 안정화와 중둔근 강화가 달리기 부상을 예방하는 데 효과적임을 확인하였으며, 골반 균형 유지와 올바른 달리기 자세 분석의 중요성 또한 입증되었다.(미주 4-1)

1. 불가리안 런지

불가리안 런지(혹은 스플릿 스쿼트)는 하체와 둔근, 특히 중둔근을 강화하는 데 효과적인 운동이다.

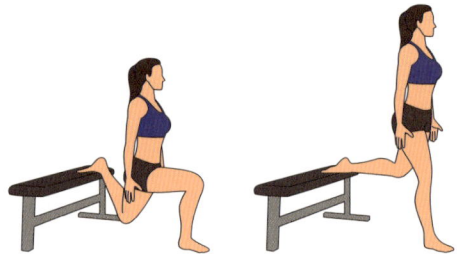

불가리안 런지

❶ 다리를 어깨너비로 벌리고, 앞발의 발끝은 가급적 정면을 향하게 선다.
❷ 한쪽 다리는 무릎을 접어 뒤로 뻗고, 발등을 벤치 위에 올린다. (이때 가슴을 펴고 허리를 곧게 세워 정렬된 자세를 유지한다.)
❸ 복부에 힘을 주어 코어를 단단히 고정한 채 고관절을 접으며 엉덩이를 천천히 아래로 내린다. 무릎이 자연스럽게 굽혀지고, 앞쪽 허벅지가 지면과 평행할 때까지 내려가는 것이 이상적이다.
❹ 앞발로 바닥을 밀어내며 처음 자세로 돌아온다.

이 동작을 한쪽 다리 기준으로 10~15회 반복하고, 총 3~5세트를 수행한다. 자극이 부족하다고 느껴진다면 덤벨이나 케틀벨을 들고 수행해 강도를 높일 수 있다. 운동 중 중둔근에 자극이 잘 느껴지지 않는다면, 자세나 각도를 조금씩 조절해보며 자신에게 맞는 자극 방향을 찾는 것이 중요하다. 또한 허리가 과도하게 젖혀지지 않도록 주의하면서, 코어를 계속 고정해 주는 것이 바람직하다. 무릎이 안쪽으로 모이지 않도록 유의하며, 정렬된 하체 움직임을 유지하는 것이 부상 예방과 운동 효과를 높이는 핵심이다.

2. 밴드 사이드 레이즈

중둔근을 중심으로 고관절 외전근을 강화하는 데 효과적인 운동이다. 고관절의 안정성과 보폭 제어 능력을 향상시키며, 특히 골반의 좌우 흔들림을 줄이고 부상 예방에 도움을 준다.

밴드 사이드 레이즈

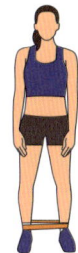
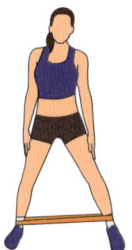

❶ 탄력 밴드를 발목에 착용하고 두 발은 골반 너비로 벌린 채 선다.
❷ 손은 허리에 올리고 상체를 곧게 유지한 상태에서 복부에 힘을 주어 코어를 단단히 고정한다.
❸ 한쪽 다리를 옆으로 천천히 들어 올리며 밴드의 저항을 느낀다. 이때 반대쪽 다리와 골반은 흔들리지 않도록 고정해야 하며, 들린 다리의 외측 엉덩이 근육에 자극이 오는지 집중한다.
❹ 가능한 범위까지만 다리를 들어 올리고 다시 천천히 원위치로 돌아온다.

좌우 각각 10~15회 반복하며, 총 3~5세트를 수행한다.

운동 중에는 상체가 기울어지거나 허리가 꺾이지 않도록 주의해야 한다. 중심을 잃지 않고 균형을 유지하는 것이 중요하며, 무릎은 자연스럽게 펴진 상태를 유지한다. 초보자는 벽이나 의자 옆에 서서 손으로 가볍게 지지하면 안정감을 높일 수 있다. 이 운동은 고관절 안정화뿐만 아니라 장시간 러닝 시 다리의 흔들림을 줄이고, 무릎 통증이나 피로를 예방하는 데 도움이 된다.

고관절 굴곡근 강화

고관절 굴곡에 관여하는 주요 근육은 장요근, 치골근, 내전근, 봉공근, 대퇴직근, 대퇴근막장근, 하복근 등이다. 일반적인 러너들에게는 이 부위의 근력이 상대적으로 약한 경우가 많다. 하지만 이 고관절 굴곡근을 강화하면 달리기 효율이 향상되고, 보폭 역시 커지는 효과를 기대할 수 있다.

1. 스탠딩 레그 레이즈 : 고관절 굴곡근 및 대퇴사두근 강화 운동

고관절 굴곡근과 대퇴사두근을 강화하는 데 효과적인 운동이다. 이 운동은 고관절의 유연성을 향상시키며, 달리기 시 효율적인 보폭을 확보하는 데 도움을 준다.

운동 중에는 균형이 흐트러지지 않도록 주의하고, 상체가 기울어지거나 허리가 꺾이지 않도록 한다. 다리를 과도하게 높이 들지 않고, 자신이 편안하게 할 수 있는 범위 내에서 운동을 진행한다. 더 강한 자극을 원하면, 종아리에 저항 밴드를 착용하여 수행할 수 있다. 달리기 보강 운동 중에 가장 기본이 되는 운동이다.

스탠딩 레그 스윙

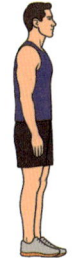 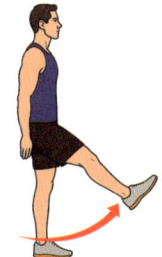

❶ 두 발은 어깨 너비로 벌리고, 척추는 곧게 유지한 채 선다.
❷ 팔은 허리에 두거나 뒷짐을 진다. 복부에 힘을 주어 코어를 단단히 고정한 후, 한쪽 다리를 천천히 들어 올린다.
❸ 고관절이 약 70~80도 굴곡될 때까지 다리를 들어올리며, 이때 반대쪽 다리는 지면을 단단히 지지해야 한다.
❹ 다리를 천천히 원위치로 내린 후 좌측과 우측 각각 10~20회 반복하며, 총 3세트를 수행한다.

2. 마운틴 클라이머

고관절 굴곡근을 비롯해 복부, 어깨, 상체까지 전신을 함께 단련할 수 있는 운동이다. 특히 고관절을 빠르고 반복적으로 굴곡시키는 움직임을 통해 달리기에 필요한 근력과 민첩성을 향상시키며, 심폐 기능을 자극하는 유산소 효과도 기대할 수 있다.

처음에는 천천히 시작해 자신의 호흡과 리듬에 맞게 속도를 점차 올리는 것이 좋다. 운동 강도는 숙련도에 따라 조절할 수 있다. 초급자는 20초 동작 후 10초 휴식을 3~4세트 반복하고, 중급자는 30초 동작에 15초 휴식을 4~5세트, 고급자는 40초 동작에 20초 휴식을 5~6세트 수행한다.

> **마운틴 클라이머**

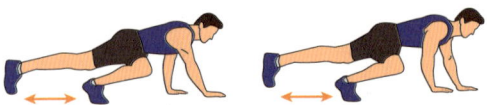

- ❶ 어깨 아래에 손을 두고 팔을 곧게 펴, 푸시업 시작 자세를 만든다.
- ❷ 머리부터 발끝까지 일직선을 유지하고, 복부에 힘을 주어 코어를 고정한 상태에서 준비한다.
- ❸ 한쪽 무릎을 가슴 쪽으로 당긴 후, 다리를 번갈아 가며 빠르게 교차시키듯 움직인다.

운동 중에는 허리가 과도하게 처지거나 들리지 않도록 주의하며, 전신이 정렬된 자세를 유지해야 한다. 발뒤꿈치가 지나치게 높이 들리면 고관절 대신 종아리 근육에 힘이 분산될 수 있으므로, 발의 위치도 안정적으로 조정하는 것이 중요하다.

3. 밴드 저항 누워서 다리 번갈아들기

고관절과 코어 근육을 동시에 강화할 수 있는 운동이다. 이 운동은 고관절의 안정성 및 코어 근육의 활성화를 통해 균형과 전반적인 몸의 안정성을 개선하는 데 효과적이다.

한쪽 다리 기준으로 12~20회 반복하며, 총 3세트를 수행한다.

운동 중에는 코어에 계속 힘을 주어 허리가 바닥에서 들리지 않도록 주의해야 하며, 천천히 움직이며 밴드의 저항을 충분히 느껴야 한다. 또한 동작 중에는 몸이 흔들리지 않도록 안정성을 유지하는 것이

> **밴드 저항 누워서 다리 번갈아들기**

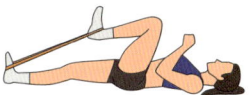

❶ 바닥에 누워 양팔을 지면에 붙이고, 무릎을 직각으로 구부린다.
❷ 발에 저항 밴드를 고정한 후, 반대쪽 밴드를 손으로 잡고 충분히 팽팽하게 만든다. (이때 코어에 힘을 주어 허리가 바닥에서 들리지 않도록 한다.)
❸ 한쪽 다리를 밴드의 저항을 유지한 채 천천히 펴면서 바닥 가까이로 내린다. (이때 다리가 바닥에 닿지 않도록 하며, 다리를 천천히 시작 위치로 되돌린다.)
❹ 반대쪽 다리도 같은 방식으로 동작을 반복한다.

중요하다.

 이 운동은 고관절 강화뿐만 아니라, 코어 근육을 동시에 자극하여 달리기와 일상생활에서 균형 감각을 향상하는 데 도움을 준다.

고관절 신전근 강화 (대둔근, 햄스트링)

 대둔근과 햄스트링은 고관절 신전과 달리기 추진력을 담당하며, 이 부위의 근육을 강화하면 속도와 효율성이 향상된다.

1. 힙 쓰러스트
 엉덩이 근육, 특히 대둔근을 집중적으로 강화하는 대표적인 운동이다. 이 운동은 둔근의 근력과 폭발력을 높이는 데 효과적이며, 달리기

힙 쓰러스트

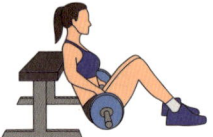 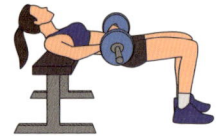

❶ 상체는 벤치에 기댄 채 등을 댄다.
❷ 무릎은 굽히고 양발은 지면에 평평하게 고정하며, 엉덩이는 벤치 앞에 위치시킨다.
❸ 양손은 벤치를 가볍게 잡아 몸의 균형을 잡는다.
❹ 복부에 힘을 주어 코어를 고정한 상태에서 엉덩이를 천천히 들어 올린다.
❺ 어깨부터 무릎까지 일직선이 될 때까지 들어 올리고, 엉덩이를 수축한 상태로 잠시 멈춘 뒤 천천히 시작 자세로 되돌아온다.

중 추진력을 향상시키고 고관절의 신전 기능을 강화하는 데 도움이 된다.

한 세트당 10~15회 반복하며, 총 3~5세트를 수행한다.

운동 강도를 높이고자 할 경우, 엉덩이 위에 바벨이나 덤벨을 얹어 저항을 추가할 수 있다.

운동 중에는 허리가 과도하게 꺾이지 않도록 주의하며, 항상 복부에 힘을 주어 척추를 안정시켜야 한다. 무릎과 발끝은 동일한 방향을 유지해야 하며, 무릎이 안쪽으로 모이지 않도록 신경 써야 한다.

힙 쓰러스트는 러너뿐 아니라 앉은 자세로 시간을 자주 보내는 사람들에게도 매우 효과적인 엉덩이 강화 운동으로, 골반 안정성과 하체 기능 향상에 큰 도움을 준다.

2. 내로우 스쿼트

대둔근과 하체 전반을 강화하는 운동으로, 달리기에 특히 적합한 스쿼트이다. 와이드 스쿼트와는 달리, 내로우 스쿼트는 근력 강화보다는 달리기 동작에 더 직접적인 도움을 준다. 이 운동은 달리기 시 필요한 다리의 추진력과 안정성을 향상시킬 수 있다.

내로우 스쿼트

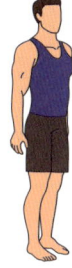
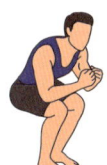

❶ 양발을 달리기할 때의 보폭 정도로 좁게 벌린다.
❷ 척추를 곧게 펴고 시선은 정면을 향한 채 자세를 잡는다.
❸ 엉덩이를 뒤로 밀며 천천히 무릎을 굽힌다.
❹ 허벅지가 지면과 평행할 때까지 내려가고, 발바닥 전체로 바닥을 밀며 몸을 일으킨다.

이렇게 10~15회 반복하며, 총 3~5세트를 수행한다.

운동 중에는 무릎이 안쪽으로 모이지 않도록 주의하고, 항상 11자 정렬을 유지해야 한다.

엉덩이를 뒤로 빼면서 대둔근과 하체 전반에 걸쳐 자극을 느껴야 하며, 다리의 움직임을 통제하는 것이 중요하다.

3. 바벨/덤벨 루마니안 데드리프트

바벨이나 덤벨을 이용한 루마니안 데드리프트는 햄스트링과 대둔근을 함께 강화하는 전신 운동이다. 이 운동은 엉덩이와 하체 후면 근육을 집중적으로 자극하며, 전신의 안정성도 동시에 개선할 수 있다. 특히 달리기에 중요한 후방 근육들을 강화하는 데 효과적이다.

바벨/덤벨 루마니안 데드리프트

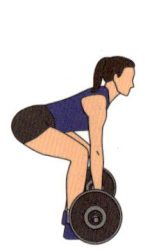
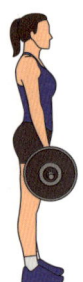

❶ 양손에 바벨이나 덤벨을 들고 다리를 골반 너비로 벌린다. 무릎은 약간 굽힌 상태에서 척추를 곧게 세운다.
❷ 엉덩이를 뒤로 밀며 상체를 천천히 앞으로 숙인다.
❸ 햄스트링에 당기는 느낌이 들면 멈추고, 그 상태에서 천천히 상체를 원위치로 되돌린다.

10~12회 반복하며, 총 3~4세트를 수행한다.

운동 중에는 허리가 굽지 않도록 척추를 곧게 유지하며, 상체를 숙일 때 무릎을 과도하게 굽히지 않도록 주의한다. 또한, 덤벨이나 바벨을 몸에서 너무 멀리 빼지 않도록 하고, 항상 무릎과 발끝이 같은 방향을 유지한다.

허벅지 내전근 강화 (치골근, 단내전근, 장내전근, 대내전근, 박근)

1. 코펜하겐 내전근 운동

허벅지 안쪽 근육, 즉 내전근을 집중적으로 강화하는 데 효과적인 운동이다. 특히 고관절의 안정성을 높여주기 때문에 사타구니 부상 예방은 물론 재활 과정에서도 자주 활용된다. 축구 선수나 러너처럼 하체 사용이 많은 사람에게 매우 유익한 운동이다.

코펜하겐 내전근 운동

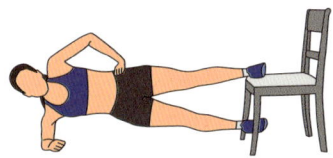

❶ 먼저 옆으로 누운 자세를 취한 뒤, 팔꿈치를 어깨 바로 아래에 두고 몸을 지탱한다.
❷ 윗다리는 벤치나 의자 위에 올리고, 아랫다리는 바닥에 둔 상태로 준비한다. (이때 몸이 일직선을 이루도록 정렬하는 것이 중요하다.)
❸ 몸통을 들어 올려 옆 플랭크 자세를 만든다.
❹ 그 상태에서 아랫다리를 들어 올려 윗다리 쪽으로 붙인다.
❺ 마치 두 다리를 모으는 듯한 느낌으로 올린 뒤, 다시 천천히 아랫다리를 내리며 시작 자세로 돌아간다.

이 동작을 10~15회 반복하고, 2~3세트를 실시하는 것이 기본이다. 숙련된 사람이라면 반복 횟수나 자세 유지 시간을 늘려 점진적으로 강도를 높일 수 있다.

운동 중에는 허리와 고관절이 꺾이지 않도록 몸 전체를 일직선으로 유지해야 하며, 처음부터 무리해서 많은 횟수를 하려고 하기 보다는 자신의 체력에 맞게 조절하는 것이 바람직하다. 동작은 단순해 보이지만 내전근과 코어에 강한 자극을 주기 때문에, 몇 회만 해도 운동 효과를 확실히 느낄 수 있을 것이다.

2. 와이드 스쿼트

내전근을 중심으로 둔근과 허벅지 전후면을 함께 강화할 수 있는 대표적인 하체 운동이다. 일반 스쿼트보다 다리를 넓게 벌리고 수행하기 때문에, 허벅지 안쪽 근육을 더 강하게 자극할 수 있으며, 고관절

와이드 스쿼트

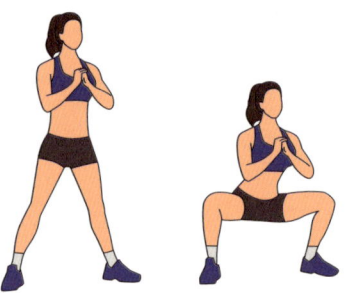

❶ 발을 어깨너비보다 넓게 벌리고, 발끝은 약간 바깥쪽으로 향하게 선다.
❷ 척추는 곧게 세우고, 가슴을 편안하게 연 상태에서 양손은 가슴 앞에 모으거나 허리에 올려 균형을 잡는다. (이때 몸 전체가 안정적으로 정렬된 느낌이 들면 좋다.)
❸ 무릎을 천천히 구부리면서 엉덩이를 뒤로 빼듯이 앉는다. 마치 의자에 앉는 듯한 느낌으로 내려가되, 허벅지가 바닥과 평행해질 정도까지 내려오는 것이 이상적이다.
❹ 이때 무릎이 발끝을 넘지 않도록 주의하고 체중은 발뒤꿈치에 두는 것이 중요하다.
❺ 상체가 앞으로 쏠리지 않도록 중심을 잘 유지한 채 발뒤꿈치를 눌러 천천히 일어난다.

주변의 움직임과 안정성 향상에도 도움이 된다.

이 동작을 12~15회 반복하고, 3세트를 수행한다. 동작이 익숙해졌다면 덤벨이나 케틀벨을 들고 수행하면 자극이 더 강해지고 운동 효과도 올라간다. 와이드 스쿼트는 하체 근력뿐 아니라 고관절 가동성과 균형 감각까지 함께 개선할 수 있는 매우 유용한 운동이다.

무릎 신전근, 굴곡근 강화 (대퇴사두근, 햄스트링)

1. 밴드를 이용한 레그 익스텐션

허벅지 앞쪽 근육인 대퇴사두근을 강화하는 데 효과적인 운동이다. 특히 러너스 니(무릎 앞쪽 통증)나 슬개건염을 예방하고, 무릎 관절을 안정화하는 데 도움이 된다. 퇴행성 관절염이 있는 경우에도 부담 없이 수행할 수 있어 홈 트레이닝이나 재활 운동으로 널리 활용된다. 특별한 장비 없이 밴드 하나만 있으면 언제 어디서든 손쉽게 따라 할 수 있다는 점도 큰 장점이다.

반대쪽 다리도 같은 방법으로 반복하며, 양쪽 다리를 각각 12~15회씩, 3~5세트 실시한다. 체력 수준에 따라 반복 횟수나 세트 수는 조절해도 좋다.

운동 중에는 허리가 구부러지지 않도록 항상 허리를 곧게 유지해야 하며, 다리를 올리고 내리는 동작은 가능한 한 천천히 수행해 근육에 충분한 자극을 주는 것이 중요하다. 처음 시작할 때는 저항이 낮은 밴드를 사용하고, 익숙해지면 점차 강도를 높여 나가면 된다.

밴드를 이용한 레그 익스텐션

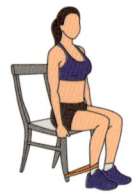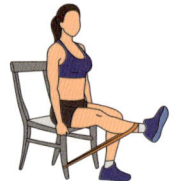

① 먼저 적당한 높이의 안정적인 의자를 고른다.
② 앉았을 때 발이 바닥에 자연스럽게 닿아야 하며, 엉덩이가 의자 끝에 걸치지 않도록 깊숙이 앉는다.
③ 허리는 곧게 펴고 양손은 의자 양옆을 잡아 몸의 중심을 잡는다.
④ 저항 밴드는 한쪽 발목이나 발등에 감고 반대쪽 끝은 의자 다리에 단단히 고정한다.
⑤ 한쪽 다리를 무릎이 완전히 펴질 때까지 천천히 들어 올린다. 밴드의 저항을 이용해 대퇴사두근이 수축하는 느낌을 느끼는 것이 중요하다.
⑥ 다리를 다 편 상태에서 5초간 정지한 후, 다시 천천히 내려 시작 자세로 돌아간다.

무릎을 안정적으로 지탱해 주는 대퇴사두근은 러닝뿐 아니라 일상생활에서도 매우 중요한 역할을 한다. 꾸준히 이 운동을 수행하면 부상 예방과 무릎 기능 향상에 확실한 도움이 될 것이다.

2. 밴드를 이용한 레그 컬

허벅지 뒤쪽 근육, 즉 햄스트링을 집중적으로 강화하는 데 효과적인 운동이다. 햄스트링은 달리기에서 추진력을 만들어내는 중요한 근육으로, 이 부위가 약하면 무릎과 고관절에 부담이 가기 쉽다. 밴드 하나만 있으면 집에서도 간편하게 수행할 수 있어 홈 트레이닝이나 재활 운동으로도 활용도가 높다.

밴드를 이용한 레그 컬

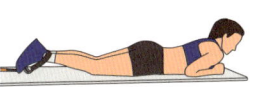 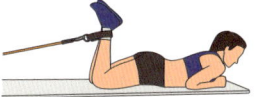

❶ 루프 밴드를 준비한다.
❷ 밴드의 한쪽 끝은 침대 다리나 문손잡이처럼 단단한 물체에 고정하고, 다른 쪽은 한쪽 발목에 감아준다.
❸ 바닥에 엎드린 자세에서 양손은 편하게 바닥에 두고, 몸 전체가 일직선을 이루도록 정렬한다.
❹ 엉덩이나 허리가 들리지 않도록 주의하면서 안정적인 자세를 만든다.
❺ 한쪽 다리의 무릎을 접듯이 천천히 들어 올려, 발꿈치가 엉덩이 쪽으로 다가가도록 당긴다. 이때 밴드의 저항이 느껴지고 허벅지 뒤쪽 햄스트링이 수축하는 느낌이 들면 동작이 제대로 된 것이다.
❻ 다리를 최고점까지 올린 뒤, 5초간 정지했다가 천천히 시작 자세로 돌아간다.

반대쪽 다리도 동일한 방식으로 반복한다. 각 다리당 12~15회씩, 3~5세트를 실시하며, 체력 수준에 따라 반복 횟수와 강도는 조절할 수 있다.

주의할 점은 동작을 빠르게 하지 말고, 가능한 한 천천히 통제된 방식으로 수행하는 것이다.

너무 강한 밴드를 사용하면 동작이 부자연스러워지고 자세가 무너질 수 있으므로, 자신의 수준에 맞는 저항을 선택하는 것이 중요하다. 허리나 엉덩이가 들리지 않도록 계속해서 몸의 정렬을 의식하는 것도 잊지 말자.

3. 머신을 활용한 레그 익스텐션과 레그 컬

밴드나 맨몸 운동 외에도, 헬스클럽에서 기구를 활용하는 것도 매우 효과적인 방법이다. 특히 레그 익스텐션과 레그 컬을 머신에서 연속으로 수행하는 슈퍼세트 방식은 대퇴사두근(허벅지 앞쪽)과 햄스트링(허벅지 뒤쪽)을 동시에 자극할 수 있어, 운동 시간은 줄이면서도 효율은 높이는 데 탁월하다.

머신을 활용한 레그 익스텐션과 레그 컬

❶ 레그 익스텐션 머신에 앉아 허벅지를 패드에 밀착시키고, 발목 아래쪽에 저항 패드를 고정한다.
❷ 발끝은 자연스럽게 세운 상태에서 무릎을 천천히 펴며 발을 들어 올린다.
❸ 허벅지 앞쪽 대퇴사두근이 강하게 수축하는 느낌을 의식하면서, 동작의 최고점에서 1~2초 멈춘 뒤 다시 천천히 내린다.
❹ 곧바로 레그 컬 머신으로 이동한다.
❺ 엎드리거나 앉는 타입에 따라 자세를 바르게 잡은 후, 발목 위쪽에 패드를 고정한다.
❻ 무릎을 접으며 발을 엉덩이 쪽으로 끌어올리면 햄스트링이 강하게 수축되며 자극된다.
❼ 마찬가지로 동작의 끝에서 잠깐 정지한 후, 천천히 다리를 펴며 시작 자세로 돌아온다.

이 두 가지 동작을 쉬지 않고 연속해서 수행하면, 허벅지 앞뒤 근육을 균형 있게 자극할 수 있다. 세트마다 10~15회 반복하고, 총 3세트 정도 실시하는 것이 일반적이다.

이 운동의 가장 큰 장점은 머신이 제공하는 안정적인 저항과 정확한 운동 궤도 덕분에 초보자도 쉽게 집중할 수 있다는 점이다. 또한 무게를 세밀하게 조절할 수 있어 점진적인 과부하 적용이 쉬우며, 집중적인 근육 발달을 원할 때 매우 효과적이다.

특히 대퇴사두근과 햄스트링은 러너에게 중요한 근육이므로, 체력 향상이나 부상 예방을 위해서라도 주기적으로 이 슈퍼세트를 프로그램에 포함하는 것이 좋다.

헬스클럽에서 짧은 시간에 큰 효과를 보고 싶다면 이 조합은 매우 탁월한 선택이 될 것이다.

종아리 근육 강화 (비복근, 가자미근) 위한 4가지 핵심 운동

종아리는 단순히 다리를 움직이는 부위가 아니라, 달리기의 추진력과 안정성을 담당하는 핵심 근육이다. 실제로 '제2의 심장'이라 불릴 만큼 중요한 역할을 하며, 지구력은 물론 속도 향상에도 직접적인 영향을 미친다. 특히 종아리를 이루는 두 개의 주요 근육, '비복근 Gastrocnemius'과 '가자미근 Soleus'을 강화하면 달릴 때 더 강한 반발력과 효율적인 착지, 그리고 피로에 대한 저항력을 키울 수 있다.

또한 이 두 근육이 단단해지면 아킬레스건에 가해지는 부담이 줄어들어 부상 위험도 낮아진다.

다음에 소개할 4가지 운동은 종아리를 효과적으로 단련할 수 있는 가장 기본적이면서도 확실한 방법이다.

1. 스탠딩 카프 레이즈

종아리 근육 중에서도 비복근을 집중적으로 자극하는 운동이다. 달릴 때 지면을 강하게 밀어내는 추진력과 착지 직후의 반발력을 만들어 내는 데 관여하며, 특히 언덕 달리기나 템포 러닝에서 중요한 역할을 한다. 종아리 근육이 단단히 받쳐줘야 러닝 자세가 무너지지 않고 부상 없이 오랫동안 뛸 수 있다.

운동 범위를 더 넓히고 자극을 극대화하고 싶다면, 스텝박스나 계단 끝에 앞꿈치만 올린 채 운동을 수행해 보자. 이렇게 하면 발뒤꿈치가 더 아래로 떨어질 수 있어 종아리 근육이 더 깊이 늘어나고, 수축과

스탠딩 카프 레이즈

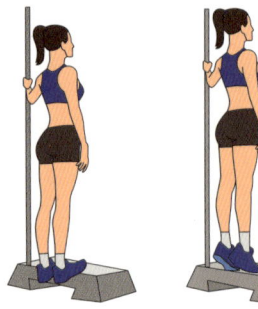

❶ 발을 어깨너비로 벌리고 바르게 선다.
❷ 발끝은 정면을 향하게 하고, 벽이나 손잡이를 가볍게 짚어 균형을 유지한다.
❸ 무릎은 가볍게 펴고, 상체는 곧게 세운다. 자세가 무너지지 않게 중심을 잡는 것이 우선이다.
❹ 그다음 발뒤꿈치를 천천히 들어 올려 까치발을 만든다.
❺ 종아리 근육이 조여지는 느낌이 들 만큼 충분히 올린 뒤, 최고점에서 1~2초간 정지하며 긴장을 유지한다.
❻ 이후 천천히 발뒤꿈치를 내리며 시작 자세로 돌아온다. 이때 내려오는 동작, 즉 근육이 이완되는 구간에서도 긴장을 놓지 않고 천천히 버텨주는 것이 중요하다. 단순히 수축하는 동작뿐만 아니라, 이완하는 과정에서도 근성장을 유도할 수 있기 때문이다. 내려올 때의 부드러운 통제가 종아리 근육의 깊은 자극을 만들어낸다.

이완의 폭이 커지면서 운동 효과도 커진다. 이 동작을 15~20회 반복하고, 총 3세트를 진행하면 충분하다. 단, 무릎은 과도하게 구부리거나 완전히 잠그지 않도록 하고, 상체가 앞뒤로 흔들리지 않게 중심을 유지해야 한다. 또한, 발끝이 안쪽이나 바깥쪽으로 쏠리지 않도록 정렬을 잘 맞추는 것도 중요하다.

2. 점프 스쿼트

하체의 근력과 폭발력을 동시에 키울 수 있는 고강도 운동이다. 일반적인 스쿼트에 점프 동작을 더 해 순간적인 근육 수축을 유도함으로써 둔근, 햄스트링, 대퇴사두근을 강하게 자극하며, 달리기의 추진력과 착지 능력을 함께 길러주는 데 효과적이다. 특히 종아리 근육에도 강한 자극을 주는 운동으로, 점프를 위해 지면을 밀어낼 때 비복근과 가자미근이 강하게 작동하면서 하체 전체의 탄성을 높여준다.

점프 스쿼트

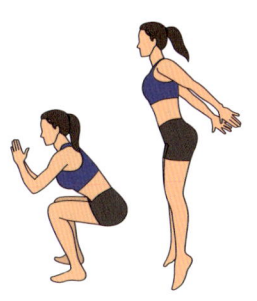

❶ 기본 스쿼트 자세로 선다. 발을 어깨너비로 벌리고 상체는 곧게 세운 채 무릎을 90도 각도로 구부린다.

❷ 이때 시선은 정면을 향하면서 손은 가슴 앞이나 옆으로 자연스럽게 둔다.

❸ 준비가 되면 발뒤꿈치에 힘을 주며 지면을 강하게 밀어 점프한다.

❹ 공중으로 몸이 떠오를 때 하체의 근육들이 순간적으로 수축하며 폭발적인 힘을 만들어낸다.

❺ 착지할 때는 발끝부터 부드럽게 내려와 충격을 흡수하고 무릎은 살짝 굽힌 상태에서 다음 동작으로 자연스럽게 이어간다.

이 동작을 10~15회씩 3세트 반복하며 실시한다. 짧은 시간 안에 근력, 민첩성, 탄성을 함께 키울 수 있어 러너에게 특히 유익하다.

주의할 점은 상체가 앞으로 기울어지지 않도록 복부와 허리에 긴장을 주고, 착지 시 무릎이 안쪽으로 모이지 않게 정렬을 유지하는 것이다. 반복이 많아질수록 자세가 흐트러지기 쉬우니, 끝까지 정확한 형태를 유지하려는 의식이 필요하다.

3. 싱글 레그 홉

한쪽 다리로 반복해서 점프하고 착지하는 동작을 통해 하체의 균형 감각과 근력을 동시에 향상시키는 운동이다. 단순해 보이지만 실제로

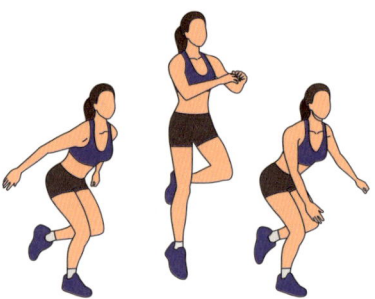

싱글 레그 홉

❶ 한 발로 바닥에 서서 중심을 잡는다.
❷ 시선은 정면을 바라보고, 허리는 곧게 편 채 몸 전체의 균형을 유지한다. 처음에는 흔들릴 수 있지만, 그 자체로도 이미 좋은 훈련이 된다.
❸ 준비가 되면 가볍게 한 발로 점프하고, 다시 같은 발로 착지한다. (이때 중요한 건 얼마나 높이 뛰느냐가 아니라, 착지 시 흔들림 없이 균형을 유지하는 것이다. 종아리와 발목, 무릎 주위의 작은 근육들이 순간적으로 반응하며 관절을 잡아주는 느낌이 들 것이다.)
❹ 한쪽 다리로 30초간 반복하고, 반대쪽 다리도 같은 방식으로 진행한다.

는 발목, 종아리, 무릎, 고관절까지 전반적인 하지 체인 전체를 자극하며, 특히 착지 시 관절의 안정성을 유지하는 능력을 크게 높여준다.

이 과정을 3세트 반복하고 점점 시간이 익숙해지면 40초, 1분까지 늘려보자. 운동 중에는 특히 착지 순간을 의식해야 한다. 무릎이 좌우로 흔들리지 않도록 주의하고, 체중이 한쪽으로 쏠리지 않게 중심을 고르게 유지해야 한다. 만약 거울 앞에서 연습할 수 있다면, 착지 시 무릎이 안쪽으로 무너지지 않는지 꼭 확인해 보는 것이 좋다.

4. 줄넘기

줄넘기는 전신을 가볍게 자극하면서도 종아리, 발목, 코어 근육을 효과적으로 단련할 수 있는 유산소 운동이다. 단순해 보이지만 하체의 탄성과 민첩성, 리듬감을 함께 향상시키며, 러너에게 꼭 필요한 착지 충격 흡수 능력과 신경-근 협응력을 동시에 키워준다.

처음에는 30초에서 1분, 점차 익숙해지면 3~5분으로 늘려간다. 줄넘기 하나만으로도 심폐지구력, 하체 탄성, 리듬감을 동시에 자극할

줄넘기

❶ 양발을 가볍게 모으고, 무게중심은 발 앞쪽에 둔다.
❷ 발뒤꿈치는 살짝 들려 있고, 상체는 곧게 편 상태를 유지한다. 줄은 손 전체가 아니라 손목의 회전으로 부드럽게 돌리는 것이 핵심이다.
❸ 어깨에 힘이 들어가지 않도록 주의하면서 준비 자세를 만든다.
❹ 줄넘기를 시작하면 일정한 리듬으로 가볍게 점프하며 줄을 넘는다. 이때 중요한 것은 높이 점프하려 하지 않는 것이다. 무릎을 과도하게 굽히지 않고, 발끝으로 바닥을 가볍게 튕기듯 뛰는 것이 좋다.
❺ 착지할 때는 발뒤꿈치가 땅에 세게 닿지 않도록 주의한다.

수 있어 매우 효율적이다. 또한, 줄을 한 번 점프할 때 두 번 돌리는 이단 뛰기는 강도 높은 심폐지구력 향상에 특히 효과적이다. 한 번의 점프에 많은 힘과 집중력이 필요하기 때문에, 체력과 순발력 모두를 끌어올릴 수 있다. 실제로 어떤 러너는 이단 뛰기 연습만으로도 서브3을 달성한 사례도 있을 만큼 줄넘기의 효과는 강력하다.

만약 줄을 돌리는 것이 어렵거나 줄에 자주 걸려 스트레스를 받는다면, 줄 없이 제자리에서 뛰는 연습만으로 충분히 대체할 수 있다. 손목을 돌리는 동작과 점프 타이밍만 유지해도 줄넘기 특유의 리듬과 자극은 그대로 살아난다. 오히려 초보자에게는 이 방식이 더 안정적이고 효율적일 수 있다.

발목 주변 근육 강화 운동 (전경골근, 비골근, 후경골근)

달리다 보면 피로가 쉽게 쌓이거나 부상이 자주 생기는 부위 중 하나가 바로 '발목'이다. 착지할 때마다 지면의 충격을 흡수하고 균형을 잡아야 하므로, 발목이 받는 부담은 생각보다 훨씬 크다.

발목 주변 근육들이 약해지면 단순한 발목염좌나 피로골절뿐 아니라, 후경골건염 같은 부상으로 이어질 수 있다. 또한 발목의 불안정성이 지속되면 전체적인 체형 균형이 무너지면서 무릎이나 골반, 심지어는 허리 부상으로까지 번질 수 있다. 그래서 달리기 전후나 평소 보강 운동을 통해 발목 주변 근육을 튼튼하게 만들어 두는 것이 무엇보다 중요하다.

발목의 안정성을 책임지는 주요 근육은 크게 세 가지다.

첫째, 전경골근tibialis anterior. 이 근육은 정강이 앞쪽에 위치하며 발등을 들어 올리는 역할을 한다. 걷거나 달릴 때 발끝이 끌리지 않도록 조절하고, 착지 시에는 발목을 부드럽고 안정적으로 지탱해 준다. 이 근육이 약해지면 발끝이 바닥에 걸리거나 착지할 때 발목이 쉽게 꺾이는 상황이 반복되기 쉽다.

둘째, 비골근peroneal muscles. 발목의 바깥쪽에 있으며, 발을 외측으로 돌리는 기능을 한다. 특히 비탈길이나 모랫길처럼 불안정한 지형에서 몸의 균형을 잡고 발목이 접히는 것을 방지하는 역할을 한다. 발목 염좌 후 외측 전거비인대ATFL가 약해졌을 때 반드시 보강해야 할 핵심 근육이기도 하다. 비골근이 이 인대를 보조해 주는 역할을 하므로, 제대로 강화되지 않으면 염좌가 반복되며 발목의 만성적 불안정성으로 이어질 수 있다.

셋째, 후경골근tibialis posterior. 이 근육은 발목 안쪽 깊숙이 자리 잡고 있으며, 발의 아치를 지지하고 지면 충격을 흡수하는 중요한 역할을 한다. 이 근육이 약해지면 발바닥의 아치가 점차 무너지며, 후천적 평발로 진행되기 쉽다. 평발이 되면 단순히 발의 문제에 그치지 않고, 발목과 무릎, 고관절, 허리까지도 연쇄적인 부담을 유발할 수 있다. 특히 최근에는 카본화 사용이 증가하면서, 후경골근 부위에 피로가 응집되어 관련 부상이 늘어나는 경향도 관찰되고 있다. 추진력을 높인다는 장점 뒤에는 발 내부 구조에 가해지는 부담이라는 단점이 숨어 있는 셈이다.

1. 전경골근 강화 운동

밴드를 이용한 발목 들어올리기

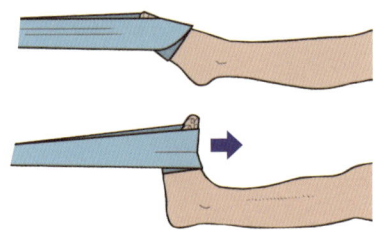

❶ 바닥에 앉거나 의자에 앉아, 양발을 편안하게 바닥에 놓는다.
❷ 저항 밴드를 준비해 한쪽 끝은 발끝에 감고, 다른 쪽 끝은 벽이나 가구 다리 등에 단단히 고정한다.
❸ 준비가 끝나면 발끝을 위로 끌어올리는 동작을 천천히 수행한다.
❹ 발등이 가능한 한 위로 올라오도록 하고, 그 상태에서 잠시 멈췄다가 다시 천천히 내려온다.

밴드가 없다면 맨몸으로 한쪽 발씩 들어 올리는 것만으로도 충분한 자극을 줄 수 있다. 중요한 건 동작의 속도와 정확성이다. 급하게 움직이지 말고, 근육의 긴장을 느끼며 천천히 올리고 내리는 것이 핵심이다. 한쪽 다리씩 10~15회 반복, 총 3세트 진행하면 좋다. 양쪽 다리를 번갈아 가며 수행하되, 근육이 피로해지기 전에 적절히 휴식 시간을 가지는 것이 좋다.

운동 중에는 발목이 바깥쪽이나 안쪽으로 틀어지지 않도록 주의하고, 밴드의 저항이 너무 강하지 않게 조절하는 것도 중요하다. 처음부터 과도한 저항을 주면 오히려 발목에 부담이 생길 수 있다.

2. 비골근 강화 운동

> **밴드를 이용한 발목 외회전 운동**
>
>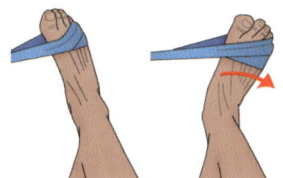
>
> ❶ 바닥에 앉거나 의자에 앉아 다리를 뻗는다.
> ❷ 준비한 저항 밴드를 발끝에 감고, 반대쪽 끝을 문고리나 가구 다리 등에 단단히 고정한다.
> ❸ 밴드를 바깥 방향으로 당길 수 있도록 위치를 조정한 뒤, 발끝을 바깥쪽으로 천천히 회전시킨다. (이때 중요한 건 무릎이나 다리를 움직이지 않고, 오직 발목만으로 회전 동작을 수행하는 것이다.)
> ❹ 저항이 걸리는 구간에서 근육의 긴장을 충분히 느끼고 다시 원위치로 천천히 돌아온다.

10~15회 반복, 총 3세트를 양쪽 발 모두 수행한다.

운동 중에는 반동 없이 천천히 제어된 움직임을 유지해야 한다. 동작이 빠르거나 불안정하면 오히려 발목에 부담을 줄 수 있으므로, 자신의 힘으로 밴드를 조절할 수 있는 정도의 저항으로 시작하는 것이 좋다.

3. 후경골근 강화 운동

한쪽 다리당 10~15회씩, 3세트 반복하며, 반대쪽도 동일하게 수행한다.

> **밴드를 이용한 발목 내회전 운동**

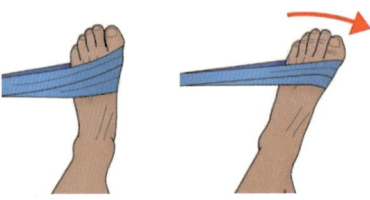

> ❶ 먼저 바닥에 앉거나 의자에 앉은 자세로 양발을 평평하게 두고 저항 밴드를 발끝에 고정한다.
> ❷ 밴드의 반대쪽은 가구나 고정된 물체에 묶어, 안쪽으로 당길 수 있도록 위치를 조정한다.
> ❸ 발 전체를 안으로 끌어당기듯 회전시키며 밴드의 저항을 느끼는 구간에서 잠시 멈춘 뒤, 다시 원위치로 돌아온다.

운동 중에는 발목을 너무 빠르게 회전시키지 않도록 주의하고, 발 전체가 바르게 움직이는지 신경 써야 한다. 밴드의 저항은 무리 없이 조절할 수 있는 수준에서 시작하는 것이 좋다.

- **스탠딩 카프레이즈**

앞의 '종아리 근육 강화 위한 4가지 핵심 운동'을 참조하라.

족저부 탄력 강화 (족저근막 & 발가락 굴곡근 강화)

족저부의 탄력, 즉 발바닥 아래쪽 구조의 기능은 발의 아치를 지지하고 지면의 충격을 흡수하는 데 핵심적인 역할을 한다. 이 부위에 탄성이 무너지면 발이 쉽게 피로해지고, 장거리 러닝이나 일상 걷기에서도 무게 중심이 흐트러지며 각종 부상으로 이어지기 쉽다. 특히 족저근막과 발가락 굴곡근은 발의 기초를 이루는 구조물로, 이 근육들을 강화하면 보다 안정된 착지, 효율적인 추진력, 발 아치의 유지력을 함께 끌어올릴 수 있다.

수건 잡기 운동

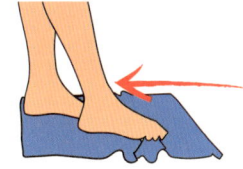

❶ 바닥에 수건 한 장을 평평하게 펼치고, 그 위에 맨발을 올린다. (이때 발가락이 수건을 자연스럽게 잡을 수 있는 위치를 잡는 것이 중요하다.)

❷ 발가락만을 이용해 수건을 당겨 모은다. 발바닥과 발가락에 집중하며, 마치 손가락으로 무언가를 쥐듯 천천히 수건을 끌어당긴다.

이 과정을 10~15회 반복, 총 3세트 진행한다. 양쪽 발을 번갈아 가며 수행한다.

운동 중에는 발목이나 발바닥에 과도한 압박이 느껴지지 않도록 주의하고, 발가락만을 사용한다는 느낌에 집중해야 한다. 발목을 비트는 동작이 들어가지 않도록 하고, 발바닥 전체에 불필요한 긴장이 생기지 않도록 한다. 만약 운동 중 통증이나 불편함이 느껴진다면 즉시 멈추고 휴식을 취해야 한다. 또한 이 운동은 직접적인 근육 강화보다는 발의 감각을 깨우고 자극을 주는 것에 더 큰 목적이 있다. 발바닥에 집중하면서 발가락을 섬세하게 움직이는 경험 자체가, 무의식적으로 써오던 발의 움직임을 다시 인식하게 해준다. 즉, 단순히 힘을 기르는 것보다 '어떻게 발을 쓰는지'를 몸에 학습시키는 과정에 가깝다.

코어 근육 강화

코어 근육은 달리기를 비롯한 모든 운동의 중심축이다. 복부, 옆구리, 허리 주변의 근육이 탄탄하게 잡혀 있으면 몸의 중심이 흔들리지 않고 움직임의 효율이 향상되며, 부상의 위험도 줄일 수 있다. 특히 장거리 러닝에서는 자세를 오래 유지하는 데 중요한 역할을 하므로, 러너라면 반드시 코어 강화 훈련을 병행해야 한다. 다음은 코어 근육을 효과적으로 단련할 수 있는 대표적인 운동이다.

1. 플랭크

┌─────────────────────────────────────┐
│   플랭크   │

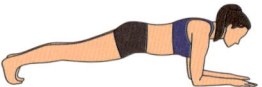

❶ 바닥에 매트를 깔고 팔꿈치와 발끝을 바닥에 댄 자세로 엎드린다.
❷ 팔꿈치는 어깨 바로 아래에 위치시키고, 팔은 자연스럽게 바닥에 붙인다. (이때 몸 전체가 머리부터 발끝까지 일직선이 되도록 하고, 엉덩이가 들리거나 처지지 않게 중심을 잡는다.)
❸ 복부에 힘을 주고 허리를 곧게 편 상태에서 1분간 자세를 유지한다.
└─────────────────────────────────────┘

익숙해지면 점차 시간을 늘려가며 2분까지 도전할 수 있다. 자세를 유지하는 동안에는 복부, 허리, 엉덩이 근육이 동시에 긴장되어야 하며, 호흡은 천천히 이어간다. 운동 중에는 몸이 흔들리거나 엉덩이가 높아지지 않도록 주의한다. 특히 허리가 꺾이지 않게 복부에 힘을 지속적으로 주는 것이 중요하다. 처음 시작할 때는 짧은 시간부터 시작해 체력과 자세에 맞게 조절하는 것이 좋다.

2. 바이시클 크런치

바이시클 크런치

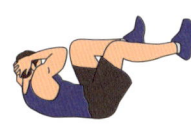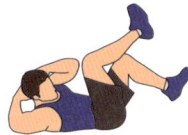

❶ 바닥에 등을 대고 눕는다.
❷ 손은 머리 뒤에 가볍게 올리고, 팔꿈치는 넓게 벌린다. (이때 손으로 머리를 당기지 않도록 주의해야 한다.)
❸ 다리는 공중에 띄우고, 무릎은 90도로 굽힌다.
❹ 한쪽 무릎을 가슴 쪽으로 당기면서 상체를 비틀어 반대쪽 팔꿈치가 무릎 쪽으로 향하게 한다.
❺ 동시에 반대쪽 다리는 바닥과 수평이 되도록 곧게 뻗는다.

이 동작을 좌우로 번갈아 가며 연속적으로 이어간다. 마치 자전거 페달을 밟듯이, 일정한 리듬으로 교차 동작을 반복한다.

복부에 힘을 유지하면서 상체를 부드럽게 회전시키는 것이 핵심이다. 반동에 의존하지 말고, 복근의 수축을 이용해 움직인다. 처음에는 30회(좌우 총합) 정도로 시작해, 체력에 맞춰 50회까지 늘려가고, 3세트를 반복하면 충분한 자극을 줄 수 있다.

운동 중에는 목에 불필요한 힘이 들어가지 않도록 하고, 허리가 바닥에서 들리지 않도록 복근으로 중심을 잡는다. 특히 무릎을 가슴 쪽으로 당길 때, 허리가 과하게 뜨지 않도록 주의해야 한다.

3. 백 익스텐션

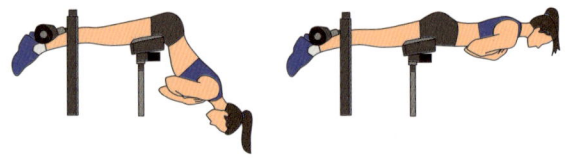

백 익스텐션

❶ 머신을 사용한다면, 발을 패드 아래에 고정하고 골반이 패드 위에 안정적으로 놓이도록 조절한다.
❷ 손은 가슴 앞에서 교차하거나, 가볍게 머리 뒤에 올려 자세를 준비한다.
❸ 상체는 자연스럽게 숙이고, 척추는 곧게 편 상태에서 시작하여 상체를 천천히 들어 올리며 척추를 신전시킨다. (중요한 건 허리에 힘을 주는 게 아니라, 엉덩이와 등 근육, 특히 척추기립근의 힘으로 올라온다고 느끼는 것이다.)
❹ 상체가 몸과 일직선이 되는 지점까지만 들어 올리고, 잠시 멈췄다가 다시 천천히 숙여 시작 자세로 돌아온다.

로만 체어나 백 익스텐션 머신에서 시작하면 좋지만, 그런 장비가 없다면 평평한 바닥에서도 충분히 응용할 수 있다.

반동 없이 10~15회 반복. 익숙해지면 3~4세트 정도 수행한다.

이 운동은 자세가 전부다. 상체를 너무 높이 들거나, 허리에 무리를 주면 오히려 역효과가 날 수 있다. 시선은 자연스럽게 아래를 향하게 두고,

목이 긴장되지 않도록 한다. 처음에는 손을 가슴 앞에 두고 시작하고, 어느 정도 익숙해지면 덤벨이나 메디신볼을 들고 난이도를 높일 수 있다. 허리보다 등과 엉덩이를 쓰는 감각을 익히는 것이 이 운동의 핵심이다.

상체 근육 강화 (달리기의 숨겨진 엔진)

달리기는 하체로만 하는 운동이라고 생각하기 쉽다. 하지만 오래 달릴수록 느껴진다. 하체만으로는 끝까지 갈 수 없다는 것을. 팔치기 하나에도 리듬이 있고, 그 리듬은 하체의 스텝과 정확히 맞물려야 한다. 팔이 흔들리는 방향이 흐트러지면, 달리기도 같이 흐트러진다. 그래서 상체 근육은 단지 팔을 흔드는 데서 끝나지 않는다. 몸의 균형을 유지하고, 앞으로 나아가는 추진력을 만드는 데 중요한 역할을 한다.

달리기에서 가장 이상적인 상체는 '무겁지 않으면서도 단단한 몸'이다. 지나치게 부피감 있는 근육은 필요 없지만, 리듬을 유지하고 중심을 잡을 수 있는 정도의 힘은 반드시 필요하다. 삼각근, 광배근, 승모근, 흉근, 이두근, 삼두근 같은 근육들이 그 역할을 한다. 이 근육들이 적절히 단련되면 팔치기가 훨씬 안정되고, 리드미컬한 주행이 가능해진다. 그리고 한 가지 더 악력도 절대 무시할 수 없다. 달릴 때 손에 힘을 주지 말라는 이야기는 자주 들었겠지만, 기본적인 악력이 받쳐주지 않으면 장거리에서 손끝까지 피로가 몰리게 된다. 손에 힘을 빼고 달리더라도, 손과 팔이 버텨줄 힘이 있어야 긴 레이스를 끝까지 끌고 갈 수 있다.

1. 숄더 프레스 : 삼각근

숄더 프레스

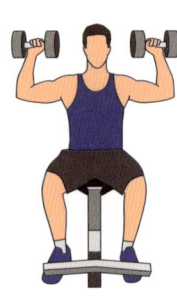 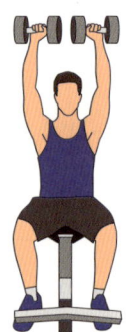

❶ 벤치에 앉아 양손에 덤벨을 들고, 어깨높이에서 시작한다.
❷ 팔꿈치를 90도로 접고, 복부에 힘을 주며 덤벨을 머리 위로 밀어 올린다.
❸ 완전히 펴지기 전까지만 들어 올리고, 천천히 시작 자세로 돌아온다.

삼각근은 상체에서 엉덩이 근육처럼 중심을 잡아주는 역할을 한다. 하체의 대둔근이 추진력과 안정성을 만든다면 삼각근은 팔치기의 리듬을 만들고 상체를 지탱해 준다. 특히 마라톤 후반, 하체가 지칠수록 어깨 근육은 더 많은 일을 하게 된다. 그래서 나는 삼각근을 '상체의 엉덩이'라고 부른다. 이 근육을 단련하려면 숄더 프레스가 효과적이다.

2. 덤벨 로우 : 광배근

팔을 뒤로 당기는 힘은 단순한 팔치기를 넘어서, 러닝 전체 리듬을 뒷받침한다. 광배근이 약하면 팔의 움직임이 흔들리고, 상체가 불필요

> **덤벨 로우**
>
>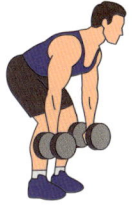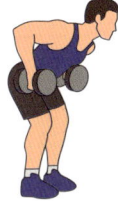
>
> ❶ 양손에 덤벨을 들고, 무릎을 살짝 구부린 채 상체를 45도 정도 앞으로 숙인다.
> ❷ 등은 곧게 펴고, 코어에 힘을 줘 중심을 잡는다.
> ❸ 이 자세에서 팔꿈치를 뒤로 당기며 덤벨을 복부 쪽으로 끌어올린다.
> ❹ 등 근육이 조여지는 느낌을 받은 뒤, 천천히 덤벨을 내려놓는다.

하게 반동을 쓰게 된다. 그래서 광배근을 단련하는 덤벨 로우는 러너에게 꼭 필요한 등 운동이다.

반복은 15~20회, 3세트. 근지구력을 키우는 데 중점을 둔다. 운동 내내 등을 곧게 펴는 것이 중요하다. 허리를 둥글게 말지 않도록 신경 쓰고, 팔보다 등으로 당긴다는 감각을 잊지 말아야 한다.

3. 덤벨 슈러그 : 승모근

승모근은 어깨와 목을 안정시키고 팔 흔들기의 균형을 잡아주는 역할을 한다. 이 근육이 단단히 받쳐주면 불필요한 긴장을 줄이고 끝까지 편안한 팔 움직임을 유지할 수 있다.

이 동작을 10~15회 반복하고 3세트 진행한다. 중요한 건 목에 힘을 주지 않고 어깨만 움직이는 것이다. 덤벨의 무게는 승모근의 수축

덤벨 슈러그

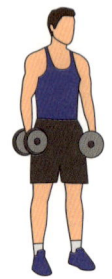 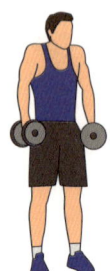

❶ 양손에 덤벨을 들고 몸 옆에 자연스럽게 둔다.
❷ 등을 곧게 펴고, 어깨에 약간의 긴장을 유지한 상태에서 시작한다.
❸ 어깨를 귀 쪽으로 천천히 들어 올리며 승모근을 수축시킨다.
❹ 최고 지점에서 약 1~2초 멈췄다가, 다시 천천히 내려온다.

을 느낄 수 있을 정도면 충분하다. 가볍고 정확하게, 승모근을 깨어나게 만드는 게 이 운동의 목적이다.

4. 푸쉬업 : 흉근, 삼두근

푸쉬업은 흉근을 단련하는 가장 기본적인 동작이다. 흉근이 받쳐줘야 팔치기의 추진력이 살아난다. 가슴이 단단하면 등 근육을 이용하여 팔을 뒤로 당길 수 있고 상체가 흔들리지 않는다. 특히 긴 거리에서 팔의 리듬을 유지하려면, 이 근육의 지구력이 필요하다.

속도보다는 정확한 자세가 우선이다. 초보자는 세트당 10~15회, 중급자는 15~25회, 숙련자는 25회 이상 반복해 본다. 난이도를 높이고 싶다면 발을 의자나 침대에 올려 발 높이 푸쉬업을 해보자. 허리가 처지지 않도록 복부에 힘을 주고 움직임의 중심은 오직 상체에 둔다.

푸쉬업

① 팔을 어깨너비보다 약간 넓게 벌리고, 몸 전체를 일직선으로 만든다.
② 손은 가슴 중앙선 아래에 오도록 두고, 손목은 바닥을 단단히 지지한다.
③ 팔꿈치는 옆으로 쭉 벌리지 말고, 몸통에서 약간 뒤쪽으로 사선 방향(약 45도)으로 빠지게 유지한다.
④ 팔을 굽혀 가슴이 바닥 가까이 올 때까지 천천히 내려간다.
⑤ 복부에 힘을 주며 전신의 긴장을 유지한 채, 팔을 펴면서 올라온다.

팔꿈치가 몸통 가까이에서 움직일수록, 어깨는 덜 지치고 가슴은 더 강해진다.

5. 바벨 컬 : 이두근

바벨 컬

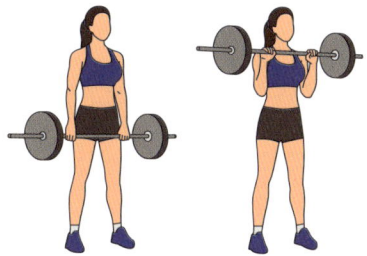

① 바벨을 양손에 언더그립(손바닥 위)으로 잡는다.
② 어깨너비만큼 손을 벌리고, 팔을 자연스럽게 몸 옆에 둔다.
③ 이 상태에서 팔꿈치를 몸에 고정한 채 바벨을 어깨 쪽으로 들어 올린다.
④ 이두근의 수축을 느끼면서, 천천히 시작 자세로 돌아간다.

반복은 12~15회, 3세트. 근지구력 강화를 목표로 한다. 가장 중요한 건 반동 없이, 오직 이두근의 힘으로만 들어 올리는 것이다. 팔꿈치가 앞뒤로 흔들리지 않도록 몸통에 고정하고 자세의 흐트러짐 없이 천천히 반복한다. 정확한 움직임을 쌓아 가면 팔치기의 안정감이 전혀 다르게 느껴질 것이다.

6. 체어딥스 : 삼두근

체어딥스

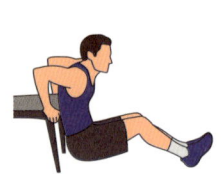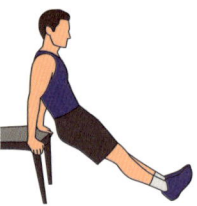

❶ 튼튼한 의자나 벤치를 활용하자. 손을 어깨너비로 벌려 의자 끝을 잡고, 손가락은 몸과 반대 방향을 향하도록 한다.
❷ 엉덩이를 의자에서 앞으로 빼고, 무릎을 구부리거나 다리를 뻗어 자세를 만든다.
❸ 이 상태에서 팔꿈치를 굽히며 몸을 천천히 내린다.
❹ 팔꿈치가 90도 가까이 접히면, 삼두근의 힘으로 팔을 펴며 몸을 들어 올린다.

이 동작을 12~15회 반복, 3세트 진행한다. 주의할 점은 팔꿈치가 바깥으로 벌어지지 않도록 조절하는 것. 어깨를 으쓱하게 만들거나 긴장시키면 오히려 부상의 위험이 생길 수 있다. 항상 상체를 안정적으로 유지하면서 팔꿈치가 몸 가까이서 자연스럽게 움직이도록 해야 한다.

7. 그립 트레이닝 : 악력

달리기와 악력은 얼핏 보면 상관없어 보이지만 장거리 레이스 후반을 경험해 본 러너라면 악력이 얼마나 중요한지 체감하게 된다. 손끝부터 피로가 몰려오기 시작하면 팔의 움직임도 흐트러지고 어깨와 목의 긴장까지 이어진다. 충분한 악력은 손에 힘을 빼고도 끝까지 균형 있는 팔치기를 유지할 수 있게 도와주는 기초 체력이다.

가장 기본적인 훈련은 그립볼이나 악력기를 쥐는 동작이다. 한 손에 악력기를 쥐고, 10~15초간 강하게 쥐었다가 천천히 힘을 푼다. 이 동작을 좌우 번갈아 10~15회씩, 2~3세트 반복한다. 하루 중 틈틈이 반복하면 러닝 이외의 시간에서도 효과적으로 강화할 수 있다.

대체 운동이란 무엇일까?

달리기를 꾸준히 하다 보면 누구나 부상을 경험할 수 있다. 이때 가장 큰 고민은 "운동을 아예 멈춰야 할까, 아니면 계속 달려야 할까?"일 것이다. 많은 러너가 주간 달리기 거리mileage를 채워야 한다는 압박감에 통증을 참아가며 달리기를 지속하곤 한다. 하지만 이런 접근은 가벼운 부상을 더 심각한 손상으로 악화시키는 주요 원인이 된다.

그렇다면 달리기를 중단하지 않고도, 부상을 악화시키지 않으면서 체력과 컨디션을 유지할 방법은 무엇일까? 바로 '크로스트레이닝Cross Training' 즉 대체 운동을 활용하는 것이다. 크로스트레이닝은 달리기를 대신할 수 있는 운동을 통해 몸에 과도한 부담을 주지 않으면서도 체력과 심폐 능력을 유지하고 강화하는 데 중점을 둔다.

달리기는 충격 운동이다. 반복되는 지면 충격은 관절과 근육에 피로를 누적시키고, 특히 부상 시엔 회복을 방해하는 요인이 된다. 따라서 충격이 적은 운동을 통하여 운동을 중단하지 않고 지속하는 것이 중요하다. 대표적인 대체 운동으로는 수영, 자전거, 로잉머신, 계단 오르기(스텝밀), 수중 러닝 등이 있다.

이런 대체 운동들은 단순히 부상 회복 기간 동안의 임시방편이 아니다. 마라톤 같은 장거리 달리기를 위해 필요한 체력과 심폐 지구력, 근력과 근지구력을 유지하고 강화하는 데 실제로 큰 도움을 준다. 특히 매일 달리기만 고수한다면 특정 근육과 관절에 반복적인 부하가 쌓여, 피로 골절이나 염증 같은 부상을 초래하기 쉽다. 따라서 달리기와 대체 운동을 번갈아 가며 병행하는 것이 부상 예방과 운동 효과를 동시에 얻는 최적의 방법이다.

내 경험에서도 대체 운동은 큰 효과를 발휘했다. 2022년 JTBC 마라톤을 두 달 앞두고 100km 트레일 러닝 대회를 완주한 뒤 중족골 패드 증후군을 겪었다. '달리기를 쉬어야만 회복될 수 있다'라는 부담감 속에서도, 나는 수영과 계단 오르기, 하체 근력 운동을 통해 체력과 컨디션을 유지했다. 그리고 통증이 없는 범위 내에서 3일에 한 번씩 가볍게 달리기를 재개하며 점진적으로 거리를 늘려갔다. 대체 운동과 달리기를 병행한 결과, 부상이 회복되었을 무렵에는 오히려 예상보다 더 좋은 컨디션으로 마라톤에 임할 수 있었다. 평소보다 훨씬 안정적이고 만족스러운 기록으로 완주하며, 대체 운동의 효과를 몸소 느낄 수 있었다.

러너라면 누구나 달리기를 멈춘다는 것이 큰 두려움일 것이다. 그러나 크로스트레이닝, 대체 운동은 단순히 부상을 회복하는 수단을 넘어서 더 나은 러너로 성장할 기회이다. 매일 달리기를 고집하기보다는 대체 운동과 적절한 휴식을 병행하며 몸을 관리한다면, 부상 없이 더 오랜 시간 달리기를 즐길 수 있을 것이다.

부상 러너의 마라톤 준비법

마라톤은 단순한 체력만으로 도전할 수 없는 종목이다. 쉬지 않고 제한 시간 내에 42.195km를 완주하려면 러너에게 네 가지 중요한 요소가 필요하다.

첫째, 부상이 없어야 한다. 부상은 러너의 가장 큰 적이다. 통증을 안고 출전한다면 목표 기록은커녕, 완주조차 어려워질 수 있다. 둘째, 강한 체력이 요구된다. 마라톤은 심폐 기능뿐 아니라, 지속 가능한 전반적인 근지구력이 필요한 운동이다. 셋째, 달리기 기술과 훈련 경험이 있어야 한다. 특히 30km 이상의 장거리 훈련은 마라톤 완주에 절대적으로 필요하다. 넷째, 강한 정신력과 명확한 전략이 뒷받침되어야 한다. 체력만으로는 마라톤을 끝까지 완주할 수 없다. 에너지 분배 전략, 리듬 조절, 끝까지 버틸 강한 정신력이 중요하다. 이 네 가지는 마라톤을 완주하기 위한 기본 토대이며, 이 중 어느 하나라도 무너지면 완주 가능성은 급격히 낮아진다.

따라서 부상을 안고 있는 러너는 조금 다른 방식으로 마라톤을 준비해야 한다. 위의 네 가지 요소는 그대로 유지하되, 훈련 방식은 유연하고 전략적으로 조정되어야 한다. 무리한 연습보다 회복과 컨디셔닝, 대체 운동을 활용한 체력 유지가 우선이다. 목표는 기록이 아닌 '완주'이며, '부상 없이 결승선을 넘는 것'이 가장 중요한 기준이 된다.

부상에 대한 정확한 진단

부상을 입었다면 가장 먼저 해야 할 일은 정확한 진단이다. 부상에는 정강이 부목처럼 어느 정도 참고 뛸 수 있는 경우도 있지만, 피로골절이나 반월상 연골판 파열처럼 절대적으로 달리기를 중단해야 하는 경우도 있다. 전문적인 진단을 통해 부상의 심각도를 판단하고 달리기를 해도 되는지, 아니면 중단해야 하는 지를 명확하게 결정해야한다.

부상관리 및 대체 운동

부상의 초기에는 전문적인 치료와 함께 통증과 부종을 줄이고, 부상의 악화를 방지하는 것이 가장 중요하다. 아이싱, 마사지, 안정적인 휴식을 통해 손상 부위를 가라앉히고, 체중 부하를 최소화하는 조치가 필요하다. 하지만 여기서 중요한 원칙이 있다. 운동을 완전히 멈추지 않는 것. 마라톤을 준비하며 장기간 쌓아온 달리기 능력은 단기간에 쉽게 사라지지 않지만, 심폐 지구력과 근력은 놀랄 만큼 빠르게 저하될 수 있다. 통증이 심한 경우라면 처음 1~2주는 아무 운동도 하지 않고 쉬어도 괜찮다. 하지만 2주를 넘기기 전에 반드시 수영, 자전거, 걷기 등 체중 부하가 적은 대체 운동을 시작하는 것이 좋다. 이는 부상 부위의 회복을 방해하지 않으면서도 심폐 기능과 기초 체력의 급격한 하락을 막아주는 현실적인 전략이다. 특히 다음과 같은 대체 운동은 부상 회복기 러너에게 매우 효과적이다.

부상 회복에 좋은 대체 운동

- ☑ **로잉머신**: 전신을 사용하는 유산소 운동으로, 심폐 기능 유지에 매우 효과적이다.
- ☑ **자전거 타기**: 관절에 부담을 주지 않으면서도 하체 근력을 유지할 수 있다.
- ☑ **계단 오르기(스텝밀)**: 달리기에서 사용되는 하체 근육을 비슷하게 활용할 수 있는 운동으로, 러닝 감각을 잃지 않게 도와준다.
- ☑ **수영**: 체중 부하가 거의 없고, 전신 근력과 심폐 능력을 동시에 강화할 수 있다.

이러한 대체 운동을 평일에는 하루 1시간 정도, 주말에는 2~3시간의 긴 유산소 운동으로 구성하면, 부상으로 인한 체력 저하를 효과적으로 막을 수 있다. 그리고 여기에 꼭 더해야 할 것이 있다. 바로 근력 보강 운동이다. 부상 부위뿐 아니라 그 주변 근육을 강화하는 것이 회복과 재발 방지의 핵심이다. 러너라면 누구나 알아야 할 기본 보강 운동과 강화 전략은 파트4의 근육 보강 운동 파트를 참고하자.

점진적인 달리기 복귀

통증이 줄어들고 부종이 가라앉았다면, 짧고 가벼운 거리의 달리기를 시도해야 한다. 이때 중요한 것은 거리나 속도보다, 운동 감각을 유지하면서 달리기에 대한 몸의 반응을 점검하는 것이다. 나는 이 시기의 러닝을 '테스트 런test run'이라 명명한다. 부상 부위가 회복되어 가는 과정에서 신체가 충격을 견딜 수 있는지를 시험하고, 재활 중 형성된 근력에 실전 자극을 주는 중요한 과정이기 때문이다. 테스트 런은 걷기와 달리기를 번갈아 가며 시행하는 것이 좋다. 처음에는 느린 페이스에서 출발하고, 상태가 괜찮다면 빌드업 형식으로 천천히 속도를 올려보는 것도 가능하다. 다만 너무 느린 페이스는 지면 접촉 시간을 길게 만들어 오히려 통증을 유발할 수 있기 때문에, 가장 편안한 페이스를 찾아 그 범위 내에서 달려야 한다. 러닝 중 통증이 있다면, 그 강도를 10점 만점 기준으로 평가해 보자. 통증이 3이하로 유지된다면 30분 이상 달려도 무방하다. 한 시간 이상 운동 후에도 통증에 큰 변화가 없다면 점차 운동량을 늘려가도 좋다. 이런 방식으로 몸의 반응을 꾸준히 체크하며 거리와 시간을 늘려 간다면 부상 회복을 안전하게 이끌 수 있다.

부상 전후 훈련 계획 비교

부상을 입은 상태에서는 기존의 훈련 계획을 그대로 따라서는 안

된다. 달리기 중심의 연습 구조를 대체 운동으로 재편하고, 부상 부위에 무리가 가지 않도록 신중하고 점진적으로 달리기를 재도입하는 방식으로 훈련을 조정해야 한다. 핵심은 심폐 기능과 하체 근력을 유지하면서, 몸이 다시 뛸 준비가 될 때까지의 시간을 효율적으로 사용하는 것이다.

아래는 실제 부상 전과 부상 시의 주간 훈련 계획을 비교한 예시이다.

부상 전 VS 부상 시 주간 훈련 계획 비교

요일	부상 전 훈련 계획	부상 시 훈련 계획
월	러닝 10km	계단 오르기(스텝밀) 1시간
화	휴식	자전거 타기 90분
수	러닝 10km	테스트 러닝 2~3km (통증 강도 3 이하일 경우만 거리 증가)
목	휴식	수영 20분 + 계단 오르기 40분
금	러닝 10km	로잉머신 30분 + 자전거 타기 30분
토	휴식	수영 30분 또는 러닝 (통증 강도 3 이상일 경우 즉시 중단)
일	장거리 러닝 20km	계단 오르기(스텝밀) 2시간 또는 실내 자전거 2시간~3시간

이처럼 부상 시에는 달리기 양과 강도를 줄이고, 대신 다양한 유산소 운동으로 체력을 유지하면서, 일정 간격으로 테스트 러닝을 넣는 방식이 이상적이다. 특히 일요일에는 장거리 달리기 대신 지속적인 유산소 부하를 유지할 수 있는 운동으로 대체하여 주간 리듬을 유지하는 것이 회복 후 복귀에 매우 중요하다.

단계별 훈련 접근법

부상 러너의 마라톤 준비는 단순히 회복이 아니라, '단계적인 재구성' 과정이다. 몸의 회복 속도에 따라 훈련 강도와 방향을 조율하며, 안전하게, 그리고 실전까지 연결되는 흐름을 만들어야 한다. 이를 위해 다음과 같은 네 가지 단계로 나누어 접근하는 것이 효과적이다.

1. 기초 연습 기간

부상의 정도에 따라 대체 운동을 중심으로 체력을 유지하면서, 가능하다면 가벼운 러닝을 병행한다. 이 시기의 목표는 회복과 유지이며 절대 무리해서는 안 된다.

2. 체력 향상 기간

점차 대체 운동에서 달리기 중심으로 옮기고, 짧은 거리의 테스트 런을 반복하면서 신체의 반응을 확인한다. 통증이 없고 회복 속도가 안정적이라면 거리와 빈도를 서서히 증가시키자.

3. 실전 연습 기간

마라톤 완주를 위한 본격적인 훈련 단계다. 대회 거리의 60~80% 수준까지 도달하는 장거리 훈련을 시도하면서 페이스 유지, 에너지 분배 전략 등 실전에서 필요한 능력을 점검한다.

4. 대회 준비 기간

마지막으로는 대회 당일을 염두에 두고 컨디션을 최상으로 끌어올리는 조율 단계다. 훈련 강도는 점차 줄이되, 페이스 리듬, 보급 전략, 멘탈 준비 등 실제 상황을 상상하며 몸과 마음을 정리한다. 부상 후 복귀 러너일수록 무리한 훈련보다는 안정적인 조절이 중요하다.

대회 당일 전략

부상을 안고 마라톤에 출전한다면, 기록에 대한 욕심은 과감히 내려놓고 '대회를 경험하는 마음'으로 임하는 것이 좋다. 최우선 목표는 큰 부상을 당하지 않으면서 마라톤이라는 현장을 몸으로 느껴보는 것, 그리고 컨디션이 허락한다면 무사히 결승선을 통과하는 것이다. 이를 위해 페이스는 몸의 소리에 귀 기울이며 조절해야 한다. 통증이 느껴지면 멈춰서 걷고, 괜찮아졌다면 부상 부위에 충격이 가지 않도록 리듬과 자세를 신중히 조절하며 달리는 방식이 가장 안전하다. 그리고 꼭 기억해야 할 실전 전략이 하나 있다. 짐을 맡기지 않고 바로 출발하는 것이다. 핸드폰에 교통카드를 넣고, 가볍게 뛸 준비만 하고 출발하자. 이렇게 하면 언제든 몸상태가 나빠졌을 때 '여기까지가 오늘의 마라톤이다' 하고 받아들이고 곧장 집으로 돌아올 수 있는 옵션을 가질 수 있다. 반대로 짐을 맡기고 출발하게 되면, 도착 지점까지 이동해야 하는 육체적, 정신적 부담이 생기고 이로 인해 무리해서 완주하려는 위험한 판단으로 이어질 수 있다. 지혜로운 판단, 멈출 수 있는 용기.

그것이야말로 부상 러너가 가져야 할 가장 중요한 태도다.

부상을 새로운 도전으로 삼기

많은 러너를 만나고 치료해 본 경험으로 말하자면, 달리기 부상은 감기처럼 누구나 한 번쯤은 겪는다. 중요한 건 그 부상을 어떻게 받아들이고, 어떻게 극복하느냐다. 나 역시 무수한 부상을 겪으며 쓰러지고, 다시 일어나기를 반복하며 지금의 위치에 도달했다. 부상에서 복귀하는 과정은 단순한 회복이 아니다. 그건 러너로서의 성장이며, 새로운 배움의 기회다. 대체 운동과 보강 훈련을 통해 체력을 유지하고 부상을 관리하며 꾸준히 달리는 습관을 잃지 않는다면, 러너는 반드시 한 단계 더 도약할 수 있다. 그리고 이 시기는 자신을 되돌아볼 수 있는 절호의 기회이기도 하다. 왜 부상이 발생했는지에 대한 고찰과 주간 마일리지, 인터벌의 강도, 주간 월간 계획, 대회 일정, 달리기 자세, 달리는 지면 등 자신만의 루틴 속에서 놓치고 있던 점을 점검할 수 있는 시간이 된다. 또한 평소 소홀하기 쉬운 대체 운동과 근력 보강의 필요성을 절실히 체감하며, 앞으로의 훈련 스케줄을 더 체계적이고 유연하게 설계하는 계기가 되기도 한다.

달리기 부상은 좌절의 끝이 아니라, 러닝 인생의 새로운 막을 여는 시작점이 될 수 있다. 이 과정을 잘 이겨낸 러너는 더 깊어진 내면과 함께 더 단단한 러닝 철학을 품게 된다.

러너의 식단:
어떻게 먹을 것인가?

근력운동을 할 때 흔히 '운삼먹칠' 즉, 운동이 3할 먹기(식단)가 7할이라는 말을 한다. 운동만큼이나 식단 관리가 중요하며, 어떻게 먹느냐에 따라 근육의 성장 속도와 효율이 달라지기 때문이다. 이 말은 러너에게도 그대로 적용된다. 아무리 훈련을 열심히 해도 먹는 것을 제대로 챙기지 않으면 회복도, 기록도, 건강도 따라오지 않는다. 식사는 단순히 허기를 채우는 행위가 아니라, 몸이 필요로 하는 에너지를 효율적으로 공급해 주는 과정이다. 다시 말해, 식단은 훈련의 일부이자 연장선이며, 특히 선수에게는 달리기의 성과를 좌우하는 결정적 요소가 되기도 한다. 러너의 식단에서 가장 중요한 것은 탄수화물·단백질·지방으로 구성된 3대 영양소의 균형 잡힌 섭취다. 섭취량과 구성은 훈련의 양과 강도, 시기에 따라 달라져야 하며, 훈련 전·중·후 상황에 맞게 전략적으로 조절해야 한다.

100m 단거리 달리기는 대표적인 무산소성 운동으로, 순간적인 폭발력과 강한 근수축이 요구된다. 그렇기 때문에 경기 특성상, 짧지만 강도 높은 훈련과 근육 손상 회복, 근육량 유지·증가에 초점을 맞춘 식단이 필요하다. 이때 단백질 섭취가 핵심이다. 단백질 위주의 식사는 근력과 파워 향상에 유리하며, 지방은 일반 식사를 통해 자연스럽게 포함되는 경우가 많아 추가 보충이 필수적이지 않다.

마라톤 선수에게는 하루하루가 회복과 준비의 연속이다. 20km 이상 장거리 훈련과 인터벌, 템포 런, 회복주가 반복되는 루틴 속에서 식사는 단순한 영양 보충이 아니라 경기력을 유지하고 끌어올리는 연료 공급과도 같다. 마라톤은 수 시간 이상 지속되는 유산소성 운동이기 때문에 에너지 소모가 크고, 회복에도 시간이 오래 걸린다.

따라서 탄수화물 중심의 고에너지 식단을 기본으로, 근육 회복을 돕는 단백질과 일상 식사에서 자연스럽게 포함되는 건강한 지방까지 균형 있게 섭취하는 것이 중요하다. 취미로 달리기를 즐기는 러너라 하더라도 일주일에 3~4회 규칙적으로 러닝을 한다면 식단 역시 단순한 다이어트나 체중 조절 목적을 넘어서야 한다.

꾸준한 러닝은 생각보다 많은 에너지를 소모하고, 체내 회복 시스템에도 영향을 준다.

따라서 회복과 컨디션 유지, 부상 예방을 위해서는 탄수화물·단백질·지방의 균형 잡힌 섭취가 필수적이다. 특히 훈련 다음 날 몸이 무겁거나 쉽게 지치는 경우가 있다면, 운동 강도보다 식단이 부족했을 가능성을 먼저 의심해 봐야 한다.

러너 유형별 식단 원칙 비교(체중 70kg 기준)

구분	100m 단거리 선수	마라톤 선수	취미 러너
운동 특성	고강도 무산소성 파워	장시간 유산소성 지구력	규칙적 유산소 운동
탄수화물	6g/kg = 420g	8g/kg = 560g	5g/kg = 350g
	(밥 약 6.5~7공기)	(밥 약 9공기)	(밥 약 5.5공기)
단백질	1.7g/kg = 119g	1.2g/kg = 84g	1.2g/kg = 84g
	(닭가슴살 약 5덩어리)	(닭가슴살 약 3.7덩어리)	(닭가슴살 약 3.7덩어리)
지방	1g/kg = 70g	0.8g/kg = 56g	0.7g/kg = 49g
	(치즈 약 2덩어리)	(치즈 약 1.6덩어리)	(견과류 · 계란 · 참기름 등)
총 열량	약 3,220kcal	약 3,325kcal	약 3,000kcal
	(김밥 약 7줄 분량)	(김밥 약 8줄 분량)	(김밥 약 6줄 분량)
식단 목적	폭발력 강화, 근육회복	지속적 에너지 공급, 회복	지속력 유지, 컨디션 조절

러너 식단의 핵심 원칙

- **탄수화물**: 러너의 주 연료. 훈련 전·중·후 충분히 섭취하여 글리코겐 저장과 회복에 도움을 준다.
- **단백질**: 근육 회복과 부상 예방의 핵심. 하루에 나누어 섭취할수록 흡수율이 높다.
- **지방**: 장거리 러닝에서 안정적인 에너지원. 불포화지방 위주로 섭취하면 건강에 유익하다.

타이밍 전략

- **훈련 전**: 탄수화물 중심
- **훈련 중**: 간단한 당질 섭취 (젤, 스포츠음료 등)

- **훈련 후 30분 내**: 탄수화물 + 단백질 보충 → 회복 속도 향상

일반 성인과 러너의 차이

구분	일반 성인	취미 러너
탄수화물	5g/kg	5g/kg
단백질	0.9g/kg	1.2g/kg
지방	0.7g/kg	0.7g/kg
총열량	약 2,100kcal (김밥 약 5줄)	약 2,700~3,000kcal (김밥 약 6줄)
식단 목적	체중 유지/감량	운동 지속, 회복, 부상 예방

일반 성인은 탄수화물과 지방 섭취를 줄이면 체중 감량 효과를 기대할 수 있으나, 러너는 회복과 컨디션 유지가 우선이다.

식단 팁

밥은 흰쌀보다는 잡곡밥 위주로 구성하면 혈당 조절에 유리하다. 단백질은 하루 3끼 이상으로 나눠 분산 섭취하면 회복 효과가 좋다. 지방은 가공식품보다 견과류나 아보카도, 올리브유와 같은 불포화지방 위주로 선택한다. 장거리 훈련 후 바나나와 닭가슴살, 두유 등 30분 이내 보충식은 필수다.

러너에게 중요한 비타민과 무기질은 다음과 같다. 자연식품으로 섭취하는 것이 바람직하며 부족할 경우 영양제로 보충해도 좋다.

- **비타민 B군**: 에너지 대사에 필수, 피로감 방지 (함유 식품: 달걀, 바나나)

- **비타민 C**: 항산화, 면역력 유지, 철분 흡수 촉진 (함유 식품: 오렌지, 파프리카)
- **비타민 D**: 뼈 건강과 근력 유지 (함유 식품: 연어, 달걀노른자)
- **철분**: 산소 운반, 체력 유지 (함유 식품: 붉은 고기, 시금치)
- **마그네슘**: 근육 이완, 경련 방지 (함유 식품: 아몬드, 시금치)
- **칼륨**: 전해질 균형 유지, 탈수와 피로 방지 (함유 식품: 바나나, 고구마)

무작정 많이 뛴다고 해서 달리기를 잘하게 되는 것은 아니다. 달리기에 필요한 에너지를 충분히 공급하고, 사용한 자원을 제때 보충하며, 훈련 후에는 몸을 원래 상태로 회복시켜야 한다. 이를 위해 스트레칭과 근력 운동은 물론, 식단 역시 중요한 회복 전략이 될 수 있다. 달리기는 얼마나 뛰느냐보다, 어떻게 회복하고 그것을 어떻게 도와주느냐에 달려 있다. 음식은 몸을 만드는 연료이며, 달리기의 지속성과 성과를 결정짓는 가장 기본적인 요소다. 훈련 강도에 맞는 식사의 질과 타이밍이 조화를 이루면, 부상 없이 더 오래, 더 효율적으로 달릴 수 있다.

"먹은 만큼 간다."

그러나 아직도 건강한 러너의 식단에 대한 사회적 인식은 부족하다. '이걸 먹어야 힘이 난다'라는 식의 막연한 조언보다는 과학적 근거에 기반한 체계적인 식단 설계가 러너의 몸과 기록, 그리고 건강한 삶을 더 오래도록 지켜줄 수 있다.

진료실 Q&A: 가장 많이 받는 질문들

Q 저 달리기 부상인가요?

A 달리기하다 아프다고 해서 모두 달리기 부상이라고 볼 수는 없습니다. 다른 운동을 예로 들어보면, 웨이트 트레이닝을 강도 높게 한 다음 날에는 근육이 뻐근해 팔을 들기도 어려울 수 있습니다. 등산을 오래 하고 나면 허벅지에 알이 배기는 것도 마찬가지입니다. 우리는 이런 통증을 부상으로 간주하지 않습니다.

마찬가지로 평소 운동을 하지 않던 사람이 갑자기 달리기를 하면 체중의 3~8배에 달하는 충격이 몸에 가해집니다. 이 충격을 완화하기 위해 하체의 근육과 인대가 과부하 상태가 되면서 통증이 발생할 수 있습니다. 하지만 대부분 24~48시간 이내에 회복되며, 심한 경우라도 1주일 정도면 통증이 사라집니다. 이런 범위 내에서 나타나는 통증이라면 자연스러운 생리 반응으로 이해해도 됩니다.

이러한 논란을 줄이기 위해 2015년 야마토(Yamato) 등은 9개국 38명의 전문가와 함께 달리기 부상에 대한 합의를 논의했습니다. 이들은 달리기와 관련된 근골격계 통증이 적어도 1주일 이상 지속되거나, 3일간 운동 후 통증으로 인해 거리와 속도, 훈련 방법이 바뀌었거나 제한이 생겼을 때를 달리기 부상으로 정의했습니다. 따라서 통증이 있다고 해서 무조건 부상으로 단정 짓기보다는, 먼저 24~48시간 정도 가볍게 쉬어보는 것이 좋습니다. 그 후 통증이 줄어들면, 부담 없는 속도로 다시 달려보세요. 만약 이틀간 쉬었음에도 통증이 지속된다면, 추가로 4~5일 더 휴식을 취한 뒤 다시 시도해 보세요. 그럼에도 불구하고 통증이 계속된다면, 이제는 달리기 부상을 의심하고 병원을 찾는 것이 바람직합니다. 단, '뚝' 하는 소리와 함께 갑작스럽고 극심한 통증이 발생하거나, 일상생활이 어려울 정도라면, 즉시 운동을 중단하고 의료진의 진료를 받는 것이 필요합니다.

"달리기는 신체의 약한 부분을 알려줍니다." – *Running Dr. Nam*

Q 자세가 좋지 않아 부상이 생긴 걸까요?

A 달리기 부상은 대부분 단 하나의 원인보다는 여러 요인이 복합적으로 작용해 발생합니다. 저희 남정형외과에서 3,000명의 달리기 부상 환자를 분석한 결과, 다음과 같은 상황에서 부상의 위험이 커지는 경향을 보였습니다.

첫째, 달리는 거리가 너무 많이 증가한 경우
둘째, 좋지 않은 자세로 계속 달린 경우
셋째, 속도를 급격하게 높인 경우
넷째, 달리기를 처음 시작하는 경우

즉 대부분의 부상은 달리는 거리와 속도가 평소보다 급격하게 증가하거나, 달리기가 아직 적응되지 않아서 발생하는 경우가 많습니다. 여기에 좋지 않은 달리기 자세가 한몫을 더 하는 셈입니다. 또한 연속된 대회 참가, 평소 신지 않던 새로운 유형의 신발을 착용하는 경우(예를 들어, 갑자기 안정화 신발이나 카본화를 신고 달리기 시작하는 경우), 평지를 주로 달리던 러너가 갑자기 산길을 달리는 경우, 혹은 착지 방식을 리어풋에서 미드풋으로 급격하게 바꾸는 경우 등 급격한 변화도 부상의 원인이 될 수 있습니다. 물론 해부학적인 요인도 영향을 줄 수 있습니다. 예를 들어 골반의 불균형, 하지의 정렬 상태 이상, 다리 길이 차이, 발의 아치 형태 등은 러너마다 가지고 있는 고유의 조건으로, 부상의 기초 요인이 되기도 합니다.

이처럼 달리기 부상의 원인은 단순하지 않습니다. 과사용, 좋지 않은 자세, 급격한 변화, 불균형, 해부학적 요인이 함께 작용하면서 부상이 발생하는 것입니다. 그래서 부상의 원인을 찾을 때는 여러 가지 요소가 어떻게 겹쳤는지, 그 상호작용을 살펴보는 습관이 필요합니다. 이때 도움이 되는 것이 바로 달리기 일지를 쓰는 습관입니다. 아래와 같은 내용을 꾸준히 기록해 보는 것이 좋습니다.

- 달리기 거리, 훈련 횟수, 주당 마일리지에 변화가 있었는지
- 조깅, 마라톤, 템포, 인터벌 등 페이스의 변화나 케이던스의 변화는 없었는지
- 새로운 유형의 신발을 신기 시작했는지, 신발의 마일리지는 어떠한지
- 지형이 평지에서 언덕이나 내리막길로 바뀌었는지, 트랙 달리기의 방향이 어떠했는지
- 착지 방식이나 러닝 자세의 변화는 없었는지
- 전체적인 컨디션, 날씨는 어떠했는지, 심적인 변화는 없었는지

이런 기록은 나중에 반복되는 부상의 원인을 추적하는 데 중요한 자료가 됩니다. 그리고 만약 오버트레이닝이나 급격한 변화가 없었음에도 부상이 반복된다면, 그때는 달리기 자세, 골반의 정렬, 좌우 밸런스를 전문적으로 점검해 보는 것이 필요합니다.

 저 뛰어도 될까요?

 러너들이 가장 많이 묻는 질문입니다. "완전히 쉬어야 하나요? 그래도 조금은 뛰어도 괜찮을까요?"와 같이 부상을 입었을 때 갈림길에서 많은 분들이 망설입니다. 먼저, 절대적으로 달리기를 피해야 하는 부상이 있습니다. 대표적으로 피로골절, 반월상연골판 파열, 인대 파열, 근육 파열 등이 이에 해당합니다. 이 경우에는 회복을 위해 충분한 안정과 휴식이 필수입니다. 무리하게 운동

을 지속할 경우, 손상이 심화하고 회복 기간이 더 길어질 수 있습니다.

하지만 그 외의 부상들, 예를 들어 경미한 건초염, 가벼운 근육통, 근막염 등은 통증의 강도가 10점 만점 기준 3이하로 일상생활에 지장이 없는 수준이라면 조심스럽게 가벼운 조깅이나 대체 운동은 시도해 볼 수 있습니다. 다만 중요한 전제조건이 있습니다.

바로 정확한 진단입니다. 달리기를 계속할 수 있는지, 혹은 지금은 쉬는 게 맞는지에 대한 판단은 증상만으로는 알 수 없습니다. 의사의 임상 경험과 영상 검사, 그리고 정확한 판단이 뒷받침되어야 합니다. 진단 이후에는 다음과 같은 방향을 고민해야 합니다.

"절대 안정이 필요한 상태인가? 혹은 가벼운 달리기를 허용하면서 대체 운동과 보강 훈련을 병행할 수 있는가?"

이 선택은 단순히 통증의 강도뿐만 아니라 부상의 종류, 회복 속도, 개인의 몸 상태와 회복력까지 종합적으로 고려해서 이루어져야 합니다. 러너에게 달리기를 멈춘다는 것은 단순한 휴식이 아닌, 삶의 리듬이 베이스부터 흔들리는 일입니다. 하지만 때로는 잠시 멈추는 용기가 더 오래, 건강하게 달릴 수 있는 길을 만들어 줍니다. 정확한 진단과 체계적인 관리, 그리고 내 몸의 신호를 존중하는 태도만 있다면 달리기를 완전히 멈추지 않고도 회복과 훈련을 병행할 수 있습니다.

 **부상일 때는 아무것도 안 하고 완전하게 쉬는 게 좋을까요?**

 부상의 정도에 따라 다르지만, 완전한 휴식보다는 조절된 운동이 더 효과적인 경우가 많습니다. 일반적으

로 '1런 2보강', 혹은 '1런 3보강', '4보강'과 같은 방식으로 접근하는 것이 좋습니다. 즉 가벼운 테스트런(조깅 속도의 가벼운 달리기)을 통해 현재 몸이 달리기 부하를 견딜 수 있는지 상태를 파악하고, 그에 따라 보강 운동과 대체 운동의 비중을 조절하는 것이 핵심입니다.

달리기는 심폐 지구력과 근육 운동을 결합한 활동입니다. 부상 중이라도 달리기로 인한 충격을 줄이면서 심장과 폐를 단련하고 근력을 유지·강화한다면, 달리기 능력은 어느 정도 유지할 수 있습니다. 이를 위해 자전거, 수영, 스텝밀(계단 오르기 머신)과 같은 대체 운동으로 심폐 기능을 유지하고, 웨이트 트레이닝, 필라테스, 코어 및 밸런스 강화 운동 등으로 근력을 보강하는 것이 중요합니다.

보통 1~2주 정도 달리기를 쉬는 것은 큰 영향을 주지 않지만, 그 이상 지속되면 심폐 지구력 저하, 달리기 속도 감소, 근력 약화가 서서히 나타납니다. 따라서 부상이 있더라도 가벼운 테스트 런과 걷기를 병행해 통증의 변화를 체크하고, 보강 운동과 대체 운동을 통해 달리기 구성 능력을 유지해야 합니다.

결론적으로, 부상으로 인해 무리한 달리기를 줄이는 것은 맞지만, 운동 자체를 완전히 중단하는 것은 오히려 회복을 더디게 하고 실력을 저하할 수 있습니다. 상황에 맞는 적절한 대체 운동과 보강 운동을 병행하며 부상을 관리하는 것이 가장 현명한 방법입니다.

"달리기는 쉴 수 있지만, 운동은 멈추지 않는 것이 좋습니다."
– Running Dr. Nam

Q&A 매일 달리는 것이 좋을까요?

 반드시 그런 것은 아닙니다. 오히려 매일 달리는 것은 부상의 위험을 높이는 주요 원인 중 하나입니다. 물론 어릴 때부터 운동을 해온 엘리트 선수, 혹은 10년 이상 꾸준히 마라톤을 참가한 러너, 서브3(Sub-3, 마라톤을 3시간 이내에 완주하는 기록) 수준의 숙련된 러너들에게 매일 달리는 것은 큰 부담이 아닐 수 있습니다. 하지만 달리기 경험이 부족하거나 근력이 충분히 발달하지 않은 상태에서 매일 달리기를 시도하면 부상 위험이 급격히 증가합니다.

달리기는 체중의 3~8배에 해당하는 충격을 신체에 가하는 운동입니다. 이러한 충격을 견디고 회복하기 위해서는 최소 24~48시간의 휴식이 필요합니다. 그러나 회복되지 않은 상태에서 지속적으로 달린다면 근육, 인대, 관절 조직이 충분한 재생 시간을 갖지 못하고 결국 부상으로 이어질 가능성이 높아집니다. 일반적인 러너에게는 '하뛰하쉬(하루 뛰고 하루 휴식)' 또는 '하뛰하보(하루 뛰고 하루 보강 운동)' 방식이 가장 적절한 패턴입니다. 이 패턴을 따른다면 충분한 회복 시간을 확보하면서도 부상을 예방하고 달리기 실력도 꾸준히 향상시킬 수 있습니다.

결론적으로 달리기는 꾸준함이 중요하지만, 매일 하는 것보다는 적절한 휴식과 보강 운동을 병행하는 것이 장기적인 러닝 퍼포먼스를 높이고 부상을 방지하는 최선의 방법입니다.

"마일리지 강박증을 버리는 것이 러너의 건강에 좋습니다."
– *Running Dr. Nam*

 **존2로만 달려야 하나요?**

 최근 들어 '존2 달리기'가 유행하면서 꼭 그 방식으로만 달려야 하는 게 아닐지 고민하는 러너들이 많아졌습니다. 특히 초보자들에게는 '존2'만이 정답처럼 느껴지기도 합니다. 물론 존2 위주의 훈련은 달리기를 처음 시작하는 분들에게 매우 좋은 접근입니다. 처음부터 무리하게 빠르게 달리지 않고, 천천히 속도를 높이며 부상을 예방하고, 달리기에 점차 적응해 나가는 과정은 매우 중요합니다. 하지만 한 가지 방식만으로는 달리기 실력이 완성되기 어렵습니다. 웨이트 트레이닝도 다양한 자극과 강도의 변화가 있어야 발전하듯, 달리기도 마찬가지입니다. 존2란, 일반적으로 최대 심박수의 60~70%에 해당하는 조깅페이스를 말합니다. 이 페이스는 편안하게 대화를 나누며 달릴 수 있는 수준의 조깅이며, 전체 러닝의 약 70~80%는 이 속도로 연습하는 것이 기본 원칙입니다. 하지만 나머지 20~30%정도는 평소보다 30초에서 1분 30초 빠른 페이스, 또는 전력질주(스프린트) 같은 자극을 섞어주는 것이 달리기 성장에 매우 효과적입니다. 즉 존2 훈련은 매우 유익하지만, 그것만으로는 분명한 한계가 있습니다. 일정 수준까지는 안전하게 속도를 끌어올릴 수 있지만, 존2만으로는 달리기 실력이 무한히 향상되지 않습니다. 실력을 더 끌어올리기 위해서는 적절한 강도의 빠른 달리기, 즉 자극이 되는 훈련도 반드시 병행되어야 합니다.

또한 심박수만 기준으로 달리는 데에는 주의가 필요합니다. 초보자나 숙련되지 않은 러너는 조금만 속도를 올려도 심박수가 과도하게 상승하는 경향이 있습니다. 날씨나 수면, 컨디션 같은 외부 요인의 영향도 크고, 손목형 심박계는 정확도가 낮아 신뢰하기 어려운 경우도 많습니다. 심박수를 달리기 강도의 기준으로 활용하려면, 오랜 시간 동안 꾸준히 훈련하여 안정된 심박 반응을 지닌 숙련 러너여야 합니다. 그렇지 않다면, 조깅 속도에서도 심박수가 지나치게 높게 나와 적절한 훈련 강도를 설정하기가 어렵습니다. 이럴 때 저는 각 러너의 가장 편한 자세를 기준으로 '이지 러닝 페이스'를 찾아줍니다. 트레드밀 위에서 보속(분당 스텝 수)을 175~180에 맞춘 뒤, 느린 속도에서 점차 빠르게 변화시키며 러너의 자세가 흔들리지 않고 자연스럽게 유지되는 속도구간을 확인합니다. 이때 힘을 들이지 않고 가장 편하게 달릴 수 있는 속도구간이 바로 해당 러너의 이지 러닝 페이스입니다.

이 페이스는 《잭 다니엘스의 러닝 포뮬러》에서도 언급되듯, '최대 심박수의 65~79%'에 해당하며 대회 페이스보다 1km당 1~2분 정도 느린 속도로 설정됩니다. 이지 러닝은 존2뿐만 아니라 존3 일부 구간까지 포함되며, 무엇보다 중요한 것은 그 속도로 올바른 자세를 안정적으로 유지할 수 있어야 한다는 점입니다.

결국 핵심은 이렇습니다. 존2라는 숫자에 집착하기보다, 자신에게 맞는 이지 러닝 페이스를 기준으로 훈련을 구성하는 것이 가장 효과적이라는 것입니다. 전체 훈련의 70~80%는 이지 러닝으로, 나머지 20~30%는 조금 더 빠르거나 짧은 전력 질주 구간을 포함해 다양한 자극과 리듬의 변화를 주는 것. 그것이 부상 없이 안정적으로 달리기 능력을 키우는 방향입니다.

Q 미드풋으로 달려야만 하나요?

A 신발을 신고 성장한 대부분의 사람에게는 리어풋(뒤꿈치) 착지가 더 자연스러운 경우가 많습니다. 한때 미드풋 착지가 더 우수하다는 이야기가 유행처럼 번졌지만, 실제 연구에 따르면 미드풋 착지와 리어풋 착지 사이에는 부상 예방이나 달리기 속도에서 유의미한 차이가 없다는 결과가 압도적이었습니다.

문제는 미드풋 착지가 모든 문제를 해결해 줄 '정답'처럼 여겨지는 경향입니다. 미드풋은 분명 좋은 착지 방법이지만 러너들에게 반드시 필요한 것도, 항상 유지할 수 있는 것도 아닙니다. 실제로 속도가 빨라지면 자연스럽게 미드풋 착지로 전환되기도 합니다. 하지만 지구력이 부족하거나 피로가 누적되면, 뒤꿈치가 먼저 닿는 리어풋 형태로 다시 바뀌기도 합니다. 이는 누구나 겪는 자연스러운 변화이며, 이를 억지로 막거나 고치려 하기 보다는 본인의 리듬을 이해하고 유지하는 것이 더 중요합니다.

또한 착지 형태보다 더 중요한 것은 무게중심 아래에 정확하게 착지하는 '중심 착지'입니다. 아무리 미드풋으로 착지하더라도 발이 체중보다 앞에 떨어지는 오버스트라이드가 발생하면 충격이 커지고, 부상의 위험이 커집니다. 즉 '어떻게 착지하느냐'보다 '어디에 착지하느냐'가 핵심입니다. 실제로 미드풋 착지를 했음에도 불구하고 오버스트라이드로 인해 부상을 입는 러너들이 자주 내원합니다.

이렇듯 착지 방식을 억지로 바꾸려다 보면 익숙했던 움직임의 패턴이 무너지고 하체 근육과 관절에 불균형이 생겨 오히려 부상 위험이 커질 수 있습니다. 특히 하체 근육의 협응이나 관절 가동성이 충분하지 않은 상태에서 착지 패턴을 인위적으로 바꾸는 것은 위험한 시도입니다.

물론 케냐나 나이지리아 선수들이 미드풋 착지로 경기를 치르며 우승하는 모습을 보면 '나도 저렇게 달려야 하나'라는 생각이 들 수 있습니다. 하지만 이들은 어릴 적부터 맨발로 생활하면서 자연스럽게 미드풋 착지를 익혀온 사람들입니다. 환경과 성장 배경이 전혀 다르므로 단순 비교는 위험합니다. 물론 어떤 연구에서는 아프리카 선두 주자들 중에도 리어풋 착지를 사용하는 러너들이 적지 않다고 보고하고 있습니다.

착지는 척추의 기울기, 골반의 정렬, 고관절과 무릎의 굴곡, 발목의 유연성 등 전신의 움직임이 만들어낸 결과입니다. 억지로 바꾸기보다는 본인의 자연스러운 착지를 유지하며, 케이던스를 높이고 고관절의 가동 범위를 키우면서 굴곡근을 강화하는 것이 훨씬 안전하고 효과적입니다.

"힐 착지는 죄가 없습니다.." – Running dr.nam

Q 보호대는 항상 착용해야 할까요?
A 보호대는 부상이 있거나 통증이 있을 때 도움을 줍니다. 보호대의 역할은 근육과 인대 조직에 기계적인 힘을 서포트하고, 촉각 반사tactile reflex를 통해 움직임을 도와주는 것입니다. 따라서 부상이 있는 부위, 특히 무릎이나 발목, 정강이 및 하퇴 부위에

는 보조기나 테이핑을 활용하여 환부를 보호하고 운동 시 움직임을 보조할 수 있습니다.

하지만 보호대는 부상에서 회복되어 통증이 사라지면 바로 제거하고 달리는 것을 권장합니다. 보호대나 테이핑을 장기간 착용하면 부상 부위의 근육이 약해지고 퇴화될 수 있습니다. 또한 심리적으로 보호대 없이 운동하는 것에 불안감을 느낄 수도 있으며, 보강 운동을 소홀히 하고 보호대에만 의존하게 될 위험도 있습니다. 따라서 부상 회복 후에는 반드시 보호대를 제거하고 맨몸으로 달리는 습관을 들이는 것이 좋습니다. 달리기는 온몸을 사용하는 전신 운동이므로 자연스러운 움직임을 되찾는 것이 중요합니다.

Q 냉찜질이 좋을까요?, 온찜질이 좋을까요?

A 후냉전온! 부냉통온!

운동 후에는 냉찜질, 운동 전에는 온찜질. 부어 있으면 냉찜질, 통증이 있으면 온찜질. 이것만 기억하면 언제 어떤 찜질을 해야 할지 고민할 필요가 없습니다.

운동이 끝난 직후, 근육에는 미세한 손상이 생기고 염증 반응이 시작됩니다. 이때 냉찜질을 하면 혈관이 수축하면서 부종을 줄이고 통증을 완화하게 됩니다. 타박상이나 염좌 같은 급성 부상도 마찬가지입니다. 특히 부종이 심하다면 무조건 냉찜질부터 해야 합니다. 얼음을 수건에 싸서 5~10분 동안 하루 4~5회 정도 시행하면 충분합니다.

반대로 운동 전에 몸을 준비하려면 온찜질이 필요합니다. 온찜질은 혈관을 확장시켜 혈류를 증가시키고 근육을 부드럽게 만듭니다. 근육이 뻣뻣하거나 긴장된 상태라면 온찜질을 해주는 것이 부상을 예방하는 데 도움이 됩니다. 핫팩이나 전기 핫팩을 5~10분 정도 근육에 적용하면 적당합니다.

특별한 부상이 없는데도 지속적인 통증이 있을 경우에도 온찜질이 맞습니다. 혈액순환을 원활하게 해 근육을 이완시키고, 뭉친 근육을 풀어주는 효과가 있기 때문입니다. 다만 온찜질을 너무 오래 하면 저온 화상의 위험이 있으므로 43도 이하의 온도로 20분 이내, 하루 3~4회 정도 시행하는 것이 좋습니다.

냉찜질과 온찜질을 번갈아 하는 방법도 있습니다. 급성 염증이 가라앉고도 통증이 남아 있다면 냉찜질과 온찜질을 교대로 적용하는 것이 효과적입니다. 예를 들어 10분 냉찜질 후 10분 온찜질을 반복하면 혈액순환이 촉진되면서 회복이 빨라집니다.

결국 핵심은 상황에 맞게 적용하는 것입니다. 운동 후엔 냉찜질, 운동 전엔 온찜질. 부어 있으면 냉찜질, 통증엔 온찜질. 후냉전온, 부냉통온. 이 공식만 기억하면 헷갈릴 일은 없습니다.

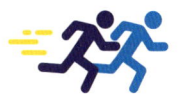

Part.5

42.195km

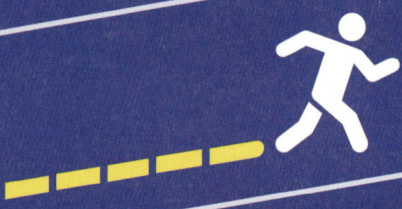

남은 2.195km, 러너로서의 마인드셋

당신의 성장률은 몇 퍼센트인가요?

기록만으로 러너를 평가할 수 있을까?

2시간 30분대 러너, 서브3 러너, 서브4 등 마라톤 세계에서 러너를 구분하는 가장 흔한 기준은 기록이다. 하지만 그 구분이 과연 모든 아마추어 러너에게 도움이 될까?

물론 이런 기준들은 때때로 러너에게 동기를 부여하기도 한다. 하지만 동시에 '비교'와 '열등감'이라는 독으로 작용해 스스로의 가치를 깎아내리는 칼이 되어 달리기와 멀어지게 한다.

마라톤은 정직한 운동이다. 노력한 만큼, 준비한 만큼 실력은 성장한다. 하지만 성장은 각자 다른 방식으로 일어나며 기록만으로 그것을 평가할 수는 없다.

운동 능력에도 유전자가 영향을 미친다

리처드 도킨스의 『이기적인 유전자』에서는 우리가 선조들로부터 물려받은 유전자의 영향을 받으며 살아간다고 설명한다. 운동 능력 역시 예외는 아니다. 특히 마라톤과 같은 극한의 지구력 운동에서는 심폐 능력, 회복력, 체형, 그리고 효율적인 달리기 자세 등 여러 유전적 요인이 중요한 역할을 한다. 그래서 몇 개월의 훈련만으로 서브3을 기록하는 뛰어난 러너도 있는 반면, 수 년을 달려 겨우 서브4의 벽을 넘는 이도 있다. 이런 차이는 단지 노력의 차이가 아니라, 본질적으로 출발선이 다르기 때문이다. 그러므로 러너에게 마라톤 기록만을 질문하는 것은 달리기의 본질에 어긋난다. 중요한 것은 단순한 '속도'나 '기록'이 아니라, 얼마나 자신을 넘어서며 성장했는가이다. 그 성장의 과정과 자신만의 한계를 뛰어넘은 경험이야 말로, 달리기의 진정한 가치다. 그래서 제안해 보건대, 기록이 아닌 '마라톤 성장률'로 이야기를 나누어보면 어떨까?

1. 마라톤 성장률 - 더 나은 나와의 비교

마라톤 성장률을 통해 다음 세 가지 질문에 답할 수 있다.
- 나는 처음보다 얼마나 빨라졌는가? (기록 단축 폭)
- 내 성장 가능성 중 몇 퍼센트를 실현했는가? (기준 대비 성장)
- 그 성장을 위해 얼마나 오랜 시간이 걸렸는가? (시간당 성장률)

2. 계산 순서

- 첫 마라톤 기록을 확인한다. (예: 5시간 30분)
- 현재 자신의 최고 기록을 확인한다. (예: 4시간 20분)
- 두 기록의 차이를 분 단위로 계산한다. (예: 70분 줄어듦)
- 첫 기록에 해당하는 기준 시간을 아래 표에서 찾는다.
  (예: 5시간 30분 → 기준 시간 120분)

첫 마라톤 기록	기준 시간
5시간 30분 이상	120분
5시간 00분~5시간 29분	110분
4시간 30분~4시간 59분	100분
4시간 00분~4시간 29분	90분
3시간 30분~3시간 59분	75분
3시간 00분~3시간 29분	60분
2시간 30분~2시간 59분	45분
2시간 00분~2시간 29분	30분

- 마라톤을 꾸준히 달려온 기간(햇수)을 계산한다. (예: 3년)
- 줄인 시간과 기준 시간, 달린 기간을 바탕으로 성장률을 계산한다. (예: 70분 줄임 / 기준 시간 120분 / 3년 동안 → 매년 평균 약 19.4%의 성장)

기록은 숫자에 불과하지만, 성장률은 스토리다. 기록만으로 마라톤을 논하는 것은 어딘가 아쉽고 섭섭한 대목이 많다. 단순히 얼마나 빨라졌느냐가 아니라 '어떤 자신과 마주하며 어떤 시간 속에서 꾸준히 성장해왔는가?' 이것이야말로 진짜 러너를 이해하는 방식이다.

몸테크 시대, 나는 몸에 투자한다

예전에는 환갑만 넘어도 잔치를 벌이던 시절이 있었지만, 이제는 100세 시대를 넘어 120세까지 바라보는 시대가 되었다. 생명이 연장되었다고 해서 모두가 건강하게 그 시간을 누리는 것은 아니다. 수명이 늘어난 만큼 건강하지 못한 삶은 불필요한 의료비 지출로 이어진다. 노인이 되어서도 스스로 움직이고 활동할 수 있는 건강한 몸을 유지하는 것이야말로 진정한 재테크 수단이다.

건강을 지키는 가장 기본은 근력과 유산소 능력을 꾸준히 유지하는 것이다. 웨이트 트레이닝과 유산소 운동을 병행하면 신체는 자연스럽게 균형을 이루며 튼튼해진다. 이러한 효과를 동시에 볼 수 있는 최고의 운동이 바로 달리기다. 그래서 나는 달리기가 100세 시대를 살아가는 우리 모두에게 꼭 필요한 '몸테크'라고 믿는다.

개인적인 견해로는, 50대에 지금 자신이 뛸 수 있는 거리보다 1km를 더 뛸 수 있다면, 그것은 1억 원의 가치를 가진다. 60대에는 그 1km가 2억 원, 70대에는 5억 원, 80대에는 10억 원, 그리고 100세에 1km를 뛸 수 있다면, 그 가치는 무려 50억 원에 해당한다고 본다. 고령에도 달릴 수 있다는 것은 단순히 유산소 능력뿐 아니라, 근력까지 함께 유지되고 있다는 뜻이기 때문이다. 심폐 기능과 근력이 함께 유지되고 있다는 것 자체가 건강하게 나이 들어가고 있다는 가장 강력한

증거다. 달릴 수 있다는 것은 곧 다음과 같은 수많은 경제적 이득을 동반한다.

> **달릴 수 있다는 것은 경제적 이득이다**
>
> - ✅ 낙상을 예방할 수 있다
> - ✅ 만성질환을 막을 수 있다
> - ✅ 치매 발생 가능성이 낮아진다
> - ✅ 간병비 지출이 줄어든다
> - ✅ 활동성과 자립성이 유지되며 경제적 활동이 가능하다
> - ✅ 병원 진료나 약물 복용에 대한 의존도가 현저히 낮아진다

무엇보다 '노인이 되어도 활동적이다'라는 사실 자체가 희소성을 가진다. 그만큼 '건강한 노인'으로 주목받게 되고, 사회적 메시지나 매스컴 효과를 통해 또 다른 경제적 가치를 만들어낼 가능성도 충분하다. 결국 달릴 수 있는 능력은 단순한 체력 문제가 아니다. 그것은 곧 경제적 자립과 삶의 질, 그리고 나 자신의 가치가 그대로 반영된 숫자다.

나는 오늘도 달린다. 내게 있어 이 1km는 인생에서 가장 확실한 재테크다.

"당신의 마라톤 성장률은 몇 퍼센트인가요? 그리고 지금, 1cm라도 전진하고 계신가요?"

RunBTI: 나의 달리기 성향 분석

10년을 넘게 달리고, 100회가 넘는 마라톤을 완주하다 보면 어느 순간 스스로에게 묻게 된다.

"도대체 무엇이 나를 이토록 달리게 만드는 걸까?"
"왜 나는 끊임없이 더 빠르게, 더 멀리 가려 하는가?"

달리기는 단순한 운동이 아니다. 삶을 대하는 방식이자, 자신을 표현하는 언어. 수많은 러너와 부상 환자들을 진료하며 나는 한 가지를 확신하게 되었다. 모든 러너는 다르며, 누구도 획일적으로 훈련하거나 평가할 수 없다는 사실이다. 특히 부상을 자주 겪는 러너들의 경우 '기록엔 관심 없다'라고 말하면서도 실제로는 목표에 대한 욕심이 큰 경우가 많았다. 유전적 요인으로 인해 반복적으로 부상이 발생하는 러너도 있었고, 반대로 달리기를 시작하자마자 놀라운 능력을 발휘하는 러너도 있었다. 의사로서 이들을 치료하고 예방하기 위해서는 단순히 근육과 관절만 보는 것이 아니라, 러너의 성향, 습관, 재능을 정확히 파악해야 했다.

이 부분을 간과하면 치료 후에도 부상이 재발하고, 같은 문제로 병원을 반복적으로 찾게 되는 경우가 많았다.

러너의 성향을 분석하는 도구, RunBTI의 탄생

고민 끝에 나는 러너의 패턴을 분석하는 시스템을 만들기로 했다. 그리고 MBTI의 성격유형 분석 모델을 참고하여 RunBTI를 개발했다. 1차 버전에서는 약 8,000명의 데이터를 수집해 분석했고, 절반 정도의 성향이 잘 반영되었지만 일부 문항은 질문 수가 부족하거나 해석의 여지가 많아 성향이 왜곡되기도 했다. 이후 문항 수를 보강하고, 질문을 간결하게 정리한 2차 버전을 통해 18,000명 이상의 러너가 테스트에 참여했다.

그 결과, 훨씬 많은 러너들이 'RunBTI의 성향이 자신과 일치한다'며 공감했고, 다양한 피드백이 이어졌다. 특히 달리기를 시작한 지 2년 이상 된 러너일수록 성향과 분석 결과의 일치도가 높았으며, 개인의 훈련 패턴과 성격이 더욱 뚜렷하게 반영되는 경향을 보였다.

RunBTI는 현재도 계속해서 러너의 의견을 반영해 개선되고 있으며 더욱 정교한 분석 도구로 발전 중이다.

RunBTI의 4가지 분석 축

RunBTI는 아래 네 가지 주요 요소를 기반으로 총 16가지 유형의 러닝 스타일을 도출했다.

1. 달리기의 목표
- P (Passionate, 목표 지향적 러너) → 기록을 세우고 경쟁에서 승리하는 것을 목표로 함
- F (Fun, 즐거움을 추구하는 러너) → 스트레스 해소와 재미를 위해 달리는 스타일

2. 연습과 노력의 성향
- D (Determined, 노력형 러너) → 꾸준한 훈련과 성취를 중요하게 여김
- C (Comfortable, 편안한 러너) → 무리하지 않고 지속 가능한 훈련을 선호

3. 에너지 방향 (성향)
- E (Extroverted, 외향적 러너) → 사람들과 함께 달리는 것을 좋아하고, 러닝 크루 활동을 선호
- I (Introverted, 내향적 러너) → 혼자 달리며 자신만의 러닝 루틴을 따르는 스타일

4. 재능의 유무

• G (Genius, 타고난 재능이 있는 러너) → 신체적 능력이 뛰어나고 자연스럽게 러닝 실력이 향상됨

• S (Slow, 노력형 러너) → 신체적 재능보다는 훈련과 습관으로 실력을 쌓아감

지금 어플을 다운받아 RunBTI 테스트를 해봅시다

☑ 앱스토어 또는 플레이스토어에서 'RunBTI' 검색 > 설치
☑ 어플 설치 바로가기

애플 앱스토어　　　　　구글 플레이스토어

RunBTI

RunBTI 유형별 특징

• **PDEG - 선수같이 재능많은 러너**
  달리기에 대한 열정이 크고 실력도 뛰어나며, 자신감과 만족도가 높은 러너. 실용성과 적응력이 강해 다양한 환경과 러너들과 잘 어울리며 대회에서도 좋

은 성과를 냄. 추상적 사고보다는 현실 중심의 훈련과 러닝을 선호하며, 때로는 큰 도전에 나서는 용기를 지님.

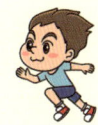

- **PDES - 책임감이 강한 리더 같은 러너**
  임감과 통솔력이 뛰어나 러닝 크루를 이끌며 모범이 되는 영향력을 지닌 러너. 달리기를 과학적이고 체계적으로 분석하며, 자기주장이 뚜렷하고 표현력이 명확함. 꾸준한 노력으로 성장하며 부상도 스스로 극복해내는 성실하고 단단한 성향.

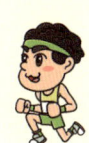

- **PDIG - 전략적이고 독립적인 분석형 러너**
  조용히 혼자 달리는 것을 즐기며, 뛰어난 실력과 독특한 감성을 지닌 러너. 내적 세계가 깊고 직관과 통찰력이 뛰어나며, 자신만의 방식으로 러닝을 해석. 그룹 활동보다는 홀로 탐구하는 데 익숙하고, 말없는 영향력을 지닌 존재.

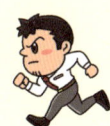

- **PDIS - 현실적이고 신중한 꾸준함의 러너**
  내향적이고 근면성실한 성향으로 혼자 훈련을 즐기며 주어진 스케줄을 성실히 소화함. 새로운 변화에는 신중하지만 원칙을 잘 지키고 반복 훈련에도 강한 인내력을 보임. 천천히 성장하며 자신만의 스타일을 유지하고, 요청이 있으면 조용히 도움을 주는 타입

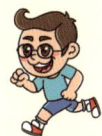

- **PCIG - 신비로운 선지자형 러너**
  조용히 혼자 달리며 특유의 실력과 통찰력을 지닌 독립적인 러너. 호불호가 분명하고 내적 활동을 즐기며, 그룹보다는 자신만의 세계에 집중함. 깔끔한 자세와 부상 없는 주행으로 말없이 영향력을 발휘하는 유형

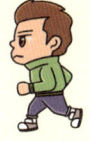

- **PCIS - 따뜻한 조력가형 러너**
  따뜻하고 배려심 깊은 성향으로, 무리 없이 꾸준히 훈련에 참여하는 조용한 러너. 질서를 잘 지키고, 부상자나 동료에게 깊은 공감을 보이며 뒤에서 묵묵히 응원하는 스타일이다.

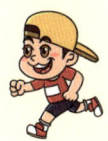

- **PCEG - 균형 잡힌 실력과 사교성을 겸비한 러너**

  외향적이고 자유로운 성향으로 다양한 러닝 활동에 열정적으로 참여함. 사교성이 뛰어나 어디서든 잘 어울리며, 멋과 분위기를 중요하게 여김. 기복은 있지만 컨디션이 좋을 때 놀라운 성과를 내며, 응원과 관심도 즐기는 타입

  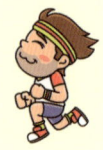

- **PCES - 즐거움과 성취를 동시에 추구하는 러너**

  소신 있고 유쾌한 성격으로 크루에서 인기 많으며 말솜씨와 재치가 뛰어난 러너. 경직된 분위기를 싫어하고 주도적으로 분위기를 바꾸며, 달리기보다는 관련 활동에도 흥미 많음. 마라톤 지식이 풍부하고 초보 러너를 돕는 데 적극적이며, 꾸준히 무리 없이 러닝을 즐김.

  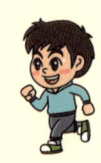

- **FDEG - 연예인스타일의 러너**

  자유롭고 사교적인 성향으로 밝은 분위기를 이끄는 러너. 즉흥적이지만 적응력이 뛰어나 대회에서 좋은 결과를 자주 만들어 냄. 화려한 무대와 특별한 도전을 즐기며 인싸 기질이 돋보이는 유형.

  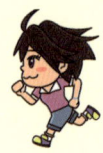

- **FDES - 모범적이며 주도자적인 러너**

  러닝을 즐기며 꾸준히 노력하고, 모임을 조직하고 이끄는 능력이 뛰어난 러너. 현실감각과 추진력이 강하고 친화력도 높아 많은 사람에게 긍정적 영향을 줌. 기록에 연연하지 않고 분위기와 동기부여를 중시하며, 신상 장비에도 관심 많음.

  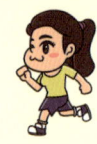

- **FDIG - 분석적이고 전략적인 내향적 러너**

  혼자서도 차분히 잘 뛰며 러닝에 대한 지식과 이해도가 높은 유형. 조용하지만 밝은 에너지를 전하며, 계획적이고 효율적으로 대회를 준비함. 직관과 분석력이 뛰어나며 과정 중심의 태도를 지님.

  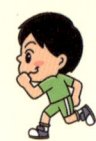

- **FDIS - 느긋하고 편안한 성장형 러너**

  자신만의 방식으로 유연하게 달리며 결과보다 과정과 경험을 중시하는 러너. 삶과 러닝 모두에 긍정적인 태도를 갖고 있음. 예측 불가능한 상황에는 다소 약하지만 따뜻한 태도로 타인과 관계를 맺는 편

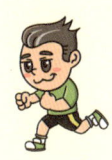

- **FCEG - 사람을 사로잡는 매력만점 러너**

  타고난 재능과 매력을 지닌 러너로 사교성과 인화력이 뛰어나 많은 사람에게 호감을 줌. 연습량에 비해 뛰어난 실력을 보이며, 다른 스포츠에도 재능이 있는 다재다능한 성향. 비현실적일 만큼 독특한 캐릭터지만 몰입력이 강하고 가끔 리더십도 발휘함.

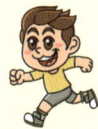

- **FCES - 정감넘치는 친선도모형 러너**

  페이스 조절이 능숙하고, 무리하지 않으며 꾸준한 스타일. 건강한 삶을 위해 달리는 것을 중요하게 여김. 사람에 대한 관심과 애정이 많아 러닝 크루에서 협력자 역할을 잘 수행함

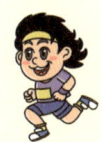

- **FCIG - 조용하지만 감각적인 개성 러너**

  조용하지만 호기심 많고 관찰력이 뛰어나 상황을 빠르게 파악하는 러너. 에너지를 아끼며 효율적으로 움직이는 스타일로, 필요한 순간에 집중력을 발휘함. 크루에서 기대받는 존재로 중요한 대회에 꾸준히 참여하며 감각적으로 표현하는 재능도 지님.

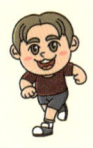

- **FCIS - 사색과 몰입을 즐기는 감성 러너**

  자신만의 깊은 러닝 철학을 지닌 감성적인 러너로 사색하듯 조용히 달리기를 즐김. 여유 있는 템포와 부드러운 리듬으로 자신만의 스타일을 유지하며, 음악과 독서를 함께 즐기는 예술적 성향. 대회에는 집착하지 않지만 필요할 땐 참여하며 계절의 흐름에 따라 자연스럽게 훈련을 조율함

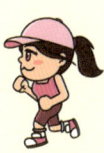

에필로그

마지막 2.195km,
그리고 또 다른 시작

　마라톤의 마지막 2km는 그 어떤 순간보다 강렬하게 다가온다. 고통과 희열, 한계와 극복이 교차하는 짧은 거리는 단순히 결승선을 통과하는 것이 아니라, 삶의 또 다른 가능성을 마주하는 순간이기도 하다.

　내게 달리기는 단순한 운동이 아니었다. 고난을 딛고 일어서는 법을 가르쳐 준 스승이었고, 삶의 방향을 다시 찾게 해 준 나침반이었다. 목 디스크와 부상으로 인해 무너졌던 시절, 다시 달리면서 스스로를 회복할 수 있었다. 부모님을 떠나보낸 깊은 상실 속에서도, 달리기는 나를 붙들어 주었다.

　한강의 겨울바람 속에서 시작된 첫걸음은 마라톤 완주로 이어졌고, 철인 3종 경기와 울트라마라톤 같은 극한의 도전 속에서 나는 끊임없이 내 한계를 시험했다. 100번의 마라톤을 완주하며 수많은 부상과 좌절을 겪었지만, 결국 그것이 나를 더 단단하게 만들었다. 러너로서, 의사로서, 그리고 한 사람으로서.

마라톤을 100번 완주하며 가장 크게 깨달은 것은 이 여정이 단순히 기록을 세우거나 결승선을 넘는 것이 아니라는 점이다. 마라톤은 스스로의 한계를 마주하고 자신과 대화하며 또 다시 도전하는 과정이다. 이 책을 쓰며 나는 과거의 나처럼 달리기를 시작하는 이들에게, 그리고 부상으로 주저앉았던 러너들에게 조금이라도 도움이 되기를 바랐다. 내가 깨닫고 느끼고 배운 점들을 올바르게 전달하고 싶은 마음, 그것이 이 글을 쓰게 한 가장 큰 이유다.

처음 5km를 완주하고 감격하는 초보 러너부터 자신의 최고 기록을 향해 몰입하는 러너, 나이를 극복하고 새로운 도전을 시도하는 러너, 달리기로 인생을 다시 찾은 러너들까지. 이들이 겪는 노력과 고통을 치료하면서 매번 새로운 것을 배운다. 그리고 그들의 모습 속에서 과거의 나를 본다. 부상을 견디며 한 걸음씩 내디뎠던 순간들, 끝이 보이지 않던 고통 속에서 다시 희망을 찾았던 나 자신. 그래서 이 책이 단순한 마라톤 가이드에 머무르지 않고, 새로운 가능성을 여는 열쇠가 되기를 진심으로 바란다. 이 글은 나 자신에게 건네는 이야기이자, 러너로서 길을 걷기 시작하는 모든 이들에게 드리는 마음이기도 하다.

물론 나도 아직 부족하다. 달리기에 대해, 그리고 달리기 부상을 진료하는 의사로서도 여전히 배울 것이 많다. 하지만 지금의 나로서 최선을 다해 이 글을 썼고, 이 한 권이 필요한 사람들에게 작은 힘이 되기를 바라는 마음으로 정리했다.

전작 《달리기의 모든 것》을 집필할 때도 언급했듯, 이 책은 끝이 아니라 또 다른 시작이다. 앞으로도 더 좋은 진료와 연구, 글, 그리고 SNS

를 통해 거품을 빼고 힘도 뺀, 진솔하고 담백한 이야기로 러너들과 함께하고 싶다.

마라톤은 단순한 스포츠가 아니다. 이는 모든 운동의 결정체이자, 철학적인 삶의 완성이기도 하다. 끝이 보이지 않는 긴 여정 속에서 우리는 고독과 직면하고, 고통을 이겨내고, 결국 자신만의 페이스로 인생을 지나간다.

마라톤이 삶보다 나은 점이 하나 있다. 인생은 한 번 뿐이지만, 마라톤은 한 번의 대회가 끝나면 또 다른 레이스가 기다리고 있다는 점이다. 이 책을 읽고 출발선에 선 당신의 첫걸음을 온 마음을 다해 응원한다. 세상에 하나뿐인 당신의 러닝 스토리의 출발이 얼마 남지 않았다. 이제 마지막 2km까지 달렸다. 그리고 그 끝에서, 또 다른 새로운 이야기가 시작된다.

마라톤은 항상 지금부터 시작이다.

미주

1-1) Cho B J, A study on the Death Accidents of the Amateurs of Marathon, KOREAN SOCIETY OF SPORT AND LEISURE STUDIES, Vol.31 (2007) 1,475 - 1,483

1-2) 〈마라톤 심장에 부담인가 선물인가?〉 챕터는 고려대학교 의료원 내과 교수 출신으로, 현재 미국에서 가정의학과 전문의로 활동 중인 최성재 교수의 자문을 참고했습니다.

1-3) Johnson, A., Miller, K., & Garcia, R. (2021). Long-Term Effects of Marathon Running on Joint Health: A Cross-Sectional Study. American Journal of Sports Medicine, 49(7), 1789-1796.

2-1) Nielsen, R. O., et al. (2014) - Discusses the importance of proper running shoe fit for performance and injury prevention.

2-2) Nielsen, R. O., et al. (2014) - Discusses the importance of proper running shoe fit for performance and injury prevention.

2-3) Barton, C. J., et al. (2015) - Revisits the "comfort filter" paradigm, studying the relationship between footwear comfort and injury risk

2-4) Knapik et al. (2010) Knapik, J. J., Brosch, L. C., Venuto, M., Swedler, D. I., Bullock, S. H., Gaines, L. S., Murphy, R. J., Tchandja, J., & Jones, B. H. (2010). Effect on injuries of assigning shoes based on foot shape in Air Force basic training. American Journal of Preventive Medicine, 38(1 Suppl), S197-S211.

2-5) Ryan, M. B., Valiant, G. A., McDonald, K., & Taunton, J. E. (2011). The effect of three different levels of footwear stability on pain outcomes in women runners: A randomised control trial. British Journal of Sports Medicine, 45(9), 715-721

2-6) Levinger, P., & Glaister, M. (2016). Optimal running form: A review of biomechanics and performance. International Journal of Sports Science & Coaching, 11(2),219-229.

2-7) Bramah, C., Preece, S. J., Gill, N., & Herrington, L. (Year). Is There a Pathological Gait Associated With Common Soft Tissue Running Injuries? Journal Name, Volume(Issue), Page Numbers. Investigation performed at the School of Health Sciences, University of Salford, Salford, UK.

2-8) "Men's and Women's World Championship Marathon Performances and Changes With Fatigue Are Not Explained by Kinematic Differences Between Footstrike Patterns." Frontiers in Sports and Active Living. 2017.

2-9) Hasegawa, H., et al. (2007). "Footstrike patterns of runners at the 15 km point during a marathon." Journal of Sports Sciences.

2-10) Gruber, A. H., et al. (2013). "Footfall patterns and running economy in elite distance runners." International Journal of Sports Physiology and Performance.

2-11) Miller, W. B., Van Der Leest, M. P., & Snyder, K. L. (2015). "Arm swing and its effect on running economy." Journal of Biomechanics, 48(2), 321-326.

2-12) Gruber, A. H., Umberger, B. R., Braun, B., & Hamill, J. (2014). Footfall patterns and ground contact times during a marathon: A comparison between training and racing in competitive distance runners. International Journal of Sports Physiology and Performance.

2-13) Hobara, H., Kimura, Y., Omuro, K., et al. (2012). Step frequency and lower extremity loading during running. Journal of Biomechanics.

2-14) Mann, R. A., & Hagy, J. L. (1980). The influence of foot position and ankle mechanics on running injuries. American Journal of Sports Medicine, 8(6), 329-334.

2-15) Willems, T., De Clercq, D., & Pouliart, N. (2012). The relationship between running speed, stride length, and ground reaction forces. Journal of Biomechanics, 45(10), 1785-1793.

3-1) Martínez-Navarro, I., Sánchez-Gómez, J., Cuenca-Martínez, F., & García-García, O. (2020). Exercise-induced muscle damage and delayed onset muscle soreness in runners. Journal of Human Kinetics, 72, 211-219.

4-1) Nam, H.W., Yang, J.H., Park, S.G., Rhim, H.C., & Kim, H.J. (2024). Is There a Pathologic Running Motion Associated with Running-Related Injuries? A Methodological Study Using a Motion Analysis System without Sensors. Medicina, 60(1249).

참고문헌

Part.1 대체 마라톤이 무엇이길래?

<마라톤은 정말 위험한 운동일까?>

1. Dayer MJ, Green I. Mortality during marathons: a narrative review of the literature. BMJ Open Sp Ex Med 2019;5. doi:10.1136/bmjsem-2019-000555

2. Harris, K. M., Henry, J. T., Rohman, E., Haas, T. S., & Maron, B. J. (2011). Sudden death during the triathlon. Journal of the American Medical Association, 306(21), 2392-2393.

3. Kim, J. H., Malhotra, R., Chiampas, G., d'Hemecourt, P., Troyanos, C., Cianca, J., ... & Thompson, P. D. (2012). Cardiac arrest during long-distance running races. New England Journal of Medicine, 366(2), 130-140.

4. Mathews, S. C., Narotsky, D. L., Bernholt, D. L., Vogt, M., Hsieh, Y. H., Pronovost, P. J., & Pham, J. C. (2012). Mortality among marathon runners in the United States, 2000-2009. The American Journal of Sports Medicine, 40(7), 1495-1500

4. Roberts, W. O., & Maron, B. J. (2005). Evidence for decreasing occurrence of sudden cardiac death associated with the marathon. Journal of the American College of Cardiology, 46(7), 1373-1374.

5. Sanchis-Gomar, F., Ocampo, D., Perez-Quilis, C., Lippi, G., & Earnest, C. P. (2016). Epidemiology of coronary heart disease and acute coronary syndrome. Annals of Translational Medicine, 4(13), 256.

<달리기가 주는 좋은 점>

1. Zhu, X., & Dormann, C. F. (2018). Telomeres and exercise. Exercise and Sport Sciences Reviews, 46(2), 78-85.

2. Banack, H. R., & Johnson, E. C. (2017). Aerobic exercise improves cognitive function in adults. Journal of Clinical Psychology, 73(4), 534-546.

3. Baker, F. C., & Cameron, A. (2016). Exercise and mental health: A review. International Journal of Mental Health and Physical Activity, 14(7), 50-56.

4. Huang, T., & Xu, J. (2019). The effects of aerobic exercise on the risk of cardiovascular disease and mortality. Circulation, 140(9), 45-52.

5. Kaufman, R. (2015). Running and bone health: How aerobic exercise impacts skeletal strength. Journal of Osteoporosis and Physical Activity, 22(4), 112-119.

6. Smith, L. A., & Weston, M. (2016). Social benefits of marathon running: How competitive events foster community engagement. Journal of Sports and Social Impact, 12(3), 95-103.

7. Nieman, D. C. (2018). Exercise and immunity. The Journal of Sports Medicine, 52(6), 1139-1149

8. Lee, D., Pate, R. R., Lavie, C. J., Sui, X., Church, T. S., & Blair, S. N. (2014). Leisure-time running reduces all-cause and cardiovascular mortality risk. Journal of the American College of Cardiology, 64(5), 472-481.

9. Williams, P. T. (2013). Greater weight loss from running than walking during a 6.2-yr prospective follow-up. Medicine & Science in Sports & Exercise, 45(4), 706-713.

10. Nikander, R., Sievänen, H., Heinonen, A., Daly, R. M., Uusi-Rasi, K., & Kannus, P. (2010). Targeted exercise against osteoporosis: A systematic review and meta-analysis for optimising bone strength throughout life. BMC Medicine, 8(1), 47.

11. Puterman, E., Lin, J., Blackburn, E., O'Donovan, A., Adler, N., & Epel, E. (2010). The power of exercise: Buffering the effect of chronic stress on telomere length. PLOS ONE, 5(5), e10837.

12. Nieman, D. C. (1994). Exercise, infection, and immunity. International Journal of Sports Medicine, 15(S3), S131-S141.

13. Hoffmann, M. D., & Hoffman, D. R. (2008). Exercisers achieve greater acute exercise-induced mood enhancement than nonexercisers. Archives of Physical Medicine and Rehabilitation, 89(2), 358-363.

14. Beets, M. W., & Pitetti, K. H. (2005). Contribution of physical education and sport to health-related fitness in high school students. Journal of School Health, 75(1), 25-30.

<마라톤, 심장에 부담인가 선물인가?>

1. Aengevaeren, V. L., Baggish, A. L., Chung, E. H., George, K., Kleiven, Ø., Mingels, A. M., ... & Eijsvogels, T. M. (2017). Exercise-induced cardiac troponin elevations: Emphasis on clinically relevant mechanisms, sources, and implications.Journal of the American College of Cardiology, 70(24), 3042-3054.

2. Eijsvogels, T. M., Molossi, S., Lee, D. C., Emery, M. S., & Thompson, P. D. (2016). Exercise at the extremes: the amount of exercise to reduce cardiovascular events.Journal of the American College of Cardiology, 67(3), 316-329.

3. Kim, J. H., Malhotra, R., Chiampas, G., d'Hemecourt, P., Troyanos, C., Cianca, J., ... & Thompson, P. D. (2012). Cardiac arrest during long-distance running races.New England Journal of Medicine, 366(2), 130-140.

4. O'Keefe, J. H., & Lavie, C. J. (2012). Run for your life ... at a comfortable speed

and not too far.Heart, 98(12), 926-929.

5. Scharhag, J., Urhausen, A., Schneider, G., Herrmann, M., & Kindermann, W. (2005). Athlete's heart: right and left ventricular mass and function in male endurance athletes and untrained individuals determined by magnetic resonance imaging.Journal of the American College of Cardiology, 45(5), 752-759.

6. Schnohr, P., O'Keefe, J. H., Marott, J. L., Lange, P., & Jensen, G. B. (2015). Dose of jogging and long-term mortality: the Copenhagen City Heart Study. Journal of the American College of Cardiology, 65(5), 411-419.

7. La Gerche, A., et al. (2012). Exercise-induced right ventricular dysfunction and structural remodelling in endurance athletes.European Heart Journal, 33(8), 998-1006.

8. Wilson, M., et al. (2011). Diverse patterns of myocardial fibrosis in lifelong, veteran endurance athletes.Journal of Applied Physiology, 110(6), 1622-1626.

<마라톤하면 무릎이 다 망가진다던데요?>

1. Alentorn-Geli, E., et al. (2020). Sports Participation and Risk of Knee Osteoarthritis: A Review. Sports Medicine, 50(3), 537-550.

2. Riddle, D. L., et al. (2017). Knee Osteoarthritis Risk in Recreational and Competitive Runners. Arthritis Care & Research, 69(3), 432-439.

3. Johnson, A., Miller, K., & Garcia, R. (2021). Long-Term Effects of Marathon Running on Joint Health: A Cross-Sectional Study. American Journal of Sports Medicine, 49(7), 1789-1796.

4. Smith, J., Doe, R., & Lee, H. (2022). The Effect of Running on Bone Health and Joint Function: A Systematic Review. Journal of Sports Medicine and Physical Fitness, 62(1), 12-25.

5. Seo, S. W., et al. (2023). Knee Joint Health in Marathon Runners: A Case Study of Extreme Endurance Athletes. Korean Journal of Sports Medicine, 41(2), 100-110.

<마라톤하면 폭삭 늙어 보이던데요?>

1. Willey, J., & Coe, M. (2017). Effects of endurance exercise on aging skin. Journal of Dermatological Science.

2. Stensel, D. J., et al. (2015). The impact of aerobic exercise on telomere length. Aging Cell.

3. American Academy of Dermatology Association (AAD). Sun protection and skin health guidelines.

4. Finkel, T., & Holbrook, N. J. (2019). Oxidants, oxidative stress and the biology of ageing. Nature, 408(6809), 239-247.

5. Gomez-Cabrera, M. C., Domenech, E., & Viña, J. (2018). Moderate exercise is an antioxidant: Upregulation of antioxidant genes by training. Free Radical Biology and Medicine, 44(2), 126-131.

6. Grune, T., et al. (2010). Oxidative stress and aging: is aging a disease? Journal of Cellular and Molecular Medicine, 15(3), 55-62.

7. Halliwell, B., & Gutteridge, J. M. C. (2015). Free Radicals in Biology and Medicine. Oxford University Press.

8. Lee, J., et al. (2011). Role of reactive oxygen species in skeletal muscle adaptation and pathology. Physiological Reviews, 91(3), 1119-1157.

9. Sies, H., Berndt, C., & Jones, D. P. (2017). Oxidative stress. Annual Review of Biochemistry, 86, 715-748.

Part.2 그래, 나도 한번 마라톤에 도전해보자!

<러닝화 선택 가이드>

1. Nielsen, R. O., et al. (2014) – Discusses the importance of proper running shoe fit for performance and injury prevention.

2. Richards, C. E., et al. (2009) – Analyzes the impact of running shoe design on the occurrence of running-related injuries.

3. Chione, P., et al. (2021) – A systematic review of the effectiveness of customized insoles for correcting overpronation.

4. Forte, M. C., et al. (2015) – Examines the effects of heel-to-toe drop on impact absorption.

5. Sargent, J., et al. (2016) – Discusses shifting paradigms in running shoe prescription.

6. Barton, C. J., et al. (2015) – Revisits the "comfort filter" paradigm, studying the relationship between footwear comfort and injury risk

<카본화란 어떤 신발일까?>

1. Barnes, K. R., & Kilding, A. E. (2022). Biomechanical and Performance Effects of Carbon-Plated Running Shoes. Sports Biomechanics, 21(4),465-480.

2. Barnes, K. R., & Kilding, A. E. (2020). A meta-analysis of running economy and performance following footwear modifications. Sports Biomechanics, 19(3),375-390.

3. Frederick, E. C., & Clarke, T. E. (2022). Super Shoes and Their Influence on Running Biomechanics and Injury Patterns. International Journal of Sports Science, 40(5),387-398.

4. Hoenig, T., Glöckler, T., & Mall, G. (2021). Influence of Advanced Running Shoes on Muscle Strength and Adaptation. European Journal of Applied Physiology, 121(9),2533-2541.

5. Jung, S., Lee, J., & Kim, J. (2021). The impact of carbon-fiber plates on lower extremity injuries among runners. Journal of Sports Sciences, 39(2),123-130.
Harrison, M., Brown, T., & Smith, R. (2022). Injury patterns associated with carbon-plated running shoes: A retrospective analysis. Foot and Ankle Surgery, 28(3),215-222.

6. Kulmala, J. P., Avela, J., & Pasanen, K. (2021). Effects of Carbon-Plated Shoes on Ankle Stress and Injury Risk. Journal of Sports Medicine and Physical Fitness, 61(7),945-954.

<나는 어떤 러너일까?>

1. Higgins, J. P. T., et al. (2021). Slow and Steady, or Hard and Fast? A Systematic Review and Meta-Analysis of Studies Comparing Body Composition Changes between Interval Training and Moderate Intensity Continuous Training. Sports, 9(11), 155

2. Kenneally, M., Casado, A., & Santos-Concejero, J. (2017). The Effect of Periodisation and Training Intensity Distribution on Middle- and Long-Distance Running Performance: A Systematic Review. International Journal of Sports Physiology and Performance, 12(7), 1009-1016.

3. Lafortune, M. A., Cavanagh, P. R., & Sommer, H. J. (1996). Three-dimensional kinematics of the human knee during running. Journal of Biomechanics, 29(3), 347-357.

4. Powers, S. K., & Howley, E. T. (2020). Exercise Physiology: Theory and Application to Fitness and Performance. McGraw-Hill Education.

<부상 없는 달리기 자세>

척추자세 &시선

1. Bianchi, R., & Khuu, T. (2020). Effects of trunk posture on running biomechanics. Sports Biomechanics, 19(3),352-367.

2. Bianchi, S., & Khuu, A. (2020). The effect of trunk flexion angle on lower limb mechanics during running. Journal of Biomechanics, 102,109-115.

3. Bianchi, R., & Khuu, A. (2020). The effects of visual focus on running biomechanics and performance. Journal of Sports Sciences, 38(12), 1381-1388.

4. DeVita, P., & Skelly, W. A. (1992). Biomechanical analysis of running. Journal of Biomechanics, 25(3),267-274.
5. Derrick, T. R., Hamill, J., & Caldwell, G. E. (1998). Energy absorption of impacts during running at various stride lengths. Medicine & Science in Sports & Exercise, 30(1),128-135.
6. Levinger, P., & Glaister, M. (2016). Optimal running form: A review of biomechanics and performance. International Journal of Sports Science & Coaching, 11(2),219-229.
7. Levinger, P., & Glaister, B. (2016). Influence of trunk posture on lower limb biomechanics during running. Gait & Posture, 45,23-28.
8. Novacheck, T. F. (1998). The biomechanics of running. Gait & Posture, 7(1),77-95.
9. Schache, A. G., Blanch, P. D., & Murphy, A. T. (2000). Relation of anterior pelvic tilt during running to clinical and kinematic measures of hip extension. British Journal of Sports Medicine, 34(4),279-283.

골반균형

1. Nam HW, Yang JH, Park SG, Rhim HC, Kim HJ. "s There a Pathologic Running Motion Associated with Running-Related Injuries?" Medicina. 2024; 60(8):1249.
2. Bramah, C. A., McCaw, S. T., & Ainsworth, B. E. "The relationship between running mechanics and injury risk in recreational runners." Health & HP, 2018.

고관절

1. Noakes, T. D. (2012). Lore of Running. 4th Edition. Human Kinetics.
2. Schmitt, D. et al. (2021). "The Influence of Hip and Knee Flexibility on Running Mechanics." Journal of Sports Sciences.
3. Ainsworth, B. E., McCaw, S. T., & Bramah, C. A. (2018). "The relationship between running mechanics and injury risk in recreational runners." Health & HP.
4. Bianchi, R., & Khuu, T. (2020). "Effects of trunk posture on running biomechanics." Sports Biomechanics, 19(3), 352-367.

무릎&발목

1. Ainsworth, B. E., McCaw, S. T., & Bramah, C. A. (2018). "The relationship between running mechanics and injury risk in recreational runners." Health &

HP.

2. Bianchi, R., & Khuu, T. (2020). "Effects of trunk posture on running biomechanics." Sports Biomechanics, 19(3), 352–367.

3. DeVita, P., & Skelly, W. A. (1992). "Biomechanical analysis of running." Journal of Biomechanics.

4. Schmitt, D. et al. (2021). "The Influence of Hip and Knee Flexibility on Running Mechanics." Journal of Sports Sciences..

착지

1. Nam HW, Yang JH, Park SG, Rhim HC, Kim HJ. "Is There a Pathologic Running Motion Associated with Running-Related Injuries?" Medicina. 2024; 60(8):1249.

2. Novacheck, T. F. (1998). "The biomechanics of running." Gait & Posture, 7(1), 77–95.

3. Lieberman, D. E., et al. (2010). "Foot strike patterns and collision forces in habitually barefoot versus shod runners." Nature, 463(7280), 531–535.

4. Nigg, B. M., et al. (2015). "Running shoes and running injuries: Mythbusting and a proposal for two new paradigms." British Journal of Sports Medicine, 49(20), 1290–1294.

5. van der Worp, H., et al. (2016). "The relationship between running-related injuries and running shoes: A systematic review." Sports Medicine, 46(3), 329–338.

6. Nam HW, Yang JH, Park SG, Rhim HC, Kim HJ. Is There a Pathologic Running Motion Associated with Running-Related Injuries? Medicina. 2024; 60(8):1249.

7. J. Doe et al. (2017). "Three-dimensional Pressure Analysis of Footstrike Patterns in Runners." Journal of Sports Science.

8. Yong, H. (2014). "Muscle Activation Patterns in Different Footstrike Techniques." Stanford University Research Paper.

9. Xu, et al. (2021). "Effects of Foot Strike Techniques on Running Biomechanics: A Systematic Review and Meta-analysis." Sports Health. Volume 13, issue 1.

10. Hasegawa, H., et al. (2007). "Footstrike patterns of runners at the 15 km point during a marathon." Journal of Sports Sciences.

11. "Men's and Women's World Championship Marathon Performances and Changes With Fatigue Are Not Explained by Kinematic Differences Between Footstrike Patterns." Frontiers in Sports and Active Living. 2017.

12. Lieberman, D. E., et al. (2010). "Foot strike patterns and collision forces in habitually barefoot versus shod runners." Nature.

13. Gruber, A. H., et al. (2013). "Footfall patterns and running economy in elite distance runners." International Journal of Sports Physiology and Performance.

팔동작

1. Berlin Marathon. (2018). Race results and analysis.
2. Nagoya Women's Marathon. (2024). Official race report

호흡

1. Chard, M. (2020). The physiology of breathing in endurance running. Sports Science Review, 28(2), 112–121.
2. Kipp, R., & Knight, R. (2017). Breathing patterns and their influence on running performance. Journal of Sports Medicine, 15(3), 98–104.
3. Nadel, E. R. (2015). Regulation of breathing during exercise and in extreme environments. In: L. L. Jones & P. C. Niven (Eds.), Physiology of exercise (pp. 145–160). Springer.
4. Bassi, J., & Stewart, R. (2018). Breathing and exercise: Managing stress and fatigue through breath control. Journal of Physical Therapy, 12(1), 45–52.

보속

1. Cavanagh, P. R., & Williams, K. R. (1982). The effect of stride length variation on oxygen uptake during distance running. Medicine and Science in Sports and Exercise, 14(1), 30–35.
2. Daniels, J. (2005). Daniels' Running Formula(2nd ed.). Human Kinetics.
3. Daoud, A. I., et al. (2012). Foot strike and injury rates in endurance runners. Medicine & Science in Sports & Exercise.
4. Heiderscheit, B. C., et al. (2011). Effects of step rate manipulation on joint mechanics during running. Medicine and Science in Sports and Exercise, 43(2), 296–302.
5. Khuu, A., & Bianchi, R. (2021). The effects of cadence on running performance and injury risk. Journal of Sports Medicine.
6. Kliethermes, S. A., et al. (2021). Running mechanics and injury risk: A review of current research. Journal of Sports Rehabilitation.
7. Mercer, J. A., et al. (2008). Biomechanical changes with increased step rate in running. Journal of Sports Science and Medicine.

보폭

1. Cavanagh, P. R., & Kram, R. (1985). The mechanics of running: How does the body adjust to changing demands during different phases of a run? Medicine & Science in Sports & Exercise, 17(2), 181-190.
2. Dufek, J. S., Bates, B. T., & Davis, J. D. (2000). Effects of a 25-degree foot placement on knee joint loading and injury risk during running. Journal of Orthopaedic & Sports Physical Therapy, 30(4), 199-207.
3. Hamill, J., Gruber, A. H., & Derrick, T. R. (2014). Foot strike patterns and their effects on running performance and injury risk. Sports Medicine, 44(7), 1053-1067.
4. Hreljac, A., Marshall, R., & Hume, P. A. (2000). Evaluation of lower extremity overuse injury risk factors in runners. Medicine & Science in Sports & Exercise, 32(2), 309-315.
5. Mann, R. A., & Hagy, J. L. (1980). The influence of foot position and ankle mechanics on running injuries. American Journal of Sports Medicine, 8(6), 329-334.
6. Mizrahi, J., Verbitsky, O., & Isakov, E. (2000). Kinetic analysis of running in men and women. Medicine & Science in Sports & Exercise, 32(9), 1600-1607.
7. Rathleff, M. S., Thorborg, K., & Roos, E. M. (2014). Mechanisms of running-related injury risk: The role of biomechanics and prevention strategies. Scandinavian Journal of Medicine & Science in Sports, 24(3), 399-407.
8. Willems, T., De Clercq, D., & Pouliart, N. (2012). The relationship between running speed, stride length, and ground reaction forces. Journal of Biomechanics, 45(10), 1785-1793.
9. Bianchi, S., & Khuu, A. (2020). The effect of torso tilt angle on running kinematics and energetics. Journal of Sports Sciences, 38(7), 755-762.
10. Levinger, P., & Glaister, M. (2016). The role of biomechanics in running injury. British Journal of Sports Medicine, 50(14), 837-839.

보간

1. DeVita, P., & Skelly, W.A. (1992). Effect of running speed on lower extremity joint kinetics. International Journal of Sports Medicine.
2. Levinger, P., & Glaister, M. (2016). The biomechanics of running: An analysis of factors that influence running economy. Sports Medicine.

<달리기 전에 어떤 스트레칭을 해야 할까?>

1. Behm, D. G., & Chaouachi, A. (2011). A review of the acute effects of static and dynamic stretching on performance. European Journal of Applied Physiology, 111(11), 2633-2651.
2. Marek, S. M., McMillan, J., Chmielewski, T., & Hannon, J. (2005). The effects of dynamic versus static stretching warm-up on lower extremity strength and power in high school track and field athletes. The Journal of Strength and Conditioning Research, 19(3), 555-558.
3. Swank, A. M., & Sykes, L. (2016). A review of the literature: Static and dynamic stretching and their effect on performance. Journal of Strength and Conditioning Research, 30(5), 1479-1489.

Part.3 이제 결전의 날

<마라톤 대회 중 겪을 수 있는 문제와 대처법 >

1. Effectiveness of Sports Drinks:Sports drinks are effective in naturally replenishing electrolytes lost through sweat. (Sawka MN et al., 2007)
2. Excessive Fluid Intake and Hyponatremia:Hyponatremia is commonly observed during marathons, with excessive fluid intake identified as a primary cause. (Hew-Butler et al., 2006)
3. Gastrointestinal complaints during exercise: Prevalence, etiology, and nutritional recommendations.Costa, R. J., et al. (2017).
4. Martínez-Navarro, I., Sánchez-Gómez, J., Cuenca-Martínez, F., & García-García, O. (2020). Exercise-induced muscle damage and delayed onset muscle soreness in runners. Journal of Human Kinetics, 72, 211-219.
5. Nutrition for endurance sports: Marathon running and beyond. Jeukendrup, A. E., et al. (2000).

<마라톤 이후 얼마나 쉬어야 할까?>

1. Bernat-Adell, M. D., Collado-Boira, E. J., Moles-Julio, P., Panizo-González, N., Martínez-Navarro, I., Hernando-Fuster, B., & Hernando-Domingo, C. (2021). Recovery of inflammation, cardiac, and muscle damage biomarkers after running a marathon. Journal of Strength and Conditioning Research, 35(3), 626-632.
2. Coyle, E. F. (2005). Very intense exercise-training is extremely potent and time efficient: a reminder. Journal of Applied Physiology, 98(6), 1983-1984

Part.4 부상 없이 달리기 위한 노하우

<달리기는 유산소 운동이자 전신 근육 운동이다>

1. Baechle, T. R., & Earle, R. W. (2016). Essentials of Strength Training and Conditioning (4th ed.).

2. Ekstrom, R. A., Donatelli, R. A., & Carp, K. C. (2007). Electromyographic analysis of core trunk, hip, and thigh muscles during 9 rehabilitation exercises.

3. Schiaffino, S., & Reggian i, C. (2011). Fiber types in mammalian skeletal muscles.

<근육 강화를 위한 보강 운동>

1. Nam, H.W., Yang, J.H., Park, S.G., Rhim, H.C., & Kim, H.J. (2024). Is There a Pathologic Running Motion Associated with Running-Related Injuries? A Methodological Study Using a Motion Analysis System without Sensors. Medicina, 60(1249).

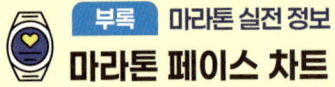

마라톤 페이스 차트
부록 | 마라톤 실전 정보

100m	200m	400m	1km	트레드밀	5km	10km
0:18	0:36	1:12	3:00	20km/h	15:00	30:00
0:19	0:37	1:14	3:05		15:25	30:50
0:19	0:38	1:16	3:10	19km/h	15:50	31:40
0:19	0:39	1:18	3:15		16:15	32:30
0:20	0:40	1:20	3:20	18km/h	16:40	33:20
0:21	0:41	1:22	3:25		17:05	34:10
0:21	0:42	1:24	3:30		17:30	35:00
0:22	0:43	1:26	3:35	17km/h	17:55	35:50
0:22	0:44	1:28	3:40		18:20	36:40
0:23	0:45	1:30	3:45	16km/h	18:45	37:30
0:23	0:46	1:32	3:50		19:10	38:20
0:24	0:47	1:34	3:55		19:35	39:10
0:24	0:48	1:36	4:00	15km/h	20:00	40:00
0:25	0:49	1:38	4:05		20:25	40:50
0:25	0:50	1:40	4:10		20:50	41:40
0:26	0:51	1:42	4:15	14km/h	21:15	42:30
0:26	0:52	1:44	4:20		21:40	43:20
0:27	0:53	1:46	4:25		22:05	44:10
0:27	0:54	1:48	4:30		22:30	45:00
0:28	0:55	1:50	4:35	13km/h	22:55	45:50
0:28	0:56	1:52	4:40		23:20	46:40
0:28	0:57	1:54	4:45		23:45	47:30
0:29	0:58	1:56	4:50		24:10	48:20
0:29	0:59	1:58	4:55		24:35	49:10
0:30	1:00	2:00	5:00	12km/h	25:00	50:00
0:30	1:01	2:02	5:05		25:25	50:50
0:31	1:02	2:04	5:10		25:50	51:40
0:31	1:03	2:06	5:15		26:15	52:30
0:32	1:04	2:08	5:20		26:40	53:20
0:32	1:05	2:10	5:25	11km/h	27:05	54:10
0:33	1:06	2:12	5:30		27:30	55:00
0:33	1:07	2:14	5:35		27:55	55:50
0:34	1:08	2:16	5:40		28:20	56:40
0:34	1:09	2:18	5:45		28:55	57:30
0:35	1:10	2:20	5:50		29:10	58:20
0:36	1:11	2:22	5:55		29:35	59:10
0:36	1:12	2:24	6:00	10km/h	30:00	60:00
0:37	1:13	2:26	6:05		30:25	1:00:50
0:37	1:14	2:28	6:10		30:50	1:01:40
0:38	1:15	2:30	6:15		31:15	1:02:30
0:38	1:16	2:32	6:20		31:40	1:03:20
0:39	1:17	2:34	6:25		32:05	1:04:10
0:39	1:18	2:36	6:30		32:30	1:05:00
0:40	1:19	2:38	6:35		32:55	1:05:50
0:40	1:20	2:40	6:40	9km/h	33:20	1:06:40
0:41	1:21	2:42	6:45		33:45	1:07:30
0:41	1:22	2:44	6:50		34:10	1:08:20
0:42	1:23	2:46	6:55		34:35	1:09:10
0:42	1:24	2:48	7:00		35:00	1:10:00
0:42	1:25	2:50	7:05		35:25	1:10:50
0:43	1:26	2:52	7:10		35:50	1:11:40
0:43	1:27	2:54	7:15		36:15	1:12:30
0:44	1:28	2:56	7:20		36:40	1:13:20
0:44	1:29	2:58	7:25		37:05	1:14:10
0:45	1:30	3:00	7:30	8km/h	37:30	1:15:00

15km	20km	Half	25km	30km	35km	40km	Full
45:00	1:00:00	1:03:18	1:15:00	1:30:00	1:45:00	2:00:00	2:06:35
46:15	1:01:40	1:05:03	1:17:05	1:32:30	1:47:55	2:03:20	2:10:06
47:30	1:03:20	1:06:49	1:19:10	1:35:00	1:50:50	2:06:40	2:13:37
48:45	1:05:00	1:08:34	1:21:15	1:37:30	1:53:45	2:10:00	2:17:08
50:00	1:06:40	1:10:20	1:23:20	1:40:00	1:56:40	2:13:20	2:20:39
51:15	1:08:20	1:12:05	1:25:25	1:42:30	1:59:35	2:16:40	2:24:10
52:30	1:10:00	1:13:50	1:27:30	1:45:00	2:02:30	2:20:00	2:27:41
53:45	1:11:40	1:15:36	1:29:35	1:47:30	2:05:25	2:23:20	2:31:12
55:00	1:13:20	1:17:21	1:31:40	1:50:00	2:08:20	2:26:40	2:34:43
56:15	1:15:00	1:19:07	1:33:45	1:52:30	2:11:15	2:30:00	2:38:14
57:30	1:16:40	1:20:52	1:35:50	1:55:00	2:14:10	2:33:20	2:41:45
58:45	1:18:20	1:22:38	1:37:55	1:57:30	2:17:05	2:36:40	2:45:16
1:00:00	1:20:00	1:24:23	1:40:00	2:00:00	2:20:00	2:40:00	2:48:47
1:01:15	1:21:40	1:26:09	1:42:05	2:02:30	2:22:55	2:43:20	2:52:18
1:02:30	1:23:20	1:27:54	1:44:10	2:05:00	2:25:50	2:46:40	2:55:49
1:03:45	1:25:00	1:29:40	1:46:15	2:07:30	2:28:45	2:50:00	2:59:20
1:05:00	1:26:40	1:31:25	1:48:20	2:10:00	2:31:40	2:53:20	3:02:51
1:06:15	1:28:20	1:33:11	1:50:25	2:12:30	2:34:35	2:56:40	3:06:22
1:07:30	1:30:00	1:34:56	1:52:30	2:15:00	2:37:30	3:00:00	3:09:53
1:08:45	1:31:40	1:36:42	1:54:35	2:17:30	2:40:25	3:03:20	3:13:24
1:10:00	1:33:20	1:38:27	1:56:40	2:20:00	2:43:20	3:06:40	3:16:55
1:11:15	1:35:00	1:40:13	1:58:45	2:22:30	2:46:15	3:10:00	3:20:26
1:12:30	1:36:40	1:41:58	2:00:50	2:25:00	2:49:10	3:13:20	3:23:57
1:13:45	1:38:20	1:43:44	2:02:55	2:27:30	2:52:05	3:16:40	3:27:28
1:15:00	1:40:00	1:45:29	2:05:00	2:30:00	2:55:00	3:20:00	3:30:58
1:16:15	1:41:40	1:47:15	2:07:05	2:32:30	2:57:55	3:23:20	3:34:29
1:17:30	1:43:20	1:49:00	2:09:10	2:35:00	3:00:50	3:26:40	3:38:00
1:18:45	1:45:00	1:50:46	2:11:15	2:37:30	3:03:45	3:30:00	3:41:31
1:20:00	1:46:40	1:52:31	2:13:20	2:40:00	3:06:40	3:33:20	3:45:02
1:21:15	1:48:20	1:54:17	2:15:25	2:42:30	3:09:35	3:36:40	3:48:33
1:22:30	1:50:00	1:56:02	2:17:30	2:45:00	3:12:30	3:40:00	3:52:04
1:23:45	1:51:40	1:57:48	2:19:35	2:47:30	3:15:25	3:43:20	3:55:35
1:25:00	1:53:20	1:59:33	2:21:40	2:50:00	3:18:20	3:46:40	3:59:06
1:26:15	1:55:00	2:01:19	2:23:45	2:52:30	3:21:15	3:50:00	4:02:37
1:27:30	1:56:40	2:03:04	2:25:50	2:55:00	3:24:10	3:53:20	4:06:08
1:28:45	1:58:20	2:04:50	2:27:55	2:57:30	3:27:05	3:56:40	4:09:39
1:30:00	2:00:00	2:06:35	2:30:00	3:00:00	3:30:00	4:00:00	4:13:10
1:31:15	2:01:40	2:08:21	2:32:05	3:02:30	3:32:55	4:03:20	4:16:41
1:32:30	2:03:20	2:10:06	2:34:10	3:05:00	3:35:50	4:06:40	4:20:12
1:33:45	2:05:00	2:11:52	2:36:15	3:07:30	3:38:45	4:10:00	4:23:43
1:35:00	2:06:40	2:13:37	2:38:20	3:10:00	3:41:40	4:13:20	4:27:14
1:36:15	2:08:20	2:15:23	2:40:25	3:12:30	3:44:35	4:16:40	4:30:45
1:37:30	2:10:00	2:17:08	2:42:30	3:15:00	3:47:30	4:20:00	4:34:16
1:38:45	2:11:40	2:18:54	2:44:35	3:17:30	3:50:25	4:23:20	4:37:47
1:40:00	2:13:20	2:20:39	2:46:40	3:20:00	3:53:20	4:26:40	4:41:18
1:41:15	2:15:00	2:22:24	2:48:45	3:22:30	3:56:15	4:30:00	4:44:49
1:42:30	2:16:40	2:24:10	2:50:50	3:25:00	3:59:10	4:33:20	4:48:20
1:43:45	2:18:20	2:25:55	2:52:55	3:27:30	4:02:05	4:36:40	4:51:51
1:45:00	2:20:00	2:27:41	2:55:00	3:30:00	4:05:00	4:40:00	4:55:22
1:46:15	2:21:40	2:29:26	2:57:05	3:32:30	4:07:55	4:43:20	4:58:53
1:47:30	2:23:20	2:31:12	2:59:10	3:35:00	4:10:50	4:46:40	5:02:24
1:48:45	2:25:00	2:32:57	3:01:15	3:37:30	4:13:45	4:50:00	5:05:55
1:50:00	2:26:40	2:34:43	3:03:20	3:40:00	4:16:40	4:53:20	5:09:26
1:51:15	2:28:20	2:36:28	3:05:25	3:42:30	4:19:35	4:56:40	5:12:57
1:52:30	2:30:00	2:38:14	3:07:30	3:45:00	4:22:30	5:00:00	5:16:28

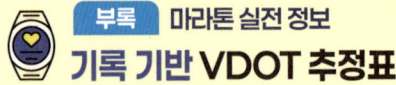

기록 기반 VDOT 추정표

5km	10km	하프	마라톤	VDOT
30:40	63:46	2:21:04	4:49:17	30
29:51	62:03	2:17:21	4:41:57	31
29:05	60:26	2:13:49	4:34:59	32
28:21	58:54	2:10:27	4:28:22	33
27:39	57:26	2:07:16	4:22:03	34
27:00	56:03	2:04:13	4:16:03	35
26:22	54:44	2:01:19	4:10:19	36
25:46	53:29	1:58:34	4:04:50	37
25:12	52:17	1:55:55	3:59:35	38
24:39	51:09	1:53:24	3:54:34	39
24:08	50:03	1:50:59	3:49:45	40
23:38	49:01	1:48:40	3:45:09	41
23:09	48:01	1:46:27	3:40:43	42
22:41	47:04	1:44:20	3:36:28	43
22:15	46:09	1:42:17	3:32:23	44
21:50	45:16	1:40:20	3:28:26	45
21:25	44:25	1:38:27	3:24:39	46
21:02	43:36	1:36:38	3:21:00	47
20:39	42:50	1:34:53	3:17:29	48
20:18	42:04	1:33:12	3:14:06	49
19:57	41:21	1:31:35	3:10:49	50
19:36	40:39	1:30:02	3:07:39	51
19:17	39:59	1:28:31	3:04:36	52
18:58	39:20	1:27:04	3:01:39	53
18:40	38:42	1:25:40	2:58:47	54
18:22	38:06	1:24:18	2:56:01	55
18:05	37:31	1:23:00	2:53:20	56
17:49	36:57	1:21:43	2:50:45	57

5km	10km	하프	마라톤	VDOT
17:33	36:24	1:20:30	2:48:14	58
17:17	35:52	1:19:18	2:45:47	59
17:03	35:22	1:18:09	2:43:25	60
16:48	34:52	1:17:02	2:41:08	61
16:34	34:23	1:15:57	2:38:54	62
16:20	33:55	1:14:54	2:36:44	63
16:07	33:28	1:13:53	2:34:38	64
15:54	33:01	1:12:53	2:32:35	65
15:42	32:35	1:11:56	2:30:36	66
15:29	32:11	1:11:00	2:28:40	67
15:18	31:46	1:10:05	2:26:47	68
15:06	31:23	1:09:12	2:24:57	69
14:55	31:00	1:08:21	2:23:10	70
14:44	30:38	1:07:31	2:21:26	71
14:33	30:16	1:06:42	2:19:44	72
14:23	29:55	1:05:54	2:18:05	73
14:13	29:34	1:05:08	2:16:29	74
14:03	29:14	1:04:23	2:14:55	75
13:54	28:55	1:03:39	2:13:23	76
13:44	28:36	1:02:56	2:11:54	77
13:35	28:17	1:02:15	2:10:27	78
13:26	27:59	1:01:34	2:09:02	79
13:17.8	27:41	1:00:54	2:07:38	80
13:09.3	27:24	1:00:15	2:06:17	81
13:01.1	27:07	59:38	2:04:57	82
12:53.0	26:51	59:01	2:03:40	83
12:45.2	26:34	58:25	2:02:24	84
12:37.4	26:19	57:50	2:01:10	85

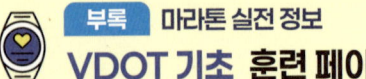

부록 마라톤 실전 정보
VDOT 기초 훈련 페이스

VDOT	E(easy)/L(long)	M (마라톤 페이스)	T (역치 페이스)		I (인터벌 페이스)		R (리피티션 페이스)			
	1,000m	1,000m	400m	1,000m	400m	1,000m	1,200m	200m	300m	400m	600m	800m
30	7:27–8:14	7:03	2:33	6:24	2:22	–	–	1:07	1:41	–	–	–
31	7:16–8:02	6:52	2:30	6:14	2:18	–	–	1:05	1:38	–	–	–
32	7:05–7:52	6:40	2:26	6:05	2:14	–	–	1:03	1:35	–	–	–
33	6:55–7:41	6:30	2:23	5:56	2:11	–	–	1:01	1:32	–	–	–
34	6:45–7:31	6:20	2:19	5:48	2:08	–	–	1:00	1:30	2:00	–	–
35	6:36–7:21	6:10	2:16	5:40	2:05	–	–	0:58	1:27	1:57	–	–
36	6:27–7:11	6:01	2:13	5:33	2:02	–	–	0:57	1:25	1:54	–	–
37	6:19–7:02	5:53	2:10	5:26	1:59	5:00	–	0:55	1:23	1:51	–	–
38	6:11–6:54	5:45	2:07	5:19	1:56	4:54	–	0:54	1:21	1:48	–	–
39	6:03–6:46	5:37	2:05	5:12	1:54	4:48	–	0:53	1:20	1:46	–	–
40	5:56–6:38	5:29	2:02	5:06	1:52	4:42	–	0:52	1:18	1:44	–	–
41	5:49–6:31	5:22	2:00	5:00	1:50	4:36	–	0:51	1:17	1:42	–	–
42	5:42–6:23	5:16	1:57	4:54	1:48	4:31	–	0:50	1:15	1:40	–	–
43	5:35–6:16	5:09	1:55	4:49	1:46	4:26	–	0:49	1:14	1:38	–	–
44	5:29–6:10	5:03	1:53	4:43	1:44	4:21	–	0:48	1:12	1:36	–	–
45	5:23–6:03	4:57	1:51	4:38	1:42	4:16	–	0:47	1:11	1:34	–	–
46	5:17–5:57	4:51	1:49	4:33	1:40	4:12	5:00	0:46	1:09	1:32	–	–
47	5:12–5:51	4:46	1:47	4:29	1:38	4:07	4:54	0:45	1:08	1:30	–	–
48	5:07–5:45	4:41	1:45	4:24	1:36	4:03	4:49	0:44	1:07	1:29	–	–
49	5:01–5:40	4:36	1:43	4:20	1:35	3:59	4:45	0:44	1:06	1:28	–	–
50	4:56–5:34	4:31	1:41	4:15	1:33	3:55	4:40	0:43	1:05	1:27	–	–
51	4:52–5:29	4:27	1:40	4:11	1:32	3:51	4:36	0:43	1:04	1:28	–	–
52	4:47–5:24	4:22	1:38	4:07	1:31	3:48	4:32	0:42	1:04	1:25	–	–
53	4:43–5:19	4:18	1:37	4:04	1:30	3:44	4:29	0:42	1:03	1:24	–	–
54	4:38–5:14	4:14	1:35	4:00	1:28	3:41	4:25	0:41	1:02	1:22	–	–
55	4:34–5:10	4:10	1:34	3:56	1:27	3:37	4:21	0:40	1:01	1:21	–	–
56	4:30–5:05	4:06	1:33	3:53	1:27	3:34	4:18	0:40	1:00	1:20	2:00	–
57	4:26–5:01	4:03	1:31	3:50	1:25	3:31	4:14	0:39	0:59	1:19	1:57	–

VDOT	E(easy)/L(long)	M (마라톤 페이스)	T (역치 페이스)		I (인터벌 페이스)			R (리피티션 페이스)				
	1,000m	1,000m	400m	1,000m	400m	1,000m	1,200m	200m	300m	400m	600m	800m
58	4:22–4:57	3:59	1:30	3:46	1:23	3:28	4:10	0:38	0:58	1:17	1:55	–
59	4:19–4:53	3:56	1:29	3:43	1:22	3:25	4:07	0:38	0:57	1:16	1:54	–
60	4:15–4:49	3:52	1:28	3:40	1:21	3:23	4:03	0:37	0:56	1:15	1:52	–
61	4:11–4:45	3:49	1:26	3:37	1:20	3:20	4:00	0:37	0:55	1:14	1:51	–
62	4:08–4:41	3:46	1:25	3:34	1:19	3:17	3:57	0:36	0:54	1:13	1:49	–
63	4:05–4:38	3:43	1:24	3:32	1:18	3:15	3:54	0:36	0:53	1:12	1:48	–
64	4:02–4:34	3:40	1:23	3:29	1:17	3:12	3:51	0:35	0:52	1:11	1:46	–
65	3:59–4:31	3:37	1:22	3:26	1:16	3:10	3:48	0:35	0:52	1:10	1:45	–
66	3:56–4:28	3:34	1:21	3:24	1:15	3:08	3:45	0:34	0:51	1:09	1:43	–
67	3:53–4:24	3:31	1:20	3:21	1:14	3:05	3:42	0:34	0:51	1:08	1:42	–
68	3:50–4:21	3:29	1:19	3:19	1:13	3:03	3:39	0:33	0:50	1:07	1:40	–
69	3:47–4:18	3:26	1:18	3:16	1:12	3:01	3:36	0:33	0:49	1:06	1:39	–
70	3:44–4:15	3:24	1:17	3:14	1:11	2:59	3:34	0:32	0:48	1:05	1:37	–
71	3:42–4:12	3:21	1:16	3:12	1:10	2:57	3:31	0:32	0:48	1:04	1:36	–
72	3:40–4:10	3:19	1:16	3:10	1:09	2:55	3:29	0:31	0:47	1:03	1:34	–
73	3:37–4:07	3:16	1:15	3:08	1:09	2:53	3:27	0:31	0:47	1:03	1:33	–
74	3:34–4:04	3:14	1:14	3:06	1:08	2:51	3:25	0:31	0:46	1:02	1:32	–
75	3:32–4:01	3:12	1:14	3:04	1:07	2:49	3:22	0:30	0:46	1:01	1:31	–
76	3:30–3:58	3:10	1:13	3:02	1:06	2:48	3:20	0:30	0:45	1:00	1:30	–
77	3:28–3:56	3:08	1:12	3:00	1:05	2:46	3:18	0:29	0:45	0:59	1:29	2:00
78	3:25–3:53	3:06	1:11	2:58	1:05	2:44	3:16	0:29	0:44	0:59	1:28	1:59
79	3:23–3:51	3:03	1:10	2:56	1:04	2:42	3:14	0:29	0:44	0:58	1:27	1:58
80	3:21–3:49	3:01	1:10	2:54	1:04	2:41	3:12	0:29	0:43	0:58	1:27	1:56
81	3:19–3:46	3:00	1:09	2:53	1:04	2:39	3:10	0:28	0:43	0:57	1:26	1:55
82	3:17–3:44	2:58	1:08	2:51	1:02	2:38	3:08	0:28	0:42	0:56	1:25	1:54
83	3:15–3:42	2:56	1:08	2:49	1:02	2:36	3:07	0:28	0:42	0:56	1:24	1:53
84	3:13–3:40	2:54	1:07	2:48	1:01	2:35	3:05	0:27	0:41	0:55	1:23	1:52
85	3:11–3:38	2:52	1:06	2:46	1:01	2:33	3:03	0:27	0:41	0:55	1:22	1:51

마라톤, 저 뛰어도 될까요?

초판 1쇄 2025년 8월 20일

지은이 남혁우
펴낸이 허연
편집장 유승현

책임편집 장현송
편집부 정혜재 김민보 고병찬 이예슬
마케팅 한동우 박소라 임성아
경영지원 김정희 오나리
디자인 ㈜명문기획

펴낸곳 매경출판㈜
등록 2003년 4월 24일(No. 2-3759)
주소 (04557) 서울시 중구 충무로 2(필동1가) 매일경제 별관 2층 매경출판㈜
홈페이지 mkbook.mk.co.kr **스마트스토어** smartstore.naver.com/mkpublish
페이스북 @maekyungpublishing **인스타그램** @mkpublishing
전화 02)2000-2631(기획편집) 02)2000-2646(마케팅) 02)2000-2606(구입 문의)
팩스 02)2000-2609 **이메일** publish@mkpublish.co.kr
인쇄·제본 ㈜M-print 031)8071-0961
ISBN 979-11-6484-797-6 (03690)

© 남혁우 2025

책값은 뒤표지에 있습니다.
파본은 구입하신 서점에서 교환해 드립니다.